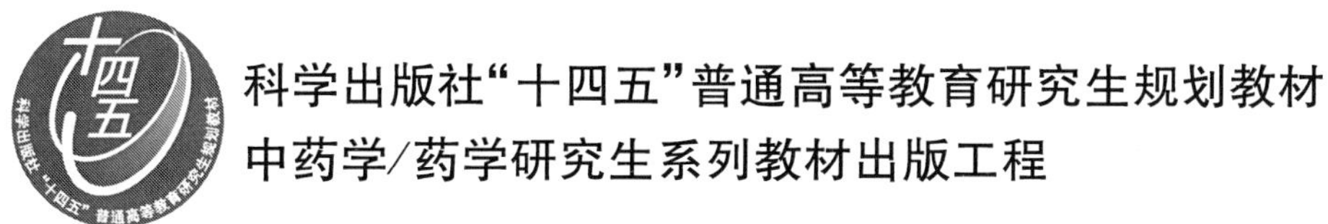

科学出版社"十四五"普通高等教育研究生规划教材
中药学/药学研究生系列教材出版工程

中药功效研究思路与实践

RESEARCH STRATEGY AND PRACTICE ON FUNCTIONAL SUBSTANCES OF CHINESE MEDICINE

胡立宏　主编

科学出版社
北京

内 容 简 介

中药功效的生物学基础及其关联物质是体现中国传统医学科学内涵的关键。运用现代科学理念和先进技术方法以解码中药功效物质是中药现代化研究的重要内容。本教材在对近年来中药功效研究进展进行系统梳理的基础上，凝练出适用于不同中药功效物质发现与机制研究的策略，并结合经典案例对其加以阐释。全书共设置了九章，首先介绍了中药功效的内涵认识，其次介绍了基于活性追踪、量丰特征性成分、炮制转化、中药代谢途径、介观活性物质、间接调节作用途径和有效成分群的研究策略，最后介绍了中药功效物质的靶标预测方法及其应用，为读者开展中药功效研究提供方法和技术参考。本教材对标高层次人才培养目标，突出问题导向和实战化应用，将现有的碎片化研究进行理论提炼和教材化编排，为科学阐释中药功效提供切实可行的思维引导和方法启示。

本教材可供中医药专业研究生、中医药长学制专业研究生阶段学习使用，也适合医药院校、科研院所及制药企业中从事中药研究与开发的相关从业者阅读参考。

图书在版编目（CIP）数据

中药功效研究思路与实践 / 胡立宏主编. -- 北京：科学出版社，2025. 7. --（科学出版社"十四五"普通高等教育研究生规划教材）. -- ISBN 978-7-03-082137-9

Ⅰ. R285

中国国家版本馆 CIP 数据核字第 20252ZB631 号

责任编辑：周　倩　丁彦斌 / 责任校对：谭宏宇
责任印制：黄晓鸣 / 封面设计：殷　靓

科学出版社 出版
北京东黄城根北街 16 号
邮政编码：100717
http://www.sciencep.com

南京展望文化发展有限公司排版
上海颛辉印刷厂有限公司印刷
科学出版社发行　各地新华书店经销

*

2025 年 7 月第　一　版　开本：889×1194　1/16
2025 年 7 月第一次印刷　印张：10
字数：280 000

定价：78.00 元

（如有印装质量问题，我社负责调换）

中药学/药学研究生系列教材出版工程
专家指导委员会

《中药功效研究思路与实践》编委会

主　　编　胡立宏

副 主 编　乔宏志　张毅楠

编　　委　（按姓氏笔画排序）

王令充（南京中医药大学）
王吓长（南京中医药大学）
王均伟（南京中医药大学）
吕　祁（南京中医药大学）
乔宏志（南京中医药大学）
刘　健（南京中医药大学）
张晓东（南京中医药大学）
张毅楠（南京中医药大学）
胡　杨（南京中医药大学）
胡立宏（南京中医药大学）
郭建明（南京中医药大学）
崔　建（南京中医药大学）
康　迪（南京中医药大学）
喻程郦（南京中医药大学）
潘　安（南京中医药大学）

学术秘书　乔宏志

总　序

研究生教育处于国民教育体系的顶端，是教育、科技、人才的关键载体，是国家创新体系的重要组成部分，是深入推进科教兴国战略，加快建设教育强国、科技强国、人才强国的重要支撑。党的二十大首次把教育、科技、人才进行“三位一体”统筹安排、一体部署。党的二十大报告中指出，“我们要坚持教育优先发展、科技自立自强、人才引领驱动，加快建设教育强国、科技强国、人才强国”，强调要“全面提高人才自主培养质量，着力造就拔尖创新人才”，要“深化教育领域综合改革，加强教材建设和管理”，为研究生教育改革发展指明了前进方向，提供了根本遵循。

教材作为教育教学的基本载体和关键支撑、教育核心竞争力的重要体现、引领创新发展的重要基础，必须与时俱进，为培育高层次人才提供坚实保障。研究生教材建设是推进研究生教育改革、培养拔尖创新人才的重要组成部分。教育部、国家发展和改革委员会、财政部联合印发的《关于加快新时代研究生教育改革发展的意见》（教研〔2020〕9号）中明确提出，要“加强课程教材建设，提升研究生课程教学质量”“编写遴选优秀教材，推动优质资源共享”。中药学、药学专业研究生教育肩负着高层次药学人才培养和创新创造的重要使命。为了进一步做好新时代研究生教材建设工作，进一步提高研究生创新思维和创新能力，突出研究生教材的创新性、前瞻性和科学性，打造中药学、药学研究生系列精品教材，科学出版社邀请全国12所中医药院校和中国中医科学院的13位中药学、药学专家，组成“中药学/药学研究生系列教材出版工程”专家指导委员会，共同策划、启动了“中药学/药学研究生系列教材出版工程”（以下简称教材出版工程）的遴选、审定、编写工作。教材出版工程入选了“科学出版社‘十四五’普通高等教育研究生规划教材”。

本教材出版工程包括《中药药剂学专论》《分子药理学》《中药药理研究思路与方法》《药用植物生物技术》《中药分析学专论》《仪器分析专论》《中药化学专论》《现代药物分离技术》《中药监管科学》《中药系统生物学专论》《中药质量评价研究与应用》《中药新药研究与开发》《中药功效研究思路与实践》《中药资源化学专论》《生物药剂学与药代动力学专论》《天然药物化学专论》《药学文献检索》《中药炮制学专论》《中医药统计学专论》《中药药效物质研究方法学》《中药药代动力学原理与方法》《中药鉴定学专论》《中药药性学专论》《中药药理学专论》及《临床中药学专论》（第二版）等核心教材，采用了“以中医药院校为主，跨校、跨区域合作，出版社协助”的模式，邀请了全国近百所院校、研究所、医院及个别药企的中药学、药学专业的400余名教学名师、优秀学科带头人及教学一线的老师共同参与。本教材出版工程注重加强顶层设计和组织管理，汇集权威专家智慧，突出精品意识，以“创新培养方式、突出研究属性、关注方法技术、启发科研思维”为原则，着力打造遵循研究生教育发展规律、满足研究生创新培养目标、具有时代精神的高品质教材。

在内容上，本教材出版工程注重研究生个性化需求，从研究生实际需求出发，突出学科研究的新方法、新理论、新技术，以及科研思维。在编写风格上，既有丰富的图表，也有翔实的案例，体现了教材的可读性，大部分教材以二维码的形式呈现数字资源，如视频、知识拓展等，以方便学生自学、复习及课后拓展。

本教材出版工程仍有不少提升空间，敬请各位老师和研究生在使用过程中多提宝贵意见，以便我们不断完善，提高教材质量。

2023 年 12 月

编写说明

中医药学是中国古代科学的瑰宝，也是打开中华文明宝库的钥匙。长期以来，人们对中药的认识是宏观、模糊的，存在成分不明、机制欠清、质量难控等共性问题，阻碍了中药的现代化和国际化进程。如何认识中药的科学内涵、如何开展中药的科学化研究，是当代中医药人深入思考和不断探索的重大命题。

中药功效是中医临床施治的法则，是物质基础发现的源头，是阐明中药内涵和创制中药新药的关键。围绕中药功效及其关联物质的发现，过去百年中取得了诸多重大进展：在天然药物化学和多组分分离技术的带动下，一大批中药化学成分被发现，形成了丰富的天然化合物库；以“分子–靶标”理论为基础，形成了以活性为导向的物质发现与靶标确证研究模式，中药功效的生物学基础和对应活性成分被相继揭示，其中不乏青蒿素、喜树碱等代表性功效物质被开发成临床药物，并形成了基于中药功效的新药研发路径；在系统生物学、多组学技术等多学科技术的助力下，相继产生了中药谱效关联方法、血清药物化学和药理学结合方法、中药整体药代动力学方法、等效成分群发现技术、网络药理学技术、结构中药学方法等新方法，并形成了各具特色的研究模式和成功案例，极大地推动了中药功效研究理论和实践的发展。然而遗憾的是，目前还缺少对中药功效及其关联物质发现策略的系统性归类总结和教材设计。

为全面贯彻《中共中央 国务院关于促进中医药传承创新发展的意见》，南京中医药大学在中药学一流学科的创建中积极探索，率先开启了中药学本博贯通九年制人才培养模式，并针对研究生阶段开设“中药功效研究思路与实践”课程。南京中医药大学在课程改革和教材建设中落实《关于加快新时代研究生教育改革发展的意见》《中国教育现代化 2035》等研究生教育重大政策，紧密对接新医科建设对中医药教育改革的新要求和中医药传承创新发展对人才培养的新需求，坚持课程思政、专业知识和实践能力相统一，“中药功效研究思路与实践”课程入选了江苏省研究生课程思政示范课。为提高中药学人才质量，促进中药现代化进程和新药创制发展，提升研究生开展中药功效科学阐释和有效利用研究的能力，通过对前期教学讲稿的整理修改和不断优化，将最新科研成果转化为教学资源，特此编写“科学出版社‘十四五’普通高等教育研究生规划教材”《中药功效研究思路与实践》一书。

本教材以科学化阐释中药功效及其物质基础为目标，对碎片化的研究进行思想与方法上的归纳和提炼，并通过经典案例对相应策略加以诠释，以实现理论与实践的统一。全书共有九章，第一章中药功效的内涵认识，主要介绍了中药功效的含义及认定、中药功效认识的历史沿革、中药功效的分类、影响多效中药功效发挥的因素、中药功效研究的现代意义和中药功效的现代研究概况;第二章至第八章介绍了中药功效研究的不同策略和实践案例,包括基于活性追踪的研究策略、基于量丰特征性成分的研究策略、基于炮制转化的研究策略、基于中药代谢途径的研究策略、基于介观活性物质的研究策略、基于间接调节作用途径的研究策略,以及基于有效成分群的研究策略;第九章主要介绍了中药功效物质的靶标预测方法及其应用,为读者开展中药功效研究提供方法和技术参考。

本教材第一章由胡立宏、张晓东负责,第二章由王吓长、崔建负责,第三章由胡立宏、张毅楠、王令充负责,第四章由王均伟、吕祁负责,第五章由潘安、康迪负责,第六章由乔宏志负责,第七章由乔宏志、郭建明负责,第八章由张毅楠、胡杨负责,第九章由张毅楠、刘健、喻程郦负责。在教材编写中实施主编负责制,主编提出顶层设计,确定编写大纲,制订细则,提供样章,组织编纂及统稿。副主编协助主编,负责审阅、撰写稿件及协助统稿。本教材编委会与出版社协作,力求打造一本适应中医药高层次人才培养需求的精品示范教材。但限于编者水平,书中可能存在错误或不足,恳请广大读者提出宝贵意见,以便再版时补正。

《中药功效研究思路与实践》编委会

2024 年 8 月

目　录

第一章
中药功效的内涵认识

一、中药功效的含义及认定

（一）中药功效的含义

中药是中医理法方药体系的重要组成之一，它不仅具有独特的理论指导和应用形式，还反映了我国历史、文化、自然资源等若干特点，在保障国民健康和中华民族的繁衍昌盛中发挥着巨大作用。中药的功效是在中医药理论的指导下，对中药治疗和保健作用的高度概括。它与现代药理学中的“药效”一词有相通之处，但又不能简单画等号，因为两者适用的医学理论基础和语言表意截然不同。药效指的是某一药物对机体所产生的一定强度的药理效应，是药物作用的结果，也是机体反应的表现。而药理效应实际上是机体器官原有功能水平的改变，功能的提高称为兴奋或亢进，功能的降低称为抑制或麻痹。相同功效的中药可以具有不同的药理作用，如具有清热功效的中药可以表现出抗菌、抗炎、抗肿瘤、抗肝损伤、免疫调节、解热、抗病毒、降血糖、抗氧化、镇痛等多种药理作用；反之，不同功效的中药亦可以具有相同的药理作用，如具有清热、利湿、凉血、活血、祛风、散寒、止咳、化痰等不同功效的中药均可发挥抗菌的药理作用。这就提示了某一中药功效可能与多个药效相关。由于中药功效是药物对机体的作用在中医学范畴内的特殊表达形式，因而导致运用现代医学来诠释和解读中药功效的科学内涵成为一项具有高度挑战性的工作。

中药功效是中药作用的集中体现，但并非是其全部内容。一般将中药所具有的医疗作用视为其功效，因为中药还具有部分非医疗作用，如《神农本草经》记载石胆（胆矾）“能化铁为铜”，描述的是古代湿法炼铜的现象；梓树叶“饲猪肥大三倍”，则表明其可充当饲料，这些均与医疗作用无关。仅就对人体的医疗作用而言，尚且分为有益作用和不良作用，传统中药学以“利”与“害”为之命名，后者包括了中药的副作用和毒性反应。因此，中药的功效所侧重强调的是中药用于机体防病和治病的基本作用。

（二）中药功效的认定

1. *基于临床证治体系的中药功效认定*　中药功效的认定是在中医药理论的指导下，根据机体的用药反应，即用药前后症状、体征的变化，通过审证求因、辨证论治及归纳分析的方法所归纳出来的。简而言之，中药功效的认定是基于药物的临床疗效，而中药功效系统的形成则是与中医临床证治体系的形成与发展相关联、相适应的。例如，葛根始载于《神农本草经》，书中尚未明确记载其“解肌”的功效，东汉时期的《伤寒论》将葛根用治“太阳病，项背强几几”兼“汗出恶风”（桂枝加葛根汤）或“无汗恶风”（葛根汤），这种用药经验被记录并反映在后世的本草著作中，陶弘景的《本草经集注》中就首次总结表述了葛根“解肌发表出汗”的功效。

中医的临床证治体系是多层次、多因素、多角度的复合体系，中药功效的认定与表述亦与之相对应。例如，“清热”这一功效对应于病性辨证中的“热淫证”，但进一步结合热淫证之肺热、肝火、胃火等脏腑定位的不同，就相应产生了“清肺热”“清胃火”“清肝火”等中药功效认定的差异。又如，中医临床证治体系具有不同的分支，对应于八纲辨证中“寒、热、虚、实”四纲，中药功效可能表述为“散寒”“清热”“补虚”“泻实”；对应气血津液辨证中的“气滞证”“血瘀证”时，中药功效可能表述为“理气”“活血”；而当八纲辨证与气血津液辨证二者结合时，与“寒凝气滞证”相对应的中药功效或被认定为“温中行气”，与“热结血瘀证”相对应的中药功效或被标识为“清热化瘀”。因此，中药功效系统呈现出的多样性和复杂性在一定程度上也带来了认识上的偏差性或局限性。

2. 象思维在中药功效认定中的作用　象思维是一种将相似相通的事物归纳总结到一起，通过分析、推理、分类及概括的方法，从而得出其中的内在客观规律及事物本质的思维模式。它是中医学的核心思维方式，借助象思维来推演、识别和阐释中药的性能、功效就形成了中药“药象”理论，正如清代医家徐灵胎所言“因形以求理，则其效可知矣”“形同而性亦近，物理盖可推矣”。今人将基于象思维认识中药功效的常见模式概括为以下 3 种。① 制化相克模式：根据疾病的发病症状的形象与自然界的事物相比较，结合五行制化、相生相克的理论进行用药指导。如古人谓“血见黑则止”，提出炭药具有“止血”的功效，这一功效是由五行学说之水能克火所推演而来的，因为血色红类“火”象，炭色黑类“水”象。② 部位类比模式：根据疾病的发病部位（此处的部位更多指器官）与自然界的事物相比较，以认识药物的作用。如鸡血藤、雷公藤、络石藤等藤类植物皆缠绕蔓延、纵横交错、无所不至，在外形上与人体的经络组织相似，故藤类中药的功效常被认定为“通经活络”。③ 位置类比模式：根据疾病发生的位置（此处指方位，即上下左右）与自然界的事物相比较，取药物作用具有相同趋向性者进行用药，结合模式②的用药思维，以提高对药物特异性的认识。如花、叶或质地轻的药物作用向上、向外，一般具有升阳、发表、散寒等功效，而种子、果实或介石类质地重的药物作用向下、向内，一般具有泻下、降逆、潜阳等功效。以紫苏为例，紫苏叶升浮，具有“解表散寒”的功效，而紫苏子沉降，具有“降气止咳平喘”的功效。

“药象”思维亦是一种方法学工具。当代研究者认为，基于中药法象药理方法和药用植物亲缘学原理，可以根据同种、同属或同科植物其形态、气味、习性、生态环境等的相同或相似，以推测具有相同或相似的化学成分，进而进行功效相同或相似的推测。这将有助于中药新资源及其功效的发现和确认。然而，中药功效的最终认定主要还是根据其临床疗效，故象思维指导下的功效推测都应该经过实践检验后，方可证实。

（三）理解中药功效内涵须注意的相关问题

1. 中药功效的可变性、相对性

（1）可变性：中药功效的发现、验证和确认根源于中医理论指导下的临床实践。而随着中医对病因病机认识的不断深入、临床证治实践的不断进步，其对中药功效的认识同样在不断发展。其中，既有新功效的发掘，又有某些功效的遗失，更不乏争议功效的存在。以中药覆盆子为例，该药首载于《神农本草经》，其中将其主要功效定位在“补益”的范畴，言其可“安五脏、益精气”，这种认识一直延续到北宋初期；自北宋后期《本草衍义》开始，在覆盆子的功效中新添了“缩小便”的表述，并保留至今。《中华人民共和国药典》（2020 年版）（以下简称《中国药典》）对覆盆子功效的记载就是“益肾固精缩尿，养肝明目”。研究者认为，对覆盆子功效认识的演变涉及药用品种的变化、果实成熟度的不同、药用部位的改变等原因。

而随着中药学现代实验研究的发展，引入药理学术语名词来表述中药功效在一定范围内拓展了对中药功效内涵的认知。例如，泽泻是一味古老的中药，《中国药典》描述其功效为“利水渗湿，泄热，化浊降脂”，“化浊降脂”这一功效就是中西合璧的产物，“化浊”是中医特有的术语，而“降脂”表示的则是泽泻具有降脂的药理作用；又如，中药万年青，《中华本草》记载其功效之一为“强心利尿”，这个功效显然是根据药理研究的结果进行概括提炼的。该药在临床常用于治疗心力衰竭，其“强心利尿”的功效与临床应用是相匹配的。因此，理解中药功效内涵时有必要注意功效“时异效殊”的变化性。

（2）相对性：对中药功效的认识有其相对性，上述的可变性在某种程度上亦可反映相对性特征。

中药功效的相对性涵盖诸多方面，然而尤需注意以下几点。

1）从主治看功效的相对性：中药的功效与主治（病证）密切相关，主治是确定中药功效的依据，功效则提示中药的适应范围。因此，欲把握具体药物的功效内涵就不能与该药的主治相剥离。譬如，大黄具有“泻下攻积”的功效，主治“实热积滞便秘”，即大黄泻下功效的主治病证有其约束条件，强调的是实证、热证型便秘（大黄通过配伍用于其他类型便秘非单味药奏效，另当别论）。故相对而言，大黄用于虚证、寒证应有所禁忌。实验证明，用大黄煎剂口服给药，可使动物的胃排空速度增加。但当使用氧化亚铁、硝酸银及酒精等灌胃，引起胃功能抑制、中毒，或多次放血、冷应激，使之“疲劳”而造成动物“虚证”时，再给予大黄煎剂，则不仅不能促进胃的排空，反而会增加胃功能障碍，使胃内容物长期停滞。有研究也发现，附子单煎剂对阳虚便秘动物的疗效优于大黄单煎剂，虽大黄为“泻下”要药，但针对阳虚便秘，其疗效反不及无“泻下”作用的温里药附子。可见，中药的功效十分讲求与主治的适配性。

2）从“一药多效”现象看功效的相对性：中药“一药多效”是普遍存在的现象。某个药物的不同功效之间是何种关系？是并列，抑或从属？是独立，抑或兼容？以上问题值得探究。一般而言，中药有直接功效与间接功效的不同，前者是“源”，后者是“流”。例如，石膏通过发挥“清热泻火”的作用，减少热邪对机体津液的耗伤和心神的扰乱，进而达到“除烦止渴”的效果，前者是石膏的直接功效，后者则为间接功效；黄芪“利水消肿”的功效是建立在“补气”的功效之上，经由“补气”来促进机体气化，进而调节水液代谢以实现的，其完整的表述应为“补气利水消肿”，这与其他药物，如车前子的“利水消肿”功效截然有别。故在研究多效中药时，不能忽视其功效间的相对关系。

2. *中药功效的“性效相关”*　中药药性理论是中医药理论体系中的重要组成部分，药性指的是药物与疗效有关的各种属性和性质。中药药性有广义和狭义之分，目前，学界基本将四气、五味、归经、升降浮沉和毒性作为药性的主要内容。药性是根据药物作用于机体所产生的效应和针对临床病证的实际疗效所总结出来的，药性与功效之间既相互联系，又有所差异。药性是中药作用性质的共性凝练和抽象提取，如四气属性为“寒凉”的药物可以表现为清热泻火、凉血解毒等作用，五味为“辛”味的药物可以具有发汗、行气、活血等作用，故中药药性是功效的内在基础，多维药性从不同角度反映药物的药效，形成了中药特有的“以性释效”的方式。《神农本草经》记载苍术“味苦温，主风寒湿痹”，清代医家徐灵胎注释时言“兼辛散，故能除邪而利筋脉肌肤也”，这一补充把苍术“味苦、辛，性温”的药性与“燥湿”“祛风散寒”的功效恰如其分地匹配起来，因该药味苦能燥湿（苦燥），味辛能祛风解表（辛散），气温能散寒（寒者热之），所以可主治风寒湿痹。反之，中药的功效又多能提示药性特征，所谓“以效表性”，黄芩具有“清热燥湿”的功效，“清热”表明该药气“寒”，“燥湿”表明该药味“苦”，因此，黄芩药性苦寒。

药物“性效相关”并非固定的对应模式，它可以表现出“效性相同”“效同性异”“性同效异”等复杂关系。然而，在研究中药时往往无法回避“性效相关”的问题，结合药性去看待特定药物的药效，在一定程度上可能有助于对药物功效内涵的揭示。有学者比较了黄芩和苍术对脾胃湿热证证候模型“燥湿”药效的差异，发现黄芩高剂量组可以有效减轻模型动物胃组织炎症，而苍术各剂量组对胃组织炎症的治疗作用不明显；黄芩和苍术均能降低模型动物胃组织中水孔蛋白（aquaporin 4, AQP4）的表达，黄芩高、低剂量组对 AQP4 mRNA 表达有降低趋势，而黄芩中剂量组及苍术各剂量组对 AQP4 mRNA 表达则有升高趋势，提示黄芩和苍术对脾胃湿热证大鼠的“燥湿”作用具有一定的性效相关性，即其“燥湿”药效的强弱与寒热药性有关，苦寒的黄芩比苦温的苍术作用效果更好。

3. *中药功效的“方药离合”*　中药的功效是针对单味药物而言的，但在中医临床实践中，复方的应用却比比皆是，复方是群药的有机组合，药物-药物相互作用形成复杂的配伍网络，而呈现功能的整合与重构。故方剂的整体功效与方中各味药物的功效并非完全一致，正如日本医家丹波元坚在《药治通义·方药离合》中所言“数味相合，自有一种功用”。清代医家徐灵胎在《医学源流论》中论述单味药与含该药的复方之间的关系时，指出“方之与药，似合而实离也……方之既成，能使药各全其性，亦能使药各失其性，操纵之法，有大权焉，此方之妙也”，这里的“全其性”或“失其性”可以理解为单味药物功效与整方功效的“同”或“异”。例如，小柴胡汤中柴胡配伍黄芩是“和解少阳”的基本配伍，“和解少阳”的功效就属于配伍功效（配伍功效专指两味或数味药物同用所形成的、原单味药不具备的新功效），它是柴胡和黄芩配伍后产生的新功效，因此，不能把柴胡原本的“疏散退热”功效误认为“和解退热”；又如，桂枝、白芍配伍后具有“调和营卫”的功效，桂枝或白芍单味药则无此功效。黄连解毒汤具有“清热解毒”的功效，而方中黄连、黄芩、黄柏、栀子各药也均具有“清热解毒”的功效，如此相同功效的四味药物配伍后形成协同增效就表现出整方与各药功效的一致性。因此，认识中药功效时应注意不能将单味药物的作用与复方的功效一概混同。

二、对中药功效认识的历史沿革

“功效”一词首见于《汉书》，在古代医药文献中也被偶尔用以代指方药的治疗作用。但在古代早期的本草著作中，功效与主治往往混用不分，二者之间缺乏明确的界定。《神农本草经》介绍具体药物时就既有主治又有功效，如书中记载五味子“主益气，咳逆上气，劳伤羸瘦，补不足，强阴，益男子精”，其中，“益气”“补不足”“强阴”“益男子精”属于五味子的功效，而“咳逆上气”“劳伤羸瘦”则归属于五味子的主治范畴；车前子“主气癃，止痛，利水道小便，除湿痹”，除“气癃”为其主治病证以外，“止痛”“利水道小便”“除湿痹”皆是言车前子的功效，类似的例子不胜枚举。从魏晋南北朝至唐宋时期，诸家本草基本“附经为说”，延续以往的编写体例，功效和主治混杂记录，以至于在相当长的一段时期内中医对药物功效的认识都是模糊且缓慢的，明显滞后于临床。不过，南宋《纂类本草》采用了分项说药的形式，这为后世本草功效专项的诞生奠定了基础。

金元之后，医家开始注意从主治中提炼功效。明清时期的本草著作在载录药物主治的同时，更着力于其功效的归纳。龚廷贤的《药性歌括四百味》以四言韵语的文体介绍常用中药的性、效、用，主要立足于对药物功效的精炼概括，如黄芪“收汗固表”“托疮生肌”，茯苓“渗湿利窍”，熟地黄“滋肾补血”“益髓填精”等，从此类表述中不难看到现代中药功效术语的前身。李时珍在《本草纲目》中的药物主治项下亦记载了大量药物功效的内容，且在专篇“百病主治药”中，变革《本草经集注》“诸病通用药”中确立的“病证—药物”的框架结构，补之以“证”或“功效”统药，如在“噎嗝”下，以“利气化痰”“开结消积”的药物功效来统摄相关药物。《药品化义》一书对药物的阐释按体、色、气、味、形、性、能、力 8 项展开，其中的“力”又具体分宣、通、补、泻、渗、敛、散 7 类，事实上，药“力”描述的正是药物的功效，如藿香的药“力”为“行胃气”，赤芍药的药“力”为“泻肝火”等。至此，本草功效专项已初见端倪。与之类似的还有《本草备要》，该书凡例明言“每药先辨其气味形色，次著其所入经络，乃为发明其功用，而以主治之证，具列于后。其所以主治之理，即在前功用之中”，强调药性和主治均围绕药物“功用”而展开，先言功效，后列主治，实际突出了药物功效的核心地位。

此后，随着认识水平的提高，药物功效分类逐渐趋于成熟。清代医家黄宫绣在所著的《本草求真》一书中言“是编开列药品，总以气味相类共为一处，如补火等药，则以补火为类，滋补等药，则以滋补为类”，以功效为依据将药物分为补、收涩、散、泻、血、杂、食物 7 类；各类又分若干子母，如补类中又分温中、平补、补火、滋水、温肾，收涩类药物又分温涩、寒涩、收敛、镇虚 4 类，该书被认为是现存第一部中药功效分类比较完善的临床中药专著。《本草求真》开创了功效归类载录药物的编写形式，与现行中医药高校中药学教材的编写体例虽有精粗之别，却无本质差异，其奠定了现代中药学教材的分类和编写模式的基础。

现代中药学教材延续了明清分项解说药物的模式，其中将功效和主治病证分为了“功效”和“应用”

2项加以介绍。“功效”项下为高度凝练概括的功效术语，“应用”项下列举了该药的主治病证，并引述了本草经典原文和相关方剂对其加以详释。现代诸多医家则在临床实践基础上不断梳理和提炼对药物功效的新认识，补教材之未备，如《用药心得十讲》《朱良春用药经验集》《〈中医杂志〉“专题笔谈”文萃》等，均有对常见中药功效的引申和发明；同时，随着现代科学方法与研究手段的提高，众多研究者从中药化学、药理学等角度对药物传统“功效”的科学性进行验证与阐释，以期赋予中药“功效”新的内涵。

三、中药功效的分类

中药的功效在大体上分为两大类，即保健功效和治疗功效。

（一）保健功效

中药的保健功效又包含预防、养生及康复3个方面。① 预防功效是指药物用于防止疾病发生，或防止疾病发展和传变的作用。这种作用尤其体现在预防传染病的发生中，古人在与瘟疫做斗争的过程中，发现中药通过烧烟、佩带、口服等方式能够发挥辟瘟作用，进而提炼出相应的功效表述，如《本草纲目》记载苍耳“辟恶邪”，白茅香、茅香、兰草“辟疫气”，大蒜“辟温疫”，等等。其中，“芳香辟秽”可谓是中药防疫功效的代名词，佩兰、白芷、苍术等药物均有此功效，《本草正义》描述苍术“芳香辟秽，胜四时不正之气”，《本草纲目》则称“张仲景辟一切恶气，用赤术同猪蹄甲烧烟”。现代研究显示，苍术烟熏对金黄色葡萄球菌、大肠杆菌、铜绿假单胞菌、伤寒杆菌等致病菌有明显的灭活作用，可作为室内空气消毒法，亦佐证了中药“芳香辟秽”的预防功效。当然，中药的预防功效不限于防疫，预防中暑、中风、虫蛇咬伤等作用皆归其类，如《新修本草》记载樱桃叶绞汁服，可以“防蛇毒内攻”；《外台秘要》的一味桑枝煎有预防中风作用，“能服一大升，终身不患偏风”，等等。② 养生功效则是指中药具有的颐养身心、增强体质、延年益寿的作用，早在《神农本草经》中就收录了大量至今耳熟能详的养生中药，如人参“久服轻身延年”，甘草“坚筋骨，长肌肉”，山药“久服耳目聪明，轻身不饥延年”，菊花“久服利血气，轻身耐老延年”，等等。③ 康复功效是指中药用以消除和减轻人体功能障碍，弥补和重建功能缺失的作用，这类功效可在中药治疗功效中的扶正及调理功效中反映出来。但无论是预防、养生还是康复，究其本质，中药的保健功效仍是以治疗功效为基础，是治疗功效的拓展和再现。

（二）治疗功效

中药的治疗功效是指从疾病治疗中总结出来的药物功效。它是以中医理论为指导，依据机体的用药反应所提炼而来的，表现为与中医证治体系的症、证、病、因不同层次的匹配。因此，中药的治疗功效又分为对症功效、对证功效、对病功效和对因功效4类。

1. *对症功效*　症是患者患病后所出现的各种异常表现，包括症状和体征。对症功效是指中药用于消除或缓解患者某一自觉症状或临床体征的治疗功效。例如，木香止痛、三七止血、百部止咳、砂仁止呕等，是分别针对疼痛、出血、咳嗽、呕吐等症状发挥作用。而这些症状往往是疾病发展刻下阶段主要矛盾的外在表现，是患者的主诉点，故在某种程度上，中药的对症功效主要是解决当下比较突出的表象问题，所谓“症者病之标”，因而隶属于治标范畴。通常，“症”是“证”的下位概念，同样是止痛功效，木香长于行气止痛，侧重于缓解气滞证导致的疼痛，而丹参善于活血止痛，偏重于改善瘀血证导致的疼痛，如果脱离辨证的前提，则中药止痛的作用可能无的放矢，对症功效的发挥也就会有所减损。

随着对中药的研究和开发越来越深入，也发现不少针对现代医学检查指标的对症治疗药物，如天麻、地龙降压，五味子降低转氨酶，山楂、玉竹降脂等，这些均是中药对症功效的现代拓展。

2. *对证功效*　证是中医特有的概念，是对疾病发展过程中某一阶段的病因、病位、病性及病势等所做的概括，表现为一组具有内在联系的症状和体征。辨证用药乃中药有效发挥治疗作用的核心基础，中药的对证功效即指针对“证”所产生的治疗功效，如黄连的“清热燥湿”功效针对“湿热证”发挥作用，丹参的“活血化瘀”功效针对“瘀血证”发挥作用。在中药的诸多功效中，对证功效是最基本的功效，因为它与中医以辨证论治为核心的诊疗体系直接对应，在各类功效中居于主导地位。对证功效既是中医临床用药的主要依据，也是中药功效研究的重点。

但中医辨证体系包含多种不同的辨证方法，或者说切入点，有把疾病表现看成是纵向联系者，如六经、卫气营血、三焦辨证等；有看成横向联系者，如八纲、脏腑、气血津液辨证等。只有与相应的证型对接，方能把握药物对证功效的确切含义。例如，广义的“清热”功效针对的是热证，然而进一步细化可以有清宣卫分、清气分热、清营凉血等的功效差异，分别针对的是卫分、气分、营分及血分热证，亦可有清心火、清胃火、清肝火等的功效不同，对应的是心火亢盛证、胃火炽盛证、肝火上炎证等。前者是基于卫气营血辨证，后者则是立足脏腑辨证来认识药物的清热功效。因此，对证功效的应用必须以特定的证为前提。

3. *对病功效*　病（名）是对疾病全过程的特点与规律所做的概括。对病功效是指中药针对中医的“病”所发挥的治疗功效。例如，青蒿截疟、黄连止痢、鸦胆子蚀疣，分别是治疗疟疾、痢疾、赘疣所发挥的药物作用。对病功效的存在体现了中医临床辨病施治的特色。清代医家徐灵胎《医学源流论》指出“欲治病者，必先识病之名……一病必有主方，一病必有主药”，海藻“消瘿瘤”用治瘿病、硫黄“杀疥虫”用治疥疮等专病专药均具有较强的针对性，如何从对病功效中挖掘对疾病有效的治疗药物，青蒿素的成功研制或给予了我们有益的思考和启示。

4. *对因功效*　是指中药祛除病邪、消除病因、恢复脏腑气血功能协调的治疗作用。中医的病因主要涉及：外感性致病因素，包括六淫、疠气；内伤性致病因素，包括七情所伤、饮食失宜、劳逸失度等；其他致病因素，主要包括外伤及病理产物性致病因素，如痰饮、瘀血等。故针对外感性病因有祛风、散寒、清暑、燥湿、清热、泻火等药物功效；针对内伤性病因有解郁、益志、消食、补虚等药物功效；针对痰饮、瘀血、结石等病理产物，则有祛痰、化瘀、排石等药物功效。

由于中医对疾病认识的复杂性，中药功效的表述可以是多层面的。例如，咳嗽既可以作为病名，也可以视为症状；百部止咳既可以是对症功效，也可以是对病功效。再如，丹参活血，既可以说是针对瘀血证的对证功效，也可以认为是针对瘀血致病因素的对因功效。在疾病治疗过程中，当根据病情需要，或治其本，或治其标，或标本同治，灵活选用不同治疗功效的中药，以期取得更好的疗效。

四、影响多效中药功效发挥的因素

“一药多效”是中药普遍具有的属性，如大黄不仅能泻下攻积，还具有清热泻火、凉血解毒、逐瘀通经等功效；丹参既能活血通经，又能清心除烦、凉血消痈。中药的多效性是临床药物实践不断深入和拓展的结果，然而，药物在具体应用时却有功效表达的选择和取舍。这种功效的定向表达首先与机体的生理病理状态相关。茯苓可利水渗湿，其对健康人利尿作用不明显，但对肾性和心性水肿患者利尿作用显著；黄芩单用时其功效的发挥因证（病）而异，《梅师集验方》记载“杵黄芩末，水调敷之”治火丹，系取黄芩泻火解毒的功效，《本经逢原》谓“一味子芩丸，治女人血热，经水暴下不止者，最效”，乃借黄芩凉血止血的功效，治愈李时珍身热痰嗽的“一味黄芩汤”则主要体现黄芩清肺泻火的功效。同一中药不同功效的发现和提炼皆以主治病证为依据，而一旦功效被认定，则药物应用时功效的定向发挥必然仍以中医临床证治体系为参照。

除机体状态外，多效中药功效的定向表达还主要受到以下因素的影响。

1. *配伍*　配伍环境对中药功效的定向发挥有着引导和约束的作用，“不同的配伍环境决定了方中诸药在配伍成方的这个环境中如何去发挥以适应整体的要求”（邓中甲）。以桂枝为例，当与麻黄或白芍配伍时，桂枝的功效表达倾向于“发汗解肌”，用治外感风寒表实或表虚证；当与茯苓或白术配伍时，其功效定位偏于“助阳化气”，以促进脏腑气化为主，用治水饮病；当与附子或黄芪配伍时，其功效发挥则重在“温通经脉”，用治风寒湿痹、血痹等。

配伍环境影响的不仅仅是药物功效的选择性表达，还可能包含特定功效发挥的“效力”大小。具有“泻下攻积”功效的大黄通过配伍理气药如厚朴、枳实等能够增强其泻下作用，比较《伤寒论》中经典的“三承气汤”的配伍结构不难发现，“缓下”的调胃承气汤较之于“轻下”的小承气汤和“峻下”的大承气汤缺少理气药的配伍设置。有动物实验研究表明，剂量为 250 mg/kg 时，大黄与小承气汤（大黄、厚朴、枳实）均有泻下作用，且小承气汤的作用显著强于大黄；小承气汤产生泻下作用时，大黄引起的结肠收缩次数减少受到抑制，高幅收缩/低幅收缩（high amplitude contraction/low amplitude contraction，HAC/LAC）比显著增加；单独服用枳实和厚朴或二者合用时，均对结肠环肌收缩没有影响。由此认为，小承气汤中枳实和厚朴可促进结肠环肌运动，并抑制大黄诱发的结肠环肌功能紊乱，这可能有助于增强大黄的泻下作用。换而言之，在理气药参与的配伍环境下，大黄“泻下通便”的“效力”得以放大。

2. 剂量　与药物功效的定向表达也有着密切关系。古人对此早已有所认识，《药品化义》记载：“柴胡，性轻清，主升散，味微苦，主疏肝。若多用二三钱，能祛散肌表……若少用三四分，能升提下陷。”临床上，柴胡用于外感发热、肝气郁结、清阳不升时分别有大、中、小不同剂量的选择，提示柴胡疏散退热、疏肝解郁和升举阳气的功效与其用量有关。川芎具有活血行气、祛风止痛的功效，据考证，小剂量川芎（3~6 g），功偏祛风止痛；中剂量（9~12 g），专于行气活血止痛；大剂量（15 g 以上），擅长通络止痛，治疗头风、血瘀头痛等久病入络之顽症。药理学研究亦证实了剂量变化与药物功效选择性表达的关联，如肉桂小剂量具有促进阳生阴长、鼓舞气血生长的作用，常用于调节血液循环，以达到温通经脉的作用，还可增强胃肠蠕动，缓解肠道痉挛性疼痛，以达到温里散寒、止痛止泻的功效；而大剂量在体外能抑制真菌，临床上常用于皮肤疾患的外洗方中。

除绝对剂量外，药物在配伍环境中与其他药物形成的比例分量，即相对剂量，也会改变药物功效发挥的方向。如桂枝与白芍为 1∶1 的相对剂量（桂枝汤）时，桂枝主要表现为发汗解肌的功效，主治外感风寒表虚证；当桂枝与白芍为 5∶3 的相对剂量（桂枝加桂汤）时，桂枝就以发挥平冲降逆的功效为主，主治阴寒内盛、引动冲气、上凌心胸的奔豚证；而当桂枝与白芍为 1∶2 的相对剂量（桂枝加芍药汤）时，桂枝则倾向于表达助阳理脾的作用，主治脾阳受损、脾络不通之腹满时痛证。

3. 炮制　可以改变药物的性味功效，扩大其临床适应证，也意味着对功效的定向发挥产生影响。中药的应用存在“生熟异用”的现象，虽言其用，实则是药物功效的选择性表达。例如，“生泻熟补”，生何首乌作用偏泻，主要功效为解毒、消痈、润肠通便，经过蒸制炮制成制何首乌，则其作用转向补益，主要功效为补肝肾、益精血；“生行熟止”，生蒲黄功效偏于活血化瘀、利尿通淋、止痛，而蒲黄炭功效则重在止血。又如，《本草新编》谓大黄“欲其上升须加酒制，欲其下行须入芒硝，欲其速驰生用为佳，欲其平调熟煎尤妙……”，验之于临床，生大黄以泻下通便为其主要功效，欲通大便须生大黄先煎后下或开水泡服；熟大黄泻下力较缓，偏于泻火解毒，用于热毒疮肿；酒大黄善清上焦血分热毒，用于目赤咽肿、齿龈肿痛，又以活血见长，可用于血瘀证；大黄炭的功效表现为凉血化瘀止血，用于血热有瘀之出血证。是故，炮制方法的不同决定了药物功效发挥的方向。

4. 剂型　《神农本草经》记载：“药有宜丸者，宜散者，宜水煎者，宜酒渍者，宜膏煎者，亦有不可入汤酒者，并随药性不得违越”，不同的剂型均有可能影响药物功效的定向发挥。例如，中药青蒿具有截疟的功效，但这一功效的发挥并不适宜于常用的水煎法，屠呦呦正是受《肘后备急方》中“青蒿一握，以水二升渍，绞取汁，尽服之”记述的启发，改用以沸点在 60℃下的乙醚才得以成功提取青蒿素，检验了青蒿截疟宜鲜品绞汁服的古老认识的科学性。由此可见，药物特定功效的表达与剂型的合理选择不无关系。又如，乳香欲发挥其活血定痛的功效，无论内服还是外用皆可，但欲发挥其敛疮生肌的功效，用治疮疡，则研末外敷更为常用,《疮疡经验全书》收录的海浮散,即是以乳香配伍没药研细末,掺患处,以治疗疮疡溃破、久不收口者。再如,百部具有杀虫灭虱的功效,常以洗剂、酊剂等形式外用治疗瘙痒性皮肤病,如头虱、阴虱、体虱、疥疮等,但水煎内服则主要表现为润肺下气止咳的功效。

随着中药新剂型的发展,尤其是中药注射剂的出现也发掘了某些中药的新作用,如行气疏肝、破气消积的青皮,其注射剂型有着确切的升压功效;枳壳长于行气宽胸除胀,其注射剂型则有明显的强心升压作用。反观,新剂型是否必然表达中药传统的核心功效,如大黄提取物静脉给药是否仍然发挥泻下通便的功效,未经深入研究尚不得而知。

五、中药功效研究的现代意义

2010 年 6 月,习近平同志在出席南京中医药大学与澳大利亚皇家墨尔本理工大学合办的“中医孔子学院”的授牌仪式上指出:“中医药学凝聚着深邃的哲学智慧和中华民族几千年的健康养生理念及其实践经验,是中国古代科学的瑰宝,也是打开中华文明宝库的钥匙。”深入研究和科学总结中医药学对丰富世界医学事业、推进生命科学研究具有积极意义。2015 年 12 月,习近平同志又希望广大中医药工作者“切实把中医药这一祖先留给我们的宝贵财富继承好、发展好、利用好,在建设健康中国、实现中国梦的伟大征程中谱写新的篇章”。但迄今,中医药的特色和优势远未得到应有的展现,其丰富内涵亟待组织多学科人才深入研究。而揭示并阐明中药传统功效的客观性、科学性,即中药现代化研究中不可或缺的重要议题。

(一) 中医传承与发展的需要

习近平同志出席全国卫生与健康大会时强调,要着力推动中医药振兴发展,坚持中西医并重,推动中医药和西医药相互补充、协调发展,努力实现中医药健康养生文化的创造性转化、创新性发展。刘延东同志强调中医药是我国独特的卫生资源、潜力巨大的经济资源、具有原创优势的科技资源、优秀的文化资源、重要的生态资源。中医的独到之处是辨证施治,“辨证”是“施治”的前提,而“施治”的关键在于“恰到好处地使用中药”,即中药是中医治病的物质保障。但在科技如此发达的今天,中药的研究总体上仍显浮浅,与中药功效相关的中药品质和生物学本质尚未得到精确诠释。在技术层面表现为中药功效相关的生物学功能表达方法尚不成熟,生物学功能表达的物质基础及其量(毒)效关系尚未建立,临床用药尚停留在传统用药经验上,缺乏科学合理的研究依据。这些问题长期阻碍着中医药学在大医学圈的广泛认可。此态势既限制了中医药的传承和发展,又制约了中医药社会潜能和国际影响力的释放进度。

(二) 现代医疗实践的需要

近一个世纪以来,科技水平和文明程度的不断提高使人们对“药”的要求有了质的飞跃,早先对中药的要求是“能治病即可”;但到了 21 世纪,人们越来越受到现代医学思维的影响,常常要求中药也能逐步像西药那样“物质组成恒定、作用机制明确、质量监控有据、体内过程清楚”,换而言之,中药功效的认识需要找到与之相匹配的现代科学语言。当然,中药功效研究需要在中医药理论指导下,充分发掘中药功效的深邃内涵,综合应用现代技术和大数据分析方法,深入诠释与中药功效相关的物质基础、作用机制、体内过程及其辨证施治规律。显而易见,这些要求的满足是以中药功效方面的科研积累为前提的。

(三) 中药材生产加工现代化的需要

中药资源、产地加工、加工炮制等工艺过程对中药饮片的质量影响极大,关乎中药功效的发挥与实现。如何科学构建反映与功效关联的中药品质的评价体系依然是亟须研究的课题。尽管研究工作不断开展,但至今尚未能形成基于中药功效相关物质基础研究的质量评价体系构建并可普及的方案,无法指导中药资源生产、产地加工、加工炮制的科学化和现代化。此外,因没有足够的中药功效相关的研究资料,中药材生产加工现代化举步维艰。

（四）现代中药新药创制的需要

虽然中医药常遇“说不清、道不明”的尴尬，但中药及其方剂的疗效得到了“几千年中医临床”的验证与优化，即中药功效及其物质基础是客观存在的，只是尚未被充分认识而已；但一旦认识了，即可采用现代医药学思路、策略和方法进行新药创制研究。屠呦呦等贤者立足“青蒿截疟”的传统功效，从中医药宝库中发掘出青蒿素及其后续青蒿素衍生物药物就证明了这一点，其所获得的诺贝尔生理学或医学奖正是对“对中药功效深入研究”的肯定和褒奖。由此可见，中药功效是中药新药创制的着眼点，是中药科学研究“守正创新”的生长点。因此，有必要在中医药理论指导下，以中药功效为介导，围绕创新中药功效评价方法、中药功效物质基础的辨识与制备、中药功效物质基础作用机制网络、符合中药特点的现代中药新药创制研究体系的构建等关键科学问题开展系统而深入的研究，着力解决突破中药创新研究的理论与技术瓶颈，并示范性地创制中药新药。

六、中药功效的现代研究概况

揭示并阐明中药传统功效的科学内涵是中药现代化研究的关键问题，极具难度和挑战性，但同时也具有十分重要的意义。随着现代科学技术手段的不断发展，近年来学界以中药功效为着眼点，结合中医药自身的属性及特色，提出相关研究思路与方法，开展了一系列有益的探索。

（一）功效的物质基础（标志物）发掘

明确发挥功效的物质基础是中药功效研究中首先要解决的难题，但由于中药功效的多样性，针对不同的证型，起效部分可能是其中的某一组分群，而其他与之不相关的组分则可能是其副作用，甚至毒性效应的诱因。应用整味药材作为研究对象进行药效物质基础研究，缺乏对生物机体、中药成分与药效改变的整体联动性，以及组分间存在复杂的相互作用关系的考虑，在研究中药药效物质基础的安全性与有效性方面存在一定的局限。为此，彭成提出“功效成分组”的概念，认为中药自身即为小的药物库，内含不同种类的化学成分。不同成分功效在治疗病证时发挥不同功效，或为治疗成分，或为无效成分，或为有害成分。成分间可能存在协同、拮抗或单行的关系。例如，附子具有回阳救逆、温里散寒的功效，前者主要用于“身凉肢冷，脉微欲绝”，与心衰和休克有关，后者则与类风湿性关节炎相关。针对附子回阳救逆功效组分的研究，其结果表明附子脂溶性生物碱显示出较大的毒性，而水溶性生物碱是治疗心衰的有效成分（即回阳救逆的功效成分组），提示针对心衰治疗时工业生产中能否将脂溶性生物碱和水溶性生物碱进行分别提取，针对不同证型给药，以减少其毒性作用。

乔延江提出基于系统中药学的中药功效标志物辨识观点，认为系统中药学既可以从宏观层面整体描述药物作用于人体后的药理药效，又可以从分子层面计算药物与靶标之间的结合方式、强度、作用规律，是中药功效标志物发现的有效策略和方法。首先，基于数据挖掘技术，从海量信息中明确系统的边界和元素，即来源数据的准入原则、范围等，构建可供后续研究的数据库，保证数据来源的准确性、完备性和代表性。之后，利用分子模拟、网络模块功能富集分析和文献挖掘等技术，明确药物与靶标、靶标与药效、药效与功效之间的作用关系，即明确系统内部结构，在此基础上构建“药—靶—病—证”多维网络，基于网络动力学模型，动态模拟药物进入人体后对整体网络的影响强度，构建中药多成分与活性之间的定量关系，发掘中药成分配伍规律和各成分对整体功效的贡献程度，即明确系统的功能，最终定性定量地筛选出候选中药功效标志物。在此基础上，通过体内及体外药理学评价，验证活性成分能否作为底物被转运吸收入血，以及是否能够成为代表功效的标志性成分，说明计算结果的准确性。依据此原理和方法，其团队发现黄芪中的常春藤皂苷元、槲皮素、毛蕊异黄酮、刺芒柄花素、华良姜素、异鼠李素、黄芪皂苷Ⅲ、黄芪异黄烷苷8个关键成分可作用于17个关键靶标构成的8个功能模块，参与G蛋白偶联受体信号通路、脂质代谢过程、含氮化合物代谢的正调控、细胞程序性死亡调控、脂肪酸代谢过程的调节等生命过程，产生调节机体免疫功能、强心、保护心肌细胞、改善物质代谢、抗氧化等药理作用，进而发挥补气的功效。

（二）基于“证效对应”评价中药功效

祝世讷强调中药的自主创新应遵循其固有规律，“药证对应”是其中之一，是中药的药性、药效规律，是中医在药学上的独有创造和贡献。“药证对应”把“证”作为药的效应对象和评价标准，从中药传统功效的角度而言，即是“证效对应”。任钧国等人指出，对证功效是中药功效的主体，加之中医临床病证结合的诊疗模式，选择或建立中医证候模型、病证结合模型对中药功效的评价具有重要的作用。目前，采用中医证候动物模型进行药效评价存在难以与临床一致的四诊问题，使得通过证候模型进行功效评价举步维艰。而病证结合动物模型融合了中医证候模型和现代医学病理学模型两方面共同的因素和特点，使模型动物同时具有西医疾病和中医证候特征，逐渐成为功效评价的首选。因此，病证结合动物模型的建立对中药的功效评价至关重要。

龚普阳等人亦认为与西药功效不同之处即在于，传统中药的功效更多着眼于对人体整体功能调节的阐释，即“对证下药”。而其中的关键在于所辨的“证”与所用的“药”的对应关系，对中药的传统功效挖掘和表征即是把握这种对应关系的关键点，由于证候的生物学基础具有模糊性和相对性，因此，结合中药的现代临床适应证，紧扣病证关系，探究其现代药效物质基础可作为中药新药研究的有效途径。其课题组以中药麦冬作为研究对象，基于麦冬清心润肺、生津养阴的传统功效，以及对阴虚内热而致的血瘀证展现的良好改善作用，结合现代临床麦冬具有较好的抗血栓疗效，利用系列亲和色谱，识别出了麦冬皂苷抗血栓活性成分鲁斯可皂苷元及特异性结合蛋白为非肌肉肌球蛋白重链ⅡA（nonmuscle myosin heavy chain ⅡA，NMMHC－ⅡA），并利用基因过表达技术及 RNA 干扰技术，在体内外水平确证了 NMMHC－ⅡA 与肿瘤坏死因子受体 2 的相互作用，进而调节蛋白激酶 B/糖原合成酶激酶 3β/核因子κB（phosphatidylinositol 3－kinase/glycogen synthase kinase－3β/nuclear factor of kappa，Akt/GSK－3β/NF－κB）信号通路，调控相关细胞因子的产生，最终抑制血栓形成。该研究为体现中药特色的靶标和物质发现研究提供了一定思路，同时也证实了基于传统功效结合现代临床适应证的中药药效物质靶标发现的可能性。

（三）从“性效相关”角度研究中药功效

传统中药功效以四气、五味、升降浮沉、归经等多维药性为其内在基础和依据，两者之间既体现出整体性，又存在着复杂的关系。鉴于功效与药性密切关联，孙昱等人认为应以中药的功效成分为抓手，着重研究“药性—功效成分—功效—作用机制”的关联。在中药功效和中药药性的量化评价研究基础上，应用化学-生物整体评价方法，形成中药质量的整体评价研究思路，旨在阐明中药传统药性理论与中药现代功效机制之间的相关性。刘孝昌提出以活血化瘀中药为研究范例的“药物—五味—物质—效应—功用”的“五要素”模式和研究思路，具体为基于中药药性理论的五味的本体（物质基础）与效用（生物效应）之间的对应关系，以药味生物效应表达的药物作用的趋势（升降沉浮）、药物作用的靶标（归经）及药效活性（功效）等不同的表达模式的完整性序贯思路，选择功效一致、药味不同的活血化瘀药为研究对象，以味觉感知仿生模型并结合中药五味药效概念的界定，研究表征五味的物质基础；以体外细胞和受体模型并结合体内过程（组织分布），阐释五味在升降沉浮和归经方面的表达规律；以证-病结合的药效学模型，研究和阐释不同药味的活血化瘀药对不同血瘀证疾病的作用特点和规律性，进而全面阐释活血化瘀药五味的物质基础及其生物效应的表达规律。这一观点的精炼即形成了中药功效研究的“性-效-物”三元论。

（四）“一药多效”研究

中药“一药多效”是其多成分、多靶标、多效应的客观反映，如何科学认知和评价“一药多效”现象是中药研究的一大难点，肖小河探索构建了基于生物靶标网络的中药“一药多效”评价方法，其以临床常用的多功效中药大黄为代表，针对大黄常用的适应证便秘和黄疸建立动物模型，结合代谢组学和网络药理学分析方法，研究大黄治疗便秘和黄疸可能的药效作用机制及差异。

中药“反向功效”是中药“一药多效”的特殊表现，如三七既能活血，又能止血，但目前对三七的质量控制主要是测定其中三七皂苷 R_1、人参皂苷 Rg_1、人参皂苷 Rb_1 的含量，均为与活血功效相关的成分，并未考虑其反向功效的物质基础差异和特点，不能全面反映三七药材的质量。故从中药反向功效出发，侯小涛等人主张通过现代药理研究手段对其相反的传统功效进行验证，开展化学物质组及其反向功效的相关性研究，以确定反向功效的物质基础，进一步进行有效化学成分的作用靶标、通路等作用机制研究和化学成分的特有性分析，从而确定质量标志物。

秦雪梅提出辨识多效中药定向药效成分的研究策略，该策略基于“方剂配伍”与“不同病症”或“多效”这 2 个前提，结合代谢组学与药物解析等关键技术，采用体内逆向分析和拆分配伍等研究方法，比较分析中药在针对不同病证的不同方剂中，所显示出的定向功效成分，再进行药效验证。如以黄芪的多效性研究为例，选黄芪建中汤和防己黄芪汤为代表方剂，以期辨识出黄芪显现“补气补益”与“利水驱邪”2 种功能的定向药效成分。其中，黄芪建中汤病理模型采用的是慢性萎缩性胃炎大鼠模型，观测指标包括经典的药效学指标[胃体病理组织切片、胃蛋白酶活性、木糖排泄系数、分泌型免疫球蛋白（immunoglobulin, Ig）A 免疫因子等生化指标]，以及代谢组学指标。防己黄芪汤病理模型采用的是阿霉素肾病大鼠模型，观测指标包括经典的药效学指标[如 24 小时尿蛋白定量、肾小球滤过率、肾组织病理切片、血清生化（肌酐和尿素氮）等]，以及代谢组学指标。上述 2 个方剂分别寻找出黄芪针对不同病症发挥不同药效的功能成分，然后将 2 种功能的药效成分进行对比分析，阐释各自的作用机制。最后，采用敲入-敲出法制备是否含药效成分的“阳”和“阴”性方，通过与全复方药效比较，以验证黄芪定向成分的准确性。

思考题

（1）中药的传统功效与现代药效之间有何联系与区别？

（2）中药功效认定古今演变的主要原因有哪些？这对当今研究中药功效内涵有何启示意义？

（3）《名医别录》言黄连“止消渴”，《中国药典》（2020 年版）记载黄连功效为“清热燥湿，泻火解毒”。试结合中医药理论和现代生物学知识，围绕《中国药典》记载的功效阐释黄连“止消渴”科学内涵的研究思路和方法。

第二章
基于活性追踪的研究策略

一、本策略的提出背景与内在逻辑

传统的中药功效物质研究往往始于化学成分的分离和鉴定。目前,相关技术已较为成熟,操作流程实现了模式化、标准化。但该研究模式并不能预先判断成分有效与否,颇有“开盲盒”的随机性。由于中药成分的结构类型多样、含量高低不同,分离方法也需针对性选择,若每个成分都要先分离再评估活性,则相当多的精力都将耗费在非活性物质上,从而导致工作量巨大而收效不高。为了克服这个问题,近30年来,众多学者将“活性评价”和分离过程紧密结合,即在分离的每个阶段,对所得到的各个组分进行相关活性评估,追踪活性成分。该法的关键是需采用简易、灵敏、可靠的活性评价方法;同时,也可采用色谱分离联合在线生物活性测定方法,从中药中快速发现活性化合物(图2-1)。

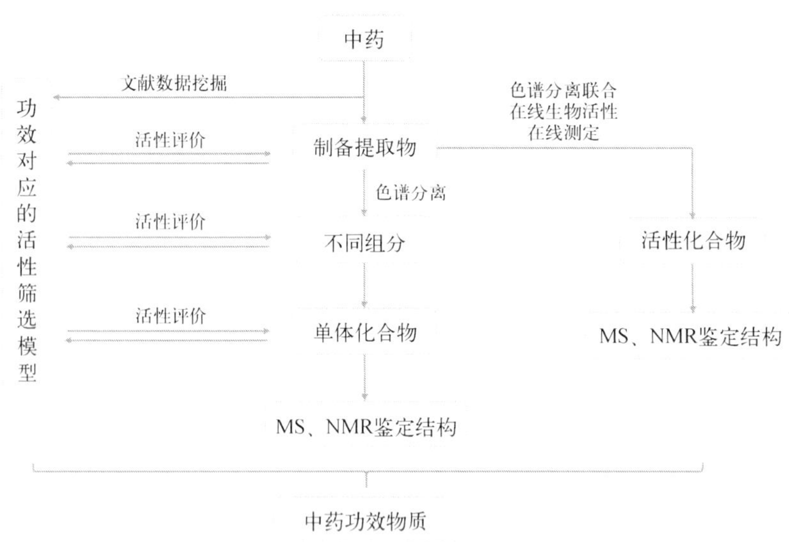

图2-1　基于活性追踪的中药功效物质研究思路

注:MS为质谱(mass spectrometry);NMR为核磁共振(nuclear magnetic resonance)

二、本策略的研究思路

(一)基于传统分离和活性筛选的活性追踪研究思路

该法通过化学分离与活性筛选的配合简化了研究对象,各步操作相对独立,可分段进行,操作易于上手,但自动化程度较低,筛选精度和效率不高。由于中药存在多成分、多靶标的起效特征,单味药或单成分的药效也有多种。为了保证筛选效率,往往只能选择单一有限的指标,可能因活性不匹配或选择的片面性而导致化学成分漏选、错选。此外,近年来的研究表明,中药起效物质也并非全是以次生代谢产物为代表的小分子化合物，诸如多肽、蛋白质、核酸等大分子物质也均有可能是活性追踪研究的对象，其对应的分离方法和活性筛选指标需要充分考虑和设计。

（二）基于高效色谱分离的在线活性追踪研究思路

传统分离纯化操作费时费力，且可能造成微量成分的丢失，或得到的化合物量太少，不能满足系列活性筛选的需要。针对这个问题，有研究者开发了色谱分离联合在线生物活性测定方法，采用色谱法[包括薄层色谱、高效液相色谱(high performance liquid chromatography, HPLC)、高速逆流色谱和毛细管电泳等]对活性部位进行分离，同时结合各种在线生物活性测定仪器，主要是抗氧化或酶抑制活性，对各色谱峰进行直接的活性追踪。最常用的色谱分离方法为 HPLC 法，将样品提取液注入 HPLC 系统进行分离，将从检测器流出的洗脱液并行分流，一个通道进入 MS 进行测定和结构解析，另一个通道用于抗氧化活性测定，与连续流动的反应试剂溶液，如反应线圈中的自由基，即 2, 2′-联氮-双-(3-乙基苯并噻唑啉-6-磺酸)[2, 2′-azino-bis(3-ethylbenzothiazoline-6-sulfonic acid), ABTS]自由基($ABTS^{\cdot +}$)，或 2, 2-联苯基-1-苦基肼基(2, 2-diphenyl-1-picrylhydrazyl, DPPH)自由基($DPPH^{\cdot}$)相互作用；混合溶液在自由基的最大波长处进行监测，当洗脱液不含抗氧化剂时呈现出一条基线，当具有抗氧化活性的分析物质被洗脱时，自由基被清除，最大波长发生变化，出现一个负峰，表明分析物具有抗氧化活性(图 2-2)。该方法存在的问题是可在线检测的活性评价方法较有限，需灵敏度高，且活性评价条件对分离条件可耐受。

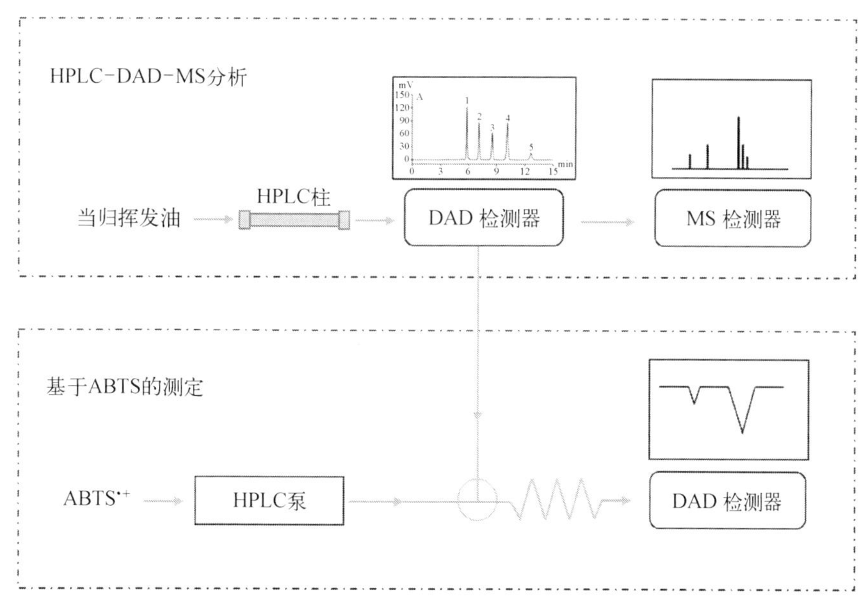

图 2-2　HPLC 联合基于 ABTS 的抗氧化活性测定从当归中筛选活性物质

注：HPLC-DAD-MS 为高效液相色谱-二极管阵列检测器-质谱(high performance liquid chromatography-diode array detector-mass spectrometer)

三、研究案例

（一）雷公藤

雷公藤(*Tripterygium wilfordii* Hook. f.)又名黄藤、莽草、断肠草，是卫矛科雷公藤属植物，多分布在浙江省、福建省、江西省和湖南省等地。雷公藤具有清热解毒、祛风除湿、舒筋活血、消肿止痛之功效，古今医书多有记载。现代临床发现雷公藤及其活性成分对麻风病、类风湿性关节炎、慢性肾炎、自身免疫性皮肤病、艾滋病、肿瘤等疾病有确切疗效。以雷公藤的功效与临床实践为基础，采用活性追踪法发现药效物质并进一步开发新药，在多个疾病领域均取得了积极成效。

1. *类风湿性关节炎和麻风病*　民间一直流传使用雷公藤治疗类风湿性关节炎的记载。类风湿性关节炎是一种免疫系统疾病，异常的免疫系统对机体的正常细胞发起攻击，而造成关节发炎病变。与发生在大关节、产生游走性疼痛的风湿性关节炎不同，类风湿性关节炎常发生对称性小关节疼痛，并伴有红肿，晚期常导致关节的变形。我国患有各种类型风湿性疾病的总人口约17%。在中医看来，类风湿性关节炎属于痹症，是由于风、寒、湿三邪侵入人体经络，导致经络气血痹阻不通，从而引起的一系列症状。而有毒的雷公藤恰好有祛风除湿、通络止痛的作用，所以用雷公藤治疗类风湿性关节炎就是以毒攻痹毒。国内首创雷公藤用治类风湿性关节炎始于1969年，福建省三明市第二医院的雷公藤科研小组在1974年报告了用雷公藤去皮根芯木质部水煎液治疗类风湿性关节炎，有效率为88%。同年，湖北省洪湖市人民医院根据民间经验报道，用雷公藤带皮全根治疗了44例类风湿性关节炎，有效率达90%。

1962年，古田县麻风防治院中医徐致銮根据民间用雷公藤治疗风湿病有效的经验，认为麻风病是“风湿”所致，其病机、症状与风湿病类似，故尝试用雷公藤治疗麻风病。结果发现，雷公藤不仅能够减轻麻风病患者的神经关节疼痛，还能使结节性红斑消退，疗效显著。但雷公藤为有毒中药，因误服中毒，甚至致死的事件而一度被叫停使用。1966年，福建省白沙疗养院的40名员工以身试药，采用毒性较小的去皮根水煎剂大大降低了安全风险。1969年后，雷公藤重上临床，2 669人次治疗，疗效显著。1972年，巫光宗报告采用雷公藤去根皮治疗麻风反应76例（123人次），有效率达98.3%。1976年，江苏省雷公藤研究协作组［由中国医学科学院皮肤病研究所、南京药学院（现中国药科大学）、江苏泰州市制药厂等单位构成］报告了雷公藤煎剂治疗80例麻风患者，缓解率达92.4%，后在1979年，报告了更大规模（284例）的中药雷公藤治疗麻风反应结果，有效率为98.95%，并开展了雷公藤总碱提取物对麻风患者的临床试验，有效率为50%，由此初步提出了雷公藤治疗麻风反应的有效成分不在雷公藤碱中的结论。随着临床有效案例的不断积累，雷公藤治疗麻风病、类风湿性关节炎的疗效已被广泛认可。

2. *慢性肾炎和自身免疫性皮肤病*　1978年，江苏省雷公藤研究协作组将雷公藤根提取物制成雷公藤多苷片，经多家医疗单位、上千例临床验证，证明雷公藤多苷片具有确切的抗炎和免疫抑制作用。中国工程院院士、中国人民解放军东部战区总医院的黎磊石团队尝试用雷公藤多苷片治疗各种类型的肾炎患者，发现其对原发性肾小球肾病、紫癜性肾炎及狼疮性肾炎等都具有明显疗效，并肯定其化学成分雷公藤甲素（triptolide, TP）的活性。目前，雷公藤及其提取物制剂雷公藤多苷片已广泛用于各种原发性和继发性肾炎的治疗，成为源于中医药的新型免疫抑制剂，是祖国医学造福人类的又一案例。

此外，雷公藤在治疗自身免疫性皮肤病方面也有原创发现。秦万章团队在国际上首次应用雷公藤制剂治疗结缔组织疾病，对400余例红斑狼疮患者的有效率达90%。红斑狼疮是自身免疫病之一，轻者主要损害皮肤，重者则累及心、肝、脑等多个组织和器官。采用中药雷公藤可显著改善红斑狼疮患者的免疫功能障碍。围绕雷公藤开展的新药创制研究已取得积极进展，中国科学院上海药物研究所李援朝团队从雷公藤中发现几百个活性单体及其衍生物，其中包括进入临床研究的TP衍生物——雷腾舒［即（5*R*）-5-羟基雷公藤内酯醇，（5*R*）-5-hydroxytriptolide, LLDT-8］。

3. *艾滋病*　自1981年发现全球首例患者以来，艾滋病一直是全球性的医学难题。艾滋病由人类免疫缺陷病毒（human immunodeficiency virus, HIV）引起，它是一种传染性极强的逆转录病毒，感染后主要攻击人体免疫系统中的$CD4^{+}$T淋巴细胞（以下简称为CD4细胞），导致免疫系统失衡，使患者易于感染多种疾病，甚至患恶性肿瘤，病死率高。1996年提出的鸡尾酒疗法（将蛋白酶抑制剂与多种抗病毒药物联用）是目前艾滋病的通行治疗方案，但仍有20%~30%患者对药物的应答率低，免疫细胞数量恢复不佳。为此，中国医学科学院北京协和医院感染科的李太生围绕艾滋病诊疗的关键技术问题攻关探索，首次发现中药雷公藤可改善HIV患者的免疫重建，显著降低免疫重建障碍患者体内的炎症激活水平，有效促进

CD4 细胞数的升高。该免疫重建理论为处理 HIV 感染者长期炎症激活的相关并发症提供了全新策略。

4. *急性髓系白血病*　雷公藤具有广谱抗肿瘤活性，但其起效剂量与毒性剂量相近，临床副作用较大。通过筛查肿瘤敏感型，扩大雷公藤的抗肿瘤治疗窗口，以提高药物治疗的精准度，改善患者治疗期的顺应性。

(1) 雷公藤敏感型肿瘤的筛查和发现：疗法即嵌合抗原受体 T 细胞免疫疗法（chimeric antigen receptor T-cell immunotherapy, CAT－T 疗法），是一种抗肿瘤新型靶向疗法。从患者血液分离 T 细胞，在体外通过基因工程技术，将 T 细胞复制、激活，并装上定位导航装置（chimeric antigen receptor, CAR），得到具备肿瘤细胞识别能力的 CAR－T 细胞，通过免疫应答释放多种效应因子，从而达到高效杀灭肿瘤的目的。然而，CAR－T 疗法存在一些严重不良反应，最主要的是细胞因子释放综合征。它是由于大量 CAR－T 细胞输入体内后会导致免疫系统激活，从而释放大量炎症细胞因子。临床表现为发热、乏力、厌食及腹泻等全身症状和局部脏器毒性症状。现有应对细胞因子释放综合征的方案包括能降低血液 IL－6 水平的托珠单抗或激素，但存在患者应答率低、不宜长期使用等问题，亟须寻找控制细胞因子释放综合征的新方案。江苏省中医院朱学军团队在临床实践中发现，雷公藤多苷片可以有效缓解细胞因子释放综合征的症状。患者接受雷公藤多苷片治疗（50 mg, p. o.）后的 72 h 内，体温和细胞因子风暴得到迅速缓解。进一步检测发现雷公藤多苷片能选择性耗竭单核细胞，但对 T 细胞无明显影响，表明雷公藤多苷片对血液单核细胞有一定的特异性。

根据文献报道，雷公藤多苷片对不同肿瘤细胞的抑制效果差别较大。例如，对人急性髓系白血病细胞 HL－60 作用 24 h 后的半数抑制浓度（half maximal inhibitory concentration, IC_{50}）为 5 μg/mL，但对人鼻咽癌细胞 HNE1 的 IC_{50} 为 150 μg/mL。综合文献结果，相较于实体瘤细胞，雷公藤对血液肿瘤细胞的抑制效果更好。对此，南京中医药大学胡立宏团队对雷公藤多苷片的抗瘤谱进行了筛选（表 2－1），发现单核细胞来源的肿瘤细胞系——人急性单核细胞白血病细胞 SHI-1 和 MV-4-11 作用 48 h 的 IC_{50} 小于 3 μg/mL，其敏感性明显高于非单核细胞白血病细胞株。在 MV-4-11 细胞系皮下异种移植瘤模型上的实验结果显示，雷公藤多苷片低（10 mg/kg）、中（20 mg/kg）、高剂量组（30 mg/kg）均可使移植瘤的体积及重量显著下降（$P<0.001$），肿瘤重量抑制率分别为 35.79%、96.93%、97.56%，对小鼠体重影响不大。因此，上述结果证明单核细胞来源的急性髓系白血病是雷公藤多苷片的敏感肿瘤类型。

表 2－1　雷公藤多苷片提取物作用于不同肿瘤细胞系 48 h 的 IC_{50} 值（$n=3$）

细胞系名称	细胞系类型	IC_{50} 值（μg/mL）
SHI-1	人急性单核细胞白血病细胞	1.69±0.01
MV-4-11	人急性单核细胞白血病细胞	2.10±0.02
Jurkat	人急性 T 淋巴细胞白血病细胞	2.30±0.02
Kasumi-1	人急性原粒细胞白血病细胞	4.17±0.07
SU-DHL-10	人 B 细胞淋巴瘤细胞	5.18±0.03
K562	人慢性髓原白血病细胞	5.57±0.03
HepG2	人肝癌细胞	4.62±0.36
Hela	人宫颈癌细胞	6.77±0.36
A549	人非小细胞肺癌细胞	9.08±0.59

（2）雷公藤抗急性髓系白血病药效物质的发现：雷公藤中的化学成分复杂多样，迄今，已经报道的该属化合物单体达400多种，主要成分有生物碱类、二萜类、三萜类化合物等。目前有100多种单体化合物被证实具有生物活性，以二萜类雷公藤甲素（triptolide，TP）与三萜类雷公藤红素（celastrol，Cel）为代表。其中，Cel是最早被分离出来的活性成分，可通过调控细胞增殖、凋亡等多种途径以发挥抗炎、免疫抑制与抗肿瘤等多种药理作用。TP是从雷公藤中提取出的、最具代表性的一种环氧二萜内酯类化合物。自1972年首次分离以来，TP在近60株不同来源的肿瘤细胞系中表现出良好的增殖抑制活性。然而，TP既是药效成分，又是毒性成分。2022年，胡立宏团队在*Frontiers in Oncology*杂志上报道了不同来源的肿瘤细胞系对TP的敏感性。其中，单核细胞来源的急性髓细胞白血病细胞对TP较敏感，TP作用48 h的IC_{50}可达到10 nmol/L以下；体内动物实验表明，TP在25 μg/（kg·d）的腹腔注射剂量下可以有效抑制异种移植瘤的生长。

鉴于TP与雷公藤多苷片有相同的敏感瘤谱，推测TP可能是雷公藤抗急性髓系白血病的活性成分。通过体外细胞毒实验，对雷公藤提取物8个流份及分离得到的15个单体化合物进行抗急性髓系白血病活性评价，结果表明TP和Cel抑制急性髓系白血病细胞的作用较强，其中TP抗急性单核细胞白血病细胞的增殖活性最强［IC_{50} =（2.66±0.07）ng/mL］，优于柔红霉素阳性对照组，Cel的活性［IC_{50} =（1.19±0.01）μg/mL］比TP弱。相同摩尔剂量下的TP比Cel活性强约300倍，雷公藤多苷片提取物中的Cel含量（约5.5%）是TP（约0.15%）的37倍。定向敲除雷公藤提取物中的TP后，IC_{50}升高了13倍，由此证明TP是雷公藤抗急性单核细胞白血病的主要药效物质。

（3）TP的“效-量-毒”关系：早在1972年，美国弗吉尼亚大学的科研团队就从中国台湾地区产的雷公藤根中分离得到TP，并发现其对小鼠白血病细胞系L1210和P388、人鼻咽癌细胞系有明显的抑制作用。此后，TP被报道对近60种肿瘤细胞株具有抑制效果。TP不仅能阻断细胞周期，诱导细胞自噬与凋亡，也可以抑制肿瘤细胞迁移、侵袭与转移，调控肿瘤微环境。2011年，美国约翰·霍普金斯大学医学院的刘均团队系统比较了TP对Hela细胞中新DNA、RNA和蛋白质合成的作用，发现TP可以共价结合转录因子ⅡH（transcription factor ⅡH，TFⅡH）复合物的一个重要亚基XPB，抑制其三磷酸腺苷（adenosine triphosphate，ATP）酶活性，并进一步引起RNA聚合酶Ⅱ（RNA polymerase Ⅱ，RNAPⅡ）降解而阻断RNAPⅡ驱动的转录过程。目前，XPB被认为是TP抗肿瘤作用的主要分子靶标。

雷公藤的疗效与用药剂量有关，且治疗窗较窄。其抗肿瘤活性成分TP在不同产地和药材部位中含量差异大，直接饮片入药存在中毒风险。鉴于TP对白血病细胞的高敏感性，较低剂量TP即可产生高效抑瘤作用，有利于扩大治疗窗。对雷公藤提取物和制剂来说，传统的雷公藤多苷片用药剂量为1 mg/（kg·d）。黎磊石团队提出双倍剂量至1.5~2 mg/（kg·d），2~3个月后逐渐减量，总疗程为6个月，疗效更好。现有研究表明，TP与靶标的结合方式为共价结合。共价抑制剂的优点之一就是可以延长药物的体内停留时间，因此，其小剂量即起效，可以降低毒副作用。这种起效方式也意味着药效不能完全参考药物的药代动力学数据。因而，雷公藤及TP的剂量与疗程还需要科学验证。

雷公藤的毒性和副作用是其临床应用的主要限制。雷公藤的药用部分为地下部分（根）。从雷公藤根中提纯的单体TP既是起效成分，也是毒性成分，可诱发多器官毒性，包括肝脏、肾脏、心脏、免疫系统和生殖系统等。治疗剂量下，TP一般最先引起生殖毒性。20 nmol/L的TP作用24 h可引起大鼠卵巢颗粒细胞分泌雌二醇、黄体酮减少。SD大鼠口服TP 0.1 mg/（kg·d）持续63~70 d，可导致大鼠生殖不育。然而，研究显示TP引起的生殖毒性是可逆的，停药半年即可恢复，说明在一定浓度下其不影响生殖干细胞，仅抑制生精细胞，但确切的机制仍有待揭示。

5. 雷公藤甲素的结构优化及新药研发　雷公藤及其主要活性成分TP的临床疗效显著，但本身水溶性差、毒性较大、治疗窗窄，极大地限制了其临床应用。因此，针对雷公藤药物的减毒持效研究迫切重要，目前主要的策略包括前药设计、制剂设计和配伍增效减毒。

（1）前药设计：是一种常用的药物设计方法，通过将原药修饰成在体外无生物活性的前药，在体内相关酶的作用下释放出原药而产生药效。但由于 TP 与 XPB 靶标的共价作用机制，通过常规结构改造难以使 TP 在保留药效的同时减轻毒性。目前，有关 TP 前药的设计包括：① 引入亲水基团改善水溶性；② 引入靶向基团提高靶向能力；③ 引入脂溶性基团增加跨生物膜能力。构效关系研究表明，TP 的 C－14 位羟基是非活性基团，可以作为前药设计的连接位点。

首个进入临床试验的水溶性前药 PG490－88（C_{14}－琥珀酸酯钠盐）因出现死亡事故而终止，其原因是 C－14 位羟基空间位阻导致前药在体内转化缓慢且不完全，而造成部分患者死亡。另一个水溶性前药是通过引入磷酸基团而设计合成的 minnelide。由于磷酸酯键旁的空间位阻较小，使药物更容易被酶水解。然而体外转化实验表明，minnelide 完全转化成原药仍需 24 h 以上，其原因可能与血浆中碱性磷酸酯酶含量不高有关。胡立宏团队通过羟基酸酯连接链引入系列亲水性胺基片段（图 2－3），从中发现了能在 1 h 内快速转化为 TP 的前药 TP-P1，且生物利用度和血药浓度均有所增加。在 TP 敏感细胞系 MV4-11 和 THP-1 裸鼠移植瘤模型上，TP-P1 的起效剂量低至 25 μg/kg，最大耐受剂量超过 1.2 mg/kg，治疗窗口达到 48 倍以上。

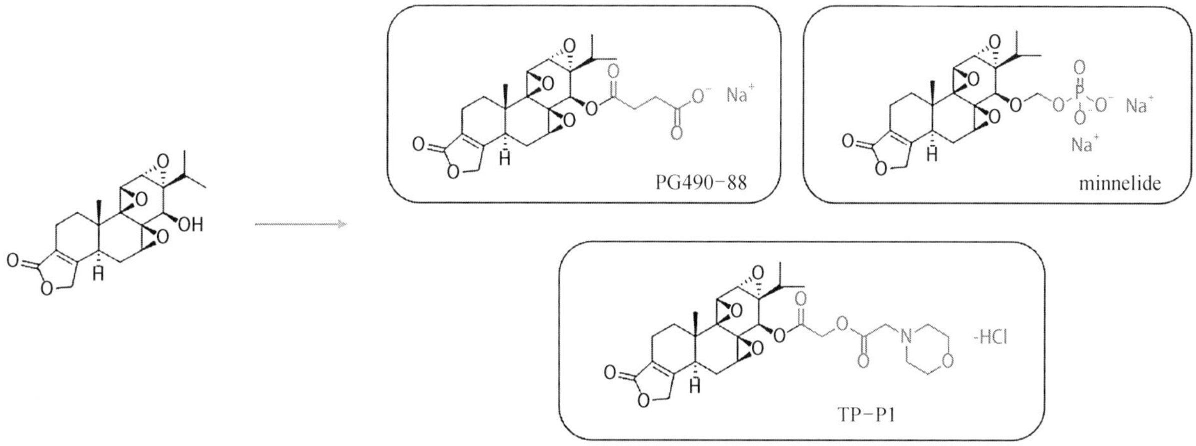

图 2－3　TP 水溶性前药

（2）制剂设计与配伍策略：制剂层面的策略主要是针对化合物本身理化特性的不足，采用制剂学技术加以改造，提高水溶性、渗透性或靶向性，促进其成药。除了传统的剂型，现代制剂技术可利用生物相容性载体包载药物，制成纳米级含药微粒，更有利于药物的起效。目前，纳米递药技术比较成熟的如脂质体、纳米粒等均已成功解决多款药物的成药性难题，并有数十款新药上市。除了化学修饰和制剂手段，临床常用其他药物与雷公藤配伍以达到增效减毒的目的。例如，甘草有“国老”之称，能调和诸药、解百毒，具有保肝、抗炎之功效，与雷公藤配伍可减其毒性。研究显示，甘草中的甘草酸二铵能保护细胞免受 TP 诱导的染色体断裂，同时能提高肝药酶细胞色素 P4503A4（cytochrome P4503A4，CYP3A4）酶活性，有效抑制 TP 产生的细胞毒性和活性氧（reactive oxygen species，ROS）簇水平增高，从而达到保护肝脏的效果。

（二）穿心莲

1. 穿心莲的功效与临床应用　穿心莲（*Andrographis paniculata* Burm. f. Nees in Wallich）为爵床科植物，以地上部分入药。在我国始载于《岭南采药录》。《中国药典》记载穿心莲味苦、性寒，归心、肺、大肠、膀胱经，具有清热解毒、凉血消肿等功效，可用于感冒发热、咽喉肿痛、口舌生疮、顿咳劳嗽、泄泻痢疾、热淋涩痛、痈肿疮疡、毒蛇咬伤等的治疗。在具体临床应用方面,1965 年,厦门大学附属中山医院邱文超报告用穿心莲软膏治疗新生儿皮下坏疽,有效率达到 93%。1970 年,广东省汕头市中药厂将穿心莲制成片剂,发现其对急性细菌性痢疾、急性肠胃炎等的治愈率高达 89.9%。1971 年,广东省深圳市宝安区人民医院将穿心莲制成滴剂,对化脓性中耳炎患者的有效率达 92.7%。同年,中国人民解放军第一〇〇医院药厂将穿心莲全草制成注射液,用于治疗细菌性痢疾、血栓闭塞性脉管炎、麻风、重症肝炎等,均取得了良好疗效。此外,临床上还用穿心莲治疗肾盂肾炎、婴幼儿肺炎、结核性脑膜炎、化脓性中耳炎、带状疱疹、心血管疾病、肝炎等疾病。由于它对诸多感染性疾病均显示出突出的疗效,因而被誉为“天然抗生素”。

2. 穿心莲的化学成分　穿心莲各部位所含化学成分多样,研究较多的是二萜内酯类和黄酮类化合物。内酯类主要有穿心莲内酯(占穿心莲全重的含量 1.5%)、新穿心莲内酯(含量 0.1%)、去氧穿心莲内酯(含量 0.2%),三者占二萜内酯类总含量的 70%~80%。其中,穿心莲内酯、脱水穿心莲内酯、新穿心莲内酯和去氧穿心莲内酯是《中国药典》评价穿心莲质量的指标成分。

3. 穿心莲抗炎药效物质的发现与作用机制　鉴于穿心莲清热解毒、凉血消肿之功效及其临床应用实践,推测其起效机制可能与抗菌、抗炎机制有关。1973 年,中国科学院上海药物研究所、上海市卫生局药品检验所、上海中药制药三厂联合开展穿心莲临床治疗菌痢有效成分的探索。以体外抗菌活性、体内抗菌痢活性为指标,发现穿心莲新苷的效果最好,治愈率高达 84.8%;但体外筛选穿心莲粗提物和内酯成分后发现,它们的抗菌活性较弱(>100 mg/L),而穿心莲总黄酮具有较强的体外抗菌活性,但其体内抗菌痢活性较低。1974 年,广州市药品检验所对穿心莲的抗菌解热活性开展研究,发现穿心莲内酯和新穿心莲内酯能明显降低感染肺炎双球菌和溶血性乙型链球菌的家兔体温,其中穿心莲内酯的活性更强。以上结果提示,穿心莲的清热解毒功效可能不是通过直接抗菌的方式而是以抗炎途径为主。

临床结果表明,穿心莲制剂对各类诱因导致的炎症均有良好疗效,其抗炎机制引起了学界兴趣。2004 年,中国科学院生物化学与细胞生物学研究所的耿建国等人发现穿心莲内酯可通过共价修饰 p50 的半胱氨酸残基来抑制内皮细胞 NF-κB 活化,而不影响 NF-κB 抑制蛋白 α(inhibitor α of NF-κB, IκBα)降解或 p50/p65 核易位。浙江大学医学院附属第一医院的 Fred Wong 等人基于辅助型 T 细胞(T hepler cell, Th)2 小鼠哮喘模型,考察穿心莲内酯对气道炎症的抑制作用。结果发现,腹腔注射给药穿心莲内酯(1 mg/kg)能显著改善肺泡灌洗液中巨噬细胞、嗜酸性粒细胞、淋巴细胞、中性粒细胞浸润,下调 Th2 细胞反应嗜酸性粒细胞因子和细胞因子 IL-4、IL-5、IL-13 的产生,特异性抑制 IgE。机制研究表明,穿心莲内酯通过抑制 NF-κB 信号活化和炎症相关基因的表达,从而发挥改善哮喘的作用。此外,Mirentxu 在构建的实验性自身免疫性脑脊髓炎模型上也发现,穿心莲内酯能显著抑制脂多糖(lipopolysaccharide, LPS)诱导的树突状细胞成熟和抗原呈递,从而抑制 T 细胞活化。

NF-κB 调控大量与细胞免疫反应、炎症过程、细胞生长等相关的基因表达,这些基因包括至少 27 种与免疫识别相关的细胞因子、趋化因子及其受体。同时,受 NF-κB 上调的部分细胞因子如 IL-1β、肿瘤坏死因子 α(tumor necrosis factor-α, TNF-α)等本身又能活化 NF-κB 信号通路,这样就形成了正向调节的自分泌反馈途径,大大地增加了炎症反应的强度和慢性炎症的持续时间。NF-κB 也能促进一些与炎症反应病理进程相关的酶类,还能调节 B 淋巴细胞的存活、分裂原依赖的细胞增殖、异构体转换等 B 淋巴细胞成熟过程。因此,NF-κB 是涉及多通路、多模式的调控靶点,这可能是穿心莲内酯广谱抗炎的原因(图 2-4)。

4. 穿心莲内酯的结构优化及新药研发　穿心莲内酯及其衍生物成药的主要问题为水溶性差,口服生物利用度较低(不足 3%),且味道极苦,患者依从性差。在分子结构中引入亲水基团以增强水溶性,从而实现注射给药,是改善穿心莲内酯成药性的一种有效途径。据此研发的临床品种有穿琥宁、炎琥宁和喜炎平(图 2-5),相关注射剂在治疗细菌引起的肠炎、肺炎、上呼吸道感染等均取得了较好的临床疗效。

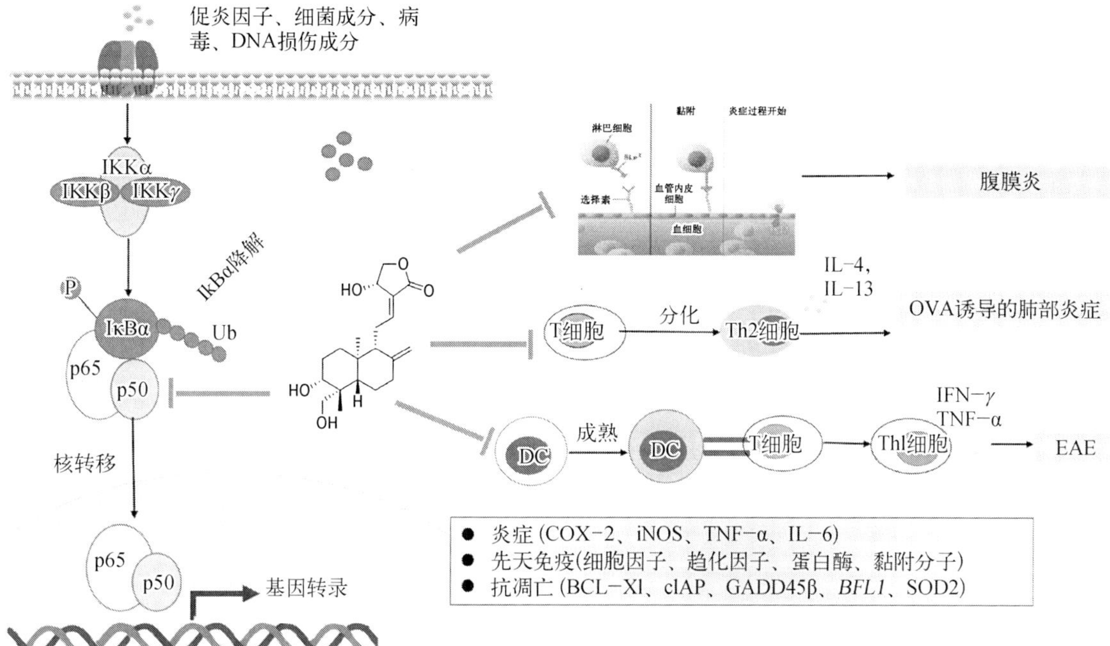

(彩图 2-4)

图 2-4　穿心莲内酯通过抑制 NF-κB 信号传导而影响细胞炎症的机制示意图

注：IKK 为 kappa B 抑制因子激酶(inhibitor of kappa B kinase)；Ub 为泛素化(ubiquitylation)；DC 为树突状细胞(dendritic cell)；OVA 为卵清蛋白(ovalbumin)；EAE 为实验性变态反应性脑脊髓炎动物模型(experimental autoimmune encephalomyelitis)；COX-2 为环氧化酶-2(cyclooxygenase-2)；iNOS 为一氧化氮合酶(inducible nitric oxide synthase)；IL 为白细胞介素(interleukin)；cIAP 为化学标记和聚合酶停滞测序(chemical labeling and polymerase stalling sequencing)；GADD45β 为生长阻断和诱导 DNA 损伤因子家族分子；SOD2 为锰超氧化物歧化酶 2(manganese superoxide dismutase2)；IFN-γ 为干扰素 γ(interferon-γ)

Na_2SO_3/95% EtOH
2%H_2SO_4，回流
莲必治
琥珀酸酐，
吡啶，Na_2SO_3
$KHCO_3$
穿琥宁
$KHCO_3$/$NaHCO_3$
炎琥宁
穿心莲内酯
(andrographolide)
H_2SO_4-EtOH
喜炎平

图 2-5　临床用穿心莲注射液的主要成分及合成方法

（三）天花粉

1. *天花粉的功效与临床应用*　天花粉是临床常用的一种中药材，为葫芦科植物栝楼或双边栝楼的干燥根，在2 000多年前秦汉时期的医著中已有记载。宋代《太平圣惠方》最早记载栝楼可用作堕胎，明朝《本草纲目》对天花粉的来源、性状等进行了较为系统的论述，并指出其功效为“通月水”和“治胞衣不下”，即现代医学所辖月经不调和胎盘稽留病症，临床上常作为堕胎药用于早期和中期流产。

天花粉的使用由来已久，我国民间就有流传由天花粉、牙皂、细辛和山萘等七味药组成的堕胎秘方。用时先将新鲜的天花粉榨成汁，把其他六味药研细混合，用新鲜天花粉汁调成糊状，用纱布扎后塞入阴道，5~7 d胎儿即排出，其效甚著，但副作用强烈，患者常高烧不退。20世纪60年代，武汉和南京的研究人员在对该方进行深入研究后，剔除其他药味仅保留天花粉、牙皂两味组成“天皂合剂”或“天牙散”，以胶囊形式外用引产。进一步的动物实验表明，能诱发怀孕小鼠流产的是天花粉，而牙皂只会导致肌肉溃疡，无流产作用，但临床显示单用天花粉无效，其中的原因当时并不知晓。

2. *天花粉致流产药效物质的发现*　目前确认天花粉中主要含有蛋白质、多糖、氨基酸、皂苷等成分，通过组分的粗分离配合药理活性筛选，证明天花粉中的蛋白质是引产的主要有效成分。天花粉蛋白(trichosanthin, TCS)的分离纯化方法主要有分级沉淀法、离子交换层析法和凝胶过滤法。丙酮分级沉淀法由汪猷等人提出，该方法操作较为烦琐，周期较长，需要多次结晶才能得到精制品。马翠丽等人将天花粉样品粉碎、盐析、透析后，使用离子交换层析和分子筛层析法，可简单快速地分离纯化TCS，但该方法制得的TCS含有2%~3%的糖，且失活严重。孙建忠等人使用葡聚糖凝胶G-50柱对TCS进行分离纯化并鉴定，结果表明该法简便快速，纯度较高且基本不含糖。

现已鉴定出TCS是由19种氨基酸组成的碱性蛋白，不含半胱氨酸，N端为天冬氨酸，C端微观不均一，分别为蛋氨酸和丙氨酸。其含有247或246个氨基酸残基（含247个氨基酸残基的TCS仅在其C端多一个丙氨酸），是一种不含糖的单链简单蛋白质，肽链独自依靠空间氢键作用弯曲缠结，而形成特定的二级和三级结构。TCS的三级空间结构在大小结构域交界处存在一个活性中心凹槽。通过晶体结构分析，证实位于凹槽中163位的精氨酸、160位的谷氨酸、70位的酪氨酸和111位的酪氨酸是TCS的重要活性中心。TCS属于Ⅰ型核糖体失活蛋白质(ribosome inactivating protein, RIP)，因其具有rRNA-N-糖苷酶活性，与蓖麻毒素一样，具有水解真核细胞核糖体的28S rRNA（一类真核生物体内的RNA）4324位上的腺苷酸的N—C糖苷键的能力，使核糖体失活及RNA翻译受阻，从而抑制蛋白质的合成。胎盘病理切片显示，TCS能使胎盘绒毛膜滋养细胞变性，并导致胎盘分泌激素水平下降，促进前列腺素合成释放，降低子宫性激素受体（雌激素受体、孕激素受体），提高子宫对垂体后叶素的敏感性。此外，TCS还会促进炎症因子释放，直接刺激子宫壁，引起子宫收缩而流产。

活性蛋白的发现也基本能解释单用天花粉引产无效的原因。因为大分子蛋白在外用时不易透过皮肤屏障，导致经皮吸收效率低、生物利用度差；与牙皂联用后，因后者可引起皮肤溃疡而有助于TCS的吸收，达到了“配伍增效”的目的。由此可见，天皂合剂中天花粉是主药，牙皂是引药，二者复配使用体现了中医遣方用药的智慧和科学性，并被现代科学所证实。

3. *天花粉的新药研发*　天花粉由于具有民间应用基础，因此，创新药的开发是对传统剂型的改良过程。在明确了天花粉中主要起效物质是蛋白质后，研究人员将天皂合剂中的牙皂剔除，将外用制剂改成皮下注射剂(5 mg/支，临床用量5~10 mg/次)。依次经小鼠、狗、猴子等动物和临床试验，在2 500例临床病例中证明该制剂的引产成功率为96.4%，且毒副作用降低。针对TCS的免疫原性，科研人员进一步用丙酮分级沉淀剔除了大部分无效而有致敏性的成分，剂量也降低为2 mg/次。临床试验用1 000多病例证明引产成功率提升至了97.15%。后来，研究人员又将丙酮沉淀透析后的蛋白样品在巴比妥缓冲液中重结晶，或用羧甲基葡聚糖凝胶C-50柱层析提纯，最终得到的样品在聚丙烯酰胺凝胶电泳及琼脂糖免疫电泳中显示出均一的蛋白条带，测得分子量为 24 000 Da、等电点为 9.4，且不含糖类和磷酸基团，将其命名为 TCS 并做成注射剂。该制剂经羊膜腔或肌内注射的引产率高达 100% 和 98.47%，使用剂量更低至 1.2 mg/次，且发热等副反应显著降低。至此，天花粉从最初的复方堕胎秘方优化为结晶 TCS 针剂，剂量从原复方的 24 g 降低为现在的 1.2 mg，疗效和用药安全性都得到了大幅改进。1983 年，源于中药临床实践的流产新药——结晶 TCS，获得了国家发明奖二等奖。1987 年，上海金山制药有限公司获准生产结晶 TCS 注射液。

TCS 上市后，研究人员继续对其结构进行研究和优化，以提升 TCS 的引产活性、降低其副作用。何贤辉等人利用定点突变将 TCS 第 219 位的天冬酰胺残基改变为半胱氨酸残基，以供定点聚乙二醇修饰，结果发现，聚乙二醇定点修饰的 TCS 其引产活性加强，并延长了药物作用时间。在分析 TCS 的构效关系时，发现利用定点突变可降低其免疫原性。例如，Zhang 等人将 TCS55 位的酪氨酸（Y）和 78 位天冬氨酸（D）分别突变为甘氨酸（G）和丝氨酸（S），获得了 3 个突变体（Y55G、D78S 和 Y55G/D78S）。发现这些定点突变的重组 TCS 免疫原性降低，但仍然保留了 RNA－N－糖苷酶活性。安群星等人将 TCS 第 173 位的赖氨酸和第 174 位的精氨酸分别突变为半胱氨酸和甘氨酸，构建的突变型 TCS 的活性与原 TCS 活性几乎相当，但免疫原性降低。

除了作为妊娠早中期的堕胎剂使用外，TCS 还具有抑制肿瘤、抗病毒、免疫调节等广泛的药理活性。例如，TCS 和 TNF 相关凋亡诱导配体联合使用能抑制非小细胞肺癌增殖和侵袭，并诱导细胞凋亡和 S 期阻滞。有人还将抗原肽、TCS 和细胞融合制备成重组蛋白疫苗，以用于癌症免疫治疗。TCS 的医学价值还在不断被开发。

（四）金银花

1. *金银花功效物质的研究进展*　金银花（*Lonicera japonica* Thunb.）又名忍冬花、双花，属于忍冬科忍冬属双子叶植物，是一种应用广泛的药食两用植物。“金银花”一名出自《本草纲目》，由于忍冬花初开为白色，后转为黄色，故得名金银花。金银花自古被誉为清热解毒的良药，它性味甘寒而不伤胃，芳香透达又可祛邪，既能宣风散热，又可清热解毒，主治外感风热或温病发热、中暑、热毒血痢、痈肿疔疮、喉痹等多种疾病。

目前报道的金银花主要活性成分包括挥发油类、有机酸类、黄酮类、环烯醚萜苷类、三萜皂苷类等成分。宋亚玲等人发现，金银花中的绿原酸、咖啡酸等 8 种酚酸类化合物对 LPS 诱导的小鼠巨噬细胞 RAW264.7 释放的一氧化氮（nitric oxide, NO）、TNF－α 和 IL－6 等炎症因子，均具有不同程度的抑制作用；王林青等人发现金银花与山银花中的绿原酸类物质均具有良好的抗新城疫病毒效果，金银花和山银花绿原酸类提取物对新城疫病毒的抑制率分别为 92.43% 和 55.28%，阻断率分别为 65.23% 和 91.52%，中和率分别为 95.92% 和 82.98%。然而，这些小分子成分大多并非金银花所特有，且药理活性多样，很难被定义为金银花的特有功效物质。此外，目前的实验结果大多基于个别成分的体外实验评价，缺乏系统的临床验证，也不能排除其他活性成分的存在。

2. *中药 miRNA 及其跨界调控能力的发现*　从生物化学的角度来看，外源性的蛋白质、脂质、核酸等初生代谢产物进入消化道后，均被降解成最基本的氨基酸、甘油、核苷酸等而被吸收，同时也伴随着这些生物大分子的失活。但现有研究证明，外源性动植物所含的 miRNA 可以存在于人体内并发挥调控作用（表 2－2）；错误的 miRNA 表达可使相关生物通路异常，而导致多种疾病的发生。

截至 2022 年，miRBase 22 数据库中收录了来自 271 个物种的共 48 885 个成熟 miRNA，其中包括很多动植物来源的药用品种。例如，中药中含有大量 miRNA，通过提取地黄根、茎、叶中的 miRNA，高通量测序后发现地黄中含有 89 个保守 miRNA 及 6 个新 miRNA，对这些 miRNA 进行京都基因和基因组数据库（Kyoto Encyclopedia of Genes and Genomes, KEGG）富集分析，发现其主要在转录调节、植物的生长发育和信号转导等方面发挥重要作用。目前，借助高通量测序与生物信息学手段可以快速实现药用植物的 miRNA 高通量鉴定。

表 2-2 几种中药 miRNA 对人体的调控作用

来　源	作 用	原　理
金银花 miR2911	抗病毒	靶向各种甲型流感病毒,抑制病毒的复制
天麻 Gas-miR01 和 Gas-miR02	抗炎症	靶向核因子激活的 B 细胞通路上的 3 个关键炎症相关基因,从而参与动物的免疫和炎症反应等重要生理过程
红景天 HJT-sRNA-m7	抗纤维化	靶向肺纤维化发生发展中的关键蛋白 α-平滑肌肌动蛋白、纤连蛋白及Ⅲ型胶原蛋白
植物来源的 miR167e-5p	抗肿瘤	靶向 β-联蛋白抑制肠癌细胞的增殖
植物来源的 miR159	抗肿瘤	靶向编码 Wnt 信号通路的转录因子 7 基因,下调原癌基因 *MYC* 的表达,从而发挥抑制肿瘤的作用,抑制乳腺癌细胞增殖
甘草 miRNA156	调节肠道菌群	减少小鼠肠道拟杆菌门,增加变形菌门

3. 金银花活性 miRNA 的发现　针对金银花中所含小分子活性化合物存在的不足,以及 miRNA 在跨界调控领域的研究进展,南京大学张辰宇团队推测金银花中可能也含有活性 miRNA。2015 年,该团队首先鉴定得到金银花中一个丰度较高且稳定的 miRNA——miR2911。通过生物信息学预测的方法,发现 miR2911 能够结合到流感病毒转录产生的 mRNA 上,并在萤光素酶报告实验中得到验证。细胞水平上,miR2911 能够抑制 H1N1、H5N1 和 H7N9 等甲型流感病毒的复制。体内实验结果也显示 miR2911 能够保护因流感病毒感染而造成的小鼠体重下降,甚至能降低致死性 H5N1 病毒感染小鼠的死亡率。检测肺组织中流感病毒的滴度也证实了 miR2911 能抑制病毒的复制。在新型冠状病毒感染(以下简称新冠)疫情期间,该团队发现 miR2911 在新型冠状病毒基因组上有多个结合位点;活病毒实验证明浓度为 13.2 pmol/L 的细胞外泌体 miR2911 可以抑制 93%的病毒复制;饮用金银花汤剂[30 g/(200 mL・次),miR2911:52.5 pmol/L]后,被人体吸收 miR2911 血清浓度为 0.73 pmol/L;从血清中提取的细胞外泌体 miR2911(57.9 fmol/L)亦可显著抑制病毒复制;轻症、普通型新冠患者口服金银花汤剂[30 g/(200 mL・d)]后,核酸转阴中位天数为 4 d,显著优于其他治疗方案(不含 miR2911)的核酸转阴天数(12 d)。综合以上结果可以认定,金银花中的 miR2911 具有显著的体内外抗病毒活性,是金银花的药效物质。

4. 金银花活性 miRNA 的稳定性与转运路径　尽管验证了 miR2911 的抗病毒活性,但随之而来产生 2 个疑问。第一,因为金银花是水煎后口服,如此加工条件下 miR2911 的结构与活性是如何保持的?第二,口服后 miR2911 是如何进入体内的?因为传统观念上 miRNA 是不稳定的,难以耐受高温煎煮和胃肠道恶劣环境,而且裸露的 miRNA 也很难跨越生物膜屏障。针对上述疑问,张辰宇团队发现金银花煎煮后大多数的 miRNA 都被降解了,但是 miR2911 仍有较高的保留。进一步分析其化学结构表明,miR2911 是一种非典型 miRNA,可以耐受核糖核酸酶(ribonuclease, RNase)的处理。为了测试 miR2911 的稳定性是否取决于其独特序列 5′-GGCCGGGGGACGGACUGGGA-3′,通过将 5′-GG 突变为 5′-AA 或将 3′-GGA 突变为 3′-AAA 创建了 2 个突变体,发现突变体对 RNase 处理不具有抗性。此外,动植物来源的 miRNA 在结构上有所不同,植物 miRNA 的 3′末端有甲基化修饰使其更稳定。模拟胃酸实验(pH 2.0)和高碘蛋白处理均显示,动物 miRNA 的降解速率远大于植物 miRNA。以上结果证明,MIR2911 的稳定性与其特定序列和高鸟嘌呤(G)-胞嘧啶(C)含量有关。除了植物 miRNA 自身结构的稳定性,还与其特殊的运输方式有关。张辰宇团队还发现,血清中有超过一半的植物 miRNA 存在于微泡中,这些微泡来自结肠上皮细胞,可能通过组装和外分泌机制运输外源植物 miRNA。实验表明,微囊泡包裹的 miRNA 比裸露的 miRNA 更能耐受 RNase 的处理。

明确了 miR2911 之所以稳定的原因,该团队进一步探究其体内转运机制,因为这是其发挥抗病毒活性的前提。该团队对介导 miRNA 转运进入体内的关键蛋白进行了鉴定,发现了人胃黏膜顶细胞的 SIDT1 蛋白是吸收外源 miRNA 的关键膜蛋白。以此理论发现为指导,该团队进一步证明,携带 *SIDT1* 基因多态性的人群口服金银花汤剂后,miR2911 的吸收效率下降;同样,具有 *SIDT1* 基因多态性的新冠患者服用金银花汤剂后,核酸转阴时间达 17 d,明显长于 *SIDT1* 野生型患者的平均转阴天数(3.8 d)。

5. 金银花活性 miRNA 及其作用机制研究的启示　长期以来,学术界将化学小分子视为中药的主要功效成分,该系列研究开辟了中医药的一个全新研究领域,证明了核酸类大分子同样是传统中药的活性分子和有效成分,并系统阐明了中药 miRNA 的具体吸收途径和分子作用机制,为广泛鉴定和发现中药中核酸类有效成分和活性物质提供了科学依据和理论支撑。

此外,近一个世纪以来,抗生素用于治疗细菌感染已拯救了数亿人的生命,然而能有效对抗病毒感染的天然产物则几乎为零。传统中药金银花中的 miR2911 在 94%的病毒基因组上均具有结合位点,分子实验证明 miR2911 能广泛抑制甲流、新冠、埃博拉、寨卡等多种病毒,是一类具有广谱抗病毒作用的天然产物分子,特别是实验数据显示 miR2911 具有极高的抗病毒活性[miR2911 的有效浓度(13.2 fmol/L)与瑞德西韦(3.7 μmol/L)和氯喹(10 μmol/L)的相比,仅为其百万分之一],因此,金银花及其有效成分 miR2911 堪称对抗病毒的“青霉素”,可广泛应用于防治多种病毒导致的疾病和疫情。以此类推,miRNA 作为中药新药效物质的研究及基于 miRNA 的新药创制也有广阔的前景。

(五) 青蒿

1. 疟疾　是一种通过蚊媒感染疟原虫而引起的疾病,以发热、寒战等全身症状为主要特征。多种疟原虫可以感染人类,其中最为致命的、感染病例数最多的是恶性疟原虫,其他疟原虫(如间日疟原虫)的感染病例相对较少,而诺氏疟原虫感染几乎不会对人类构成威胁。

疟原虫的生命周期主要分为 3 个阶段,分别是红细胞外期、红细胞内期、孢子生殖期(图 2-6)。疟原虫丝状子孢子在疟蚊叮咬后侵入人体,通过血液循环进入肝细胞后发育成为裂殖体,裂殖体破裂释放裂殖子进入血液循环,这一阶段被称为红细胞外期;随后,裂殖子侵入红细胞,不断摄取其中的营养进行无性繁殖,被称为红细胞内期,这期间一部分裂殖子发育成配子细胞;一旦感染疟疾的患者被蚊子叮咬,

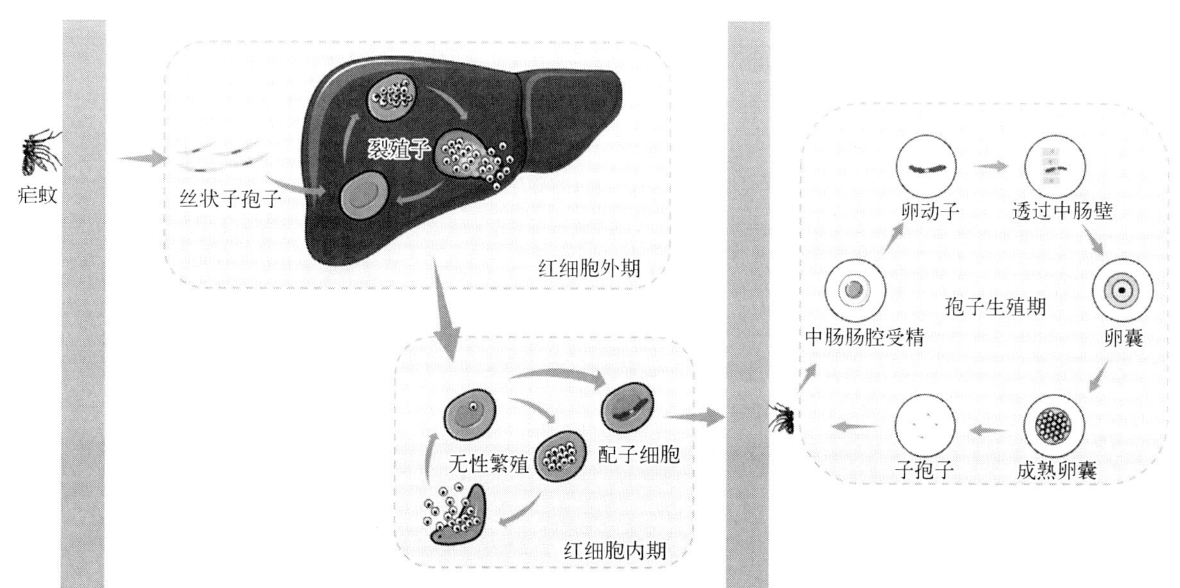

(彩图 2-6)

图 2-6　疟原虫的生命周期

配子细胞会进入蚊子体内发育成卵囊,卵囊成熟后破裂,释放出的子孢子经过蚊子血淋巴循环传播后穿透蚊子的唾液腺,随时准备侵入下一个蚊子叮咬的对象,这一阶段被称为孢子生殖期。进入红细胞内期的疟原虫在宿主红细胞中发育繁殖,从而导致疟疾发病。

疟原虫将红细胞内的血红蛋白分解为珠蛋白和血红素,珠蛋白进一步被分解为氨基酸,为疟原虫提供营养。富含铁元素的血红素具有氧化还原活性,一方面在运输氧气中发挥重要作用,另一方面也会造成氧化应激而导致细胞损伤,因此,血红素通常固定于红细胞的血红蛋白内,游离血红素很少。疟原虫对血红蛋白的利用使得大量游离血红素被释放,为防止游离血红素造成细胞器损伤,疟原虫会将血红素氧化并二聚化形成黑色不溶的惰性代谢物疟原虫色素(hemozoin)排出体外,从而达到解毒的目的。研究表明这种代谢物在人体内具有广泛的促炎作用,也会诱导 ROS 产生,而造成脂质过氧化,进一步加重炎症反应,是疟疾发病所产生的临床发热症状的原因之一。

疟疾对人类的健康造成了严重的威胁,直到 2022 年,全球疟疾流行国家和地区仍估有 2.49 亿疟疾病例,死亡人数也有近 60.8 万人。不过,自从 2000 年开始,疟疾的发病率与死亡率总体上呈现下降趋势。疟疾死亡率的下降与抗疟药物的更新与发展密切相关,尤其是青蒿素类药物,为全球抗疟活动做出了巨大贡献。

2. *抗疟药物奎宁及其衍生物* 在 19 世纪前,美洲土著居民经常会使用一种秘鲁树皮(如今被归类为金鸡纳树)粉末来处理伤口,有时也用于治疗发热。1820 年,法国药剂师皮埃尔·佩尔蒂埃(Pierre Pelletier)和约瑟夫·卡文图(Joseph Caventou)从金鸡纳树皮中成功分离出其有效成分,并定名为奎宁(quinine,图 2-7A),纯化后的奎宁在 1866~1868 年间的临床试验中被证明对疟疾有效,成为当时治疗疟疾的首选药物。1931 年,德国拜耳公司合成了一种抗疟药物米帕林(mepacrine,即 atabrine,图 2-7B),其对疟疾的治疗效果不亚于奎宁,该药物之后成为当时奎宁的替代品之一。1934 年,德国化学家汉斯·安德柴克(Hans Andersag)在对奎宁的结构改造中得到了氯喹(chloroquine,图 2-7C),但因其量效关系不明确,导致在人体实验中出现了严重的不良反应,故而并未得到广泛使用。直到 20 世纪 40 年代初,一家美国公司 Winthrop Company 重新合成了氯喹,且证明了氯喹具有更强的抗疟活性和更低的毒性,在 1944 年投入使用后,氯喹以其廉价与高效的特点,在很短的时间内便取代了奎宁及其一系列替代品,成为一线抗疟药。氯喹使得疟疾在 40~60 年代初几乎被完全消灭。然而,1957 年哥伦比亚和柬埔寨出现了第一例氯喹耐药恶性疟原虫,并在 1977 年耐药菌株进入非洲,最终于 20 世纪 90 年代初在全球传播。氯喹等传统抗疟药的失效导致了疟疾重新开始传播,直到中国发现了强效抗疟的青蒿素,全球严峻的抗疟形势才得到了缓解与逆转。

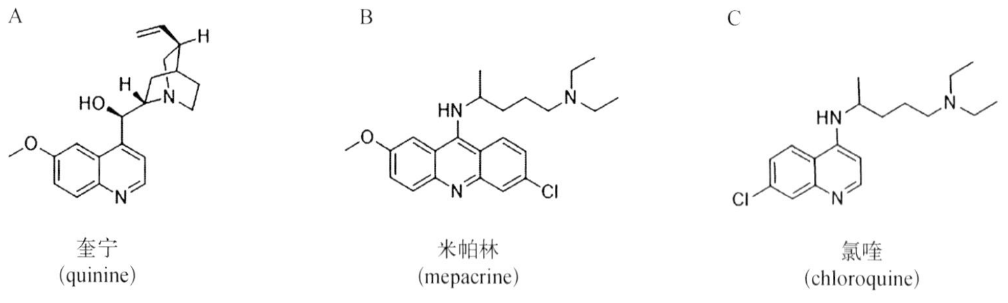

图 2-7 传统抗疟药物的化学结构式

3. *抗疟活性成分青蒿素的发现* 中国的祖先们将引起反复发热的热病称为“疟”,并详细记载于《黄帝内经》中,与如今疟疾的相似之处在于产生的症状描述一致。青蒿素来源于草本植物,作为一种天然中草药,中国的祖先们很早就用它来治疗各种原因导致的热病,在《本草纲目》中也有提到黄花蒿

(*Artemisia annua* L.)可用于治疗疟疾症状之一的寒热。

越南战争爆发后的 1964 年,越南政府因耐药性疟疾造成了大量非战斗减员而求助中国,这促使中国开展了一项保密的抗疟研究,并在 1967 年成立了“523”办公室。1969 年,屠呦呦被任命为中国中医研究院“523”课题组组长,从中草药中寻找能够治疗疟疾的药物,同年发现青蒿对疟疾治疗出现过 68% 的抑制率并进行复筛,但抑制率仅 40%,甚至 12%,遂放弃。此后,许多中草药提取物被用于研究,但都以失败而告终。直到 1971 年 9 月,屠呦呦从《肘后备急方》中“青蒿一握,以水二升渍,绞取汁,尽服之”得到启发,使用乙醚提取青蒿得到的中性提取物以 1 g/kg 的剂量在啮齿动物实验中显示抗疟有效性为 100%,并在疟疾猴上再次证明了其有效性,这成为发现青蒿素的关键一步。随后在 1972 年 10~12 月进行了对青蒿乙醚提取的中性提取物的临床试验,也证明了其中性提取物具有极强的抗疟活性。同年 11 月,屠呦呦团队成员钟裕蓉通过硅胶柱层析得到抗疟有效成分——结晶青蒿素,并在 1973 年 9~10 月完成了青蒿素的第一次临床试验。此后,青蒿素及其衍生物的应用为全球抗疟活动做出了不可磨灭的贡献,目前以青蒿素为基础的联合治疗(artemisinin-based combination therapy, ACT)仍然是治疗疟疾的首选方案。

(1) 青蒿素的结构鉴定及结构优化:自从青蒿素在 1972 年 11 月被首次提取后,同年 12 月便开始进行了青蒿素的结构研究,至 1973 年 4 月间逐步确定了青蒿素的物理性质及其分子式与分子量,证明其与传统抗疟药物不同,是一种不含氮的新型倍半萜类化合物。1974 年开始,屠呦呦便与中国科学院上海有机化学研究所展开合作,共同探究青蒿素的化学结构;1974 年下半年,屠呦呦又与中国科学院生物物理研究所合作研究,最终在 1975 年 11 月,通过 X 射线晶体学先后确定了青蒿素的相对构型与绝对构型(图 2-8A)。1976 年,青蒿素的结构研究工作基本结束,但因保密需求,其研究结果在 1977 年初步发表在《科学通报》上,1979 年 5 月才正式发表于《化学学报》。1983 年初,中国科学院上海有机化学研究所首次合成了青蒿素,并在 1 年后实现了青蒿素的全合成。

由于青蒿素(图 2-8A)本身代谢较快,维持其抗疟有效剂量的血药浓度时间较短,生物利用度低,导致疟疾复发率较高,同时青蒿素在水中几乎不溶,只能通过口服使用,难以制成注射剂用于抢救危重病人,因此,青蒿素的结构改造显得尤为重要。1973 年 9 月,当青蒿素正在进行第一次临床试验、处于结构研究阶段时,屠呦呦使用硼氢化钠还原了青蒿素,发现其还原产物的抗疟活性高于青蒿素,这个还原产物之后被定名为双氢青蒿素(图 2-8B),这是青蒿素的第一个衍生物,也是青蒿素及其衍生物在体内代谢后的主要产物之一。当青蒿素的结构确定后,“523”办公室随即向全国研究单位下达青蒿素结构改造任务,同年下半年,中国科学院上海药物研究所发现了相较于青蒿素化学性质更稳定、脂溶性更强、半衰期更长的蒿甲醚(图 2-8C)与蒿乙醚(图 2-8D)。1977 年 6 月,桂林南药股份有限公司开始致力于解决青蒿素水溶性低的问题,并在 8 月份首次以青蒿素为原料合成了青蒿琥酯钠盐(图 2-8E),极大提高了其溶解性。这些青蒿素衍生物后来均成为 ACT 的首选药物。

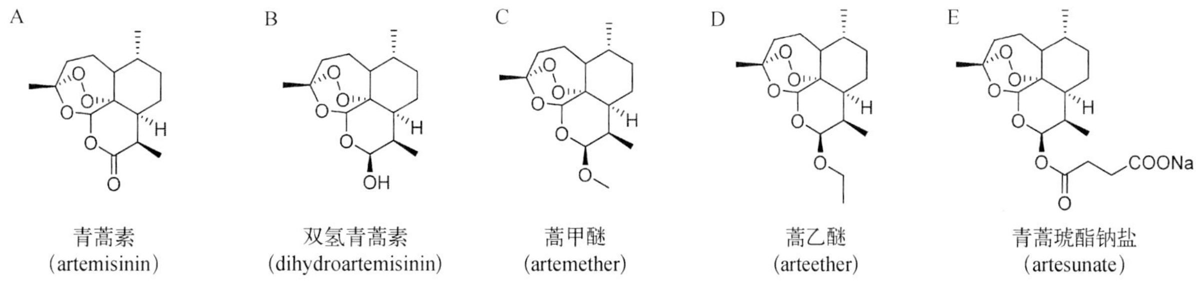

图 2-8　青蒿素及其衍生物的化学结构式

（2）青蒿素抗疟的作用机制：在喹啉类抗疟药物耐药性迅速蔓延的背景下，具有高效、迅速、安全和抗耐药特性的青蒿素成为一线抗疟治疗手段。药物作用机制的阐明对于提高治疗方案的科学性和有效性至关重要，还可促进新药的研发进程。期间，研究者对青蒿素的抗疟机制进行了大量的报道，但对其作用机制至今依然没有进行系统梳理。总体来说，其发挥强效抗疟活性与青蒿素的激活机制和广泛的下游靶点密不可分（图 2－9）。

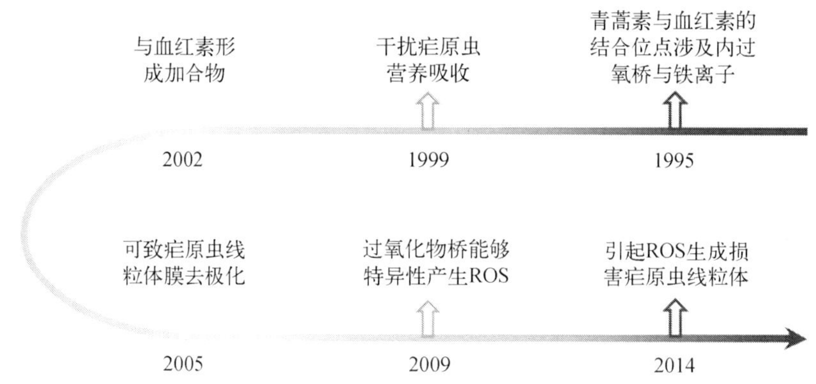

图 2－9　青蒿素抗疟机制的发现历程

随着 20 世纪末酶学技术的发展，早期的抗疟机制研究围绕疟原虫在红细胞内的营养代谢展开。研究表明，青蒿素可以抑制疟原虫体内半胱氨酸蛋白酶的活性，干扰疟原虫对血红蛋白的利用，导致疟原虫氨基酸饥饿而死亡。另有研究发现，青蒿素与血红素可以结合形成一种青蒿素-血红素加合物，该加合物能够与恶性疟原虫体内催化血红素聚合的富含组氨酸的蛋白（histidine-rich protein，HRP Ⅱ）稳定结合并置换出血红素，抑制血红素聚合生成无毒的疟原虫色素，从而导致游离血红素的积累以杀伤疟原虫。青蒿素干扰疟原虫营养代谢的这种作用机制与曾经的一线药物氯喹相似。然而，青蒿素的起效时间（<1 h）远低于氯喹（4～6 h），并且疟原虫液泡中半胱氨酸蛋白酶对血红蛋白的消化作用仅占比 30%，不足以解释青蒿素为何能够迅速、高效地杀灭疟原虫。

2000 年后，随着基因组学技术的发展，科学家鉴定出了疟原虫基因组中的 Ca^{2+}－ATP 酶——恶性疟原虫钙 ATP 蛋白 6（plasmodium falciparumcalcium ATPase 6，PfATP6），随后通过在非洲爪蟾卵母细胞中表达 PfATP6 同源物，确定青蒿素能够抑制 PfATP6，发挥抗疟活性。虽然这种异源表达系统没有完全揭示青蒿素的作用机制，但这种实验方法为后续相关的研究提供了参考。Li 等人使用一种酵母模型，观察到青蒿素在线粒体中与电子传递链相互作用，产生局部 ROS，导致线粒体膜去极化，从而杀死疟原虫。由于人体内缺乏显著同源物，故这一研究在一定程度上解释了青蒿素及其衍生物对人体低毒的特性。后续 Wang 等人证实了青蒿素通过引起快速而剧烈的 ROS 生成，直接损害疟原虫线粒体功能，并且与青蒿素的过氧化物桥关系密切。

综上，青蒿素的抗疟机制并不单一，但主要依赖于过氧化物桥的断裂。结合 Shukla 等人通过计算机模拟的青蒿素与血红素的结合位点涉及过氧化物桥与铁离子，可以推断青蒿素与血红素的结合过程中，青蒿素的过氧化物桥断裂，嵌入血红素以亚铁离子为中心的立方体结构中，同时根据 Hartwig 等人发现青蒿素在疟原虫消化液泡中产生的活性氧（reactive oxygen species，ROS）是过氧化物桥特异性的。因此，青蒿素-血红素加合物形成时，青蒿素过氧化物桥断裂释放的 ROS 与血红素共同作用，损害疟原虫细胞器，而达到选择性高效杀灭寄生虫的目的。

（3）青蒿素的激活：鉴于过氧化物桥的断裂是青蒿素及其衍生物发挥抗疟活性的主要途径，激活青蒿素使其过氧化物桥发生断裂的物质显得至关重要。疟原虫在红细胞内期摄取和利用血红蛋白，释放大量的游离血红素和亚铁离子，这2种物质被认为是激活青蒿素的主要原因。对于究竟是血红素，还是游离亚铁离子激活青蒿素，研究者创建了多种模型。亚铁离子激活青蒿素的观点一直存在争议。有研究表明，青蒿素是由亚铁离子激活的，在铁螯合剂去铁胺(deferoxamine, DFO)存在的情况下能够显著抑制青蒿素衍生物的抗疟活性，间接证明了游离亚铁离子是青蒿素的主要激活剂。然而，Haynes等人对青蒿素衍生物的研究表明，一些具有强抗疟活性的青蒿素衍生物对亚铁离子的反应性较差，DFO后来又被证明是通过抑制青蒿素而产生的氧化应激，并不能直接说明是游离亚铁离子介导了青蒿素的激活。相比之下，血红素激活青蒿素而发挥抗疟活性的观点可能更能让人信服。Zhang等人比较了血红素、血色素、血红蛋白和无机铁对青蒿素的激活效果，发现血红素的激活能力最高。Wang等人合成了一种青蒿素探针AP1，最终证明了血红素在青蒿素的激活中起主导作用，并且他们还利用蛋白质组学方法，鉴定出了多种青蒿素共价结合靶点。自此，血红素可能是一种更强的青蒿素激活剂——这个观点得到了更广泛的认可。

在化学蛋白质组学方法的广泛应用下，青蒿素的蛋白靶点鉴定取得了长足的进展。之前已经被鉴定出的蛋白靶点，如翻译控制肿瘤蛋白(translationally controlled tumor protein, TCTP)、PfATP6等原本被认为是青蒿素发挥抗疟活性的主要靶点，但随着后续超过100个蛋白靶点的鉴定，青蒿素被认为具有混杂靶向性。青蒿素过氧化物桥断裂生成的ROS烷基化疟原虫蛋白质是青蒿素迅速、高效抗疟的主要原因。综上，总结了青蒿素发挥抗疟活性的可能途径(图2-10)：青蒿素与血红素形成加合物，与HRPⅡ稳定结合并置换出血红素，干扰血红素聚合，造成氧化还原活性的血红素毒性积累；并且在游离血红素的激活下发生过氧化物桥断裂，释放的ROS使疟原虫线粒体膜电位去极化与生物分子烷基化，从而导致寄生虫的快速死亡。

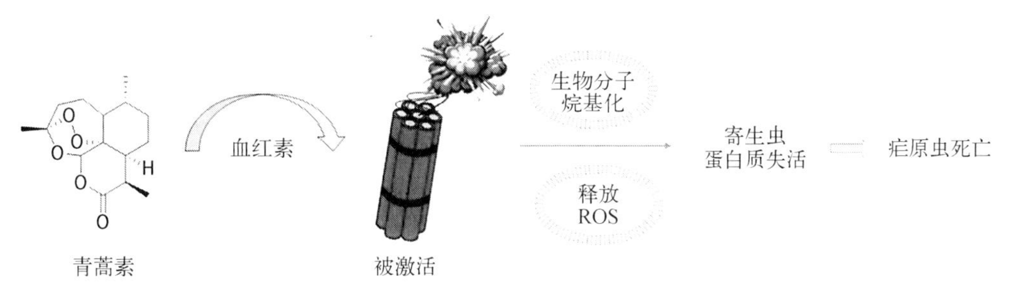

(彩图2-10)

图2-10　青蒿素抗疟机制模式图

青蒿素作为一线抗疟药物以来，挽救了数以百万的生命。其活性强、安全性高和价格低廉等特点使之成为理想的抗疟药物。其发挥强效、低毒的抗疟作用与游离血红素独特的激活机制密不可分。除疟疾外，青蒿素在抗肿瘤、抗炎等其他方面也具有广泛的应用前景。青蒿素在抗肿瘤方面依赖于血红素的激活与亚铁离子诱导的下游细胞毒性。其他药理作用的发挥是否也依赖血红素与亚铁离子，值得做进一步的深入研究。此外，青蒿素的长期使用也会出现耐药性，这可能与疟原虫基因突变导致环状体时期的延长有关。疟原虫在环状体阶段的血红素水平有限，而在滋养体阶段时，其血红素水平可以达到环状体时期的100倍。因此，环状体时期的延长使青蒿素类药物效率降低，体内疟原虫清除不完全，而导致疟疾复发。加强对青蒿素作用机制的阐明不仅有助于解决耐药性，也可以进一步扩大青蒿素及其衍生物的临床应用，继续为全球的卫生健康事业服务。

思考题

(1) 基于活性追踪的中药功效物质研究的基本流程？

(2) 基于活性追踪的中药功效物质研究的优缺点?

(3) 除了书中介绍的研究案例,基于活性追踪的中药功效物质研究成功的案例还有哪些?

(4) 一般来说,共价结合机制药物往往具有较大的毒性,为何穿心莲内酯的毒性较小? 其最大血药浓度达不到细胞水平上的起效浓度,如何解释临床抗炎的有效性?

第三章
基于量丰特征性成分的研究策略

一、本策略的提出背景与内在逻辑

中药成分的复杂性给功效物质研究带来极大难度和挑战。如何从种类繁多的化学成分中选择合适的对象，是中药功效物质研究首先要面对的问题。从量效关系角度，中药代表性功效的物质体现需要有充分的含量基础，这是保证其显性优势功效的前提；中药整体功效往往由其含量较高、活性较强的某类特定成分所主要体现。基于以上逻辑，经文献调研和实践探索，提出“量丰特征成分通常是单味中药传统功效的物质基础”的假说。

该假说包含 2 个关键要素。首先是化学结构的特殊性。不同功效可能对应特定的化学结构，类似的化学结构应该发挥类似的功效。这种特征性来源于给定的生物体中占据进化优势的次生代谢途径，这个特点可能使具有特征性结构的中药药材展现出有别于其他药材的独特或更强的药理活性，以便被临床试验所观察。通常情况下，这种特征性化学结构来自生物体本身对所处环境所产生的防御、信息传递。其次是含量丰富。功效成分发挥相应活性是需要达到一定浓度的。一般情况下，功效成分的含量应占到单味中药干重的千分之一以上，这可以保证在传统施药剂量下(几克到几十克)，有足够的化合物可经煎药溶出并进入体内起效。此外，从容错率角度来说，含量丰富可以最大限度减少因基原、流通、加工环节造成的有效成分含量波动，而对功效所产生的影响。以上要素赋予量丰特征性成分与微量成分相比，可能更普遍体现中药功效，以此为切入点可以大大降低研究难度，提高研究效率。从新药开发角度，含量较高的特征性成分为后续研究开发提供更低的原料成本。需要说明的是，部分中药至今未发现在含量与特征活性上具有优势的成分，对于此类中药可能就不适合此研究思路。

二、本策略的研究思路

以中药量丰特征性成分为探针，先在与功效关联的疾病动物模型上进行活性验证；再分类或整合使用基于计算化学、蛋白质组学、化学生物学等方法，对量丰特征性成分的靶标、生物活性进行预测；进一步应用分子细胞生物学、药理学等技术进行确证并研究其作用机制，揭示中药传统功效的生物学本质及其物质基础(图 3－1)。

三、研究案例

(一) 麻黄

麻黄 *Ephedra sinica* Stapf，是迄今我国最早发现并作为中药材使用的植物之一，考古学家在新疆维吾尔自治区楼兰故城遗址 3 000 多年前的墓葬中就发现麻黄是其中重要的陪葬品。麻黄药用的文本记载最早可见东汉年间所著的《神农本草经》，对其性味归经及药用的评价为“味苦，性温，主中风伤寒头痛，温疟，发表出汗，去邪热气，止咳逆上气，除寒热”。张仲景《伤寒论》《金匮要略》的诸多药方，如麻黄汤、麻黄细辛附子汤等，也均包含麻黄，其功效为发汗散寒、宣肺平喘、利水消肿，入肺、膀胱经。在此基础上，唐代的《备急千

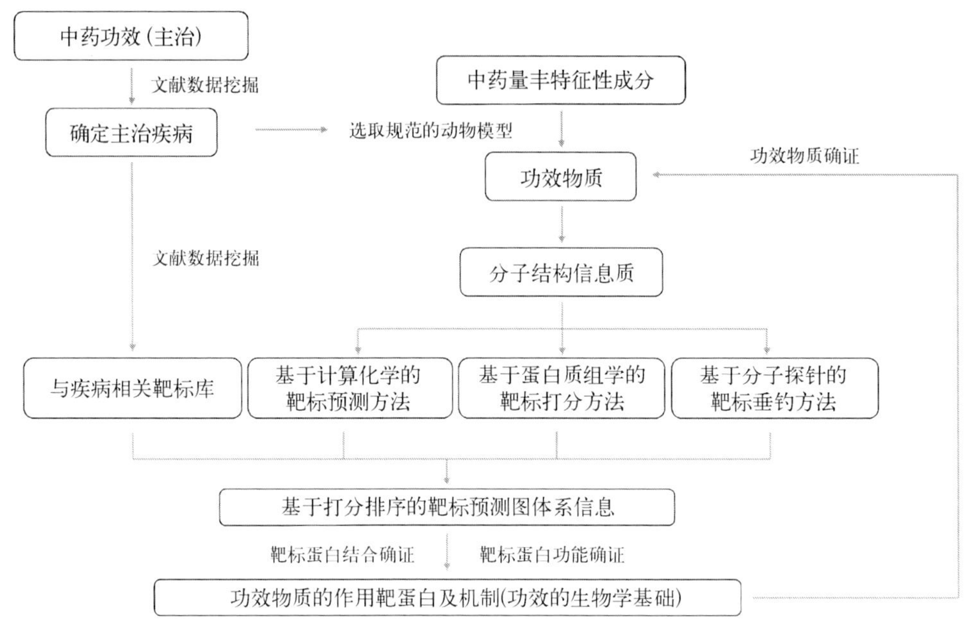

图 3-1 基于量丰特征性成分的中药功效物质研究思路

金要方》《千金翼方》《外台秘要》记录了更多包含麻黄的方剂,并在东亚的临床医学实践中广泛传播运用。

以麻黄碱和伪麻黄碱作为代表的生物碱成分,在麻黄中的含量占优。1885 年,日本东京帝国大学长井长义(Nagai Nagayoshi)首次从蛇麻黄中分离纯化出麻黄碱,发现其具有使狗等动物瞳孔放大的药理活性。1900 年前后,英国医生乔治·奥利弗(George Oliver)和伦敦大学爱德华·谢弗(Edward Schafer)发现肾上腺提取物具有收缩血管、升高血压的作用。1923 年,著名药理学家陈克恢在协和医学院任教期间开展麻黄发汗散寒、宣肺平喘的机制研究,以量丰特征性成分麻黄碱为探针,首次明确了麻黄碱具有兴奋交感神经及松弛支气管平滑肌的作用,其药理活性与肾上腺素和酪胺类似,但作用时长更为持久。从那时起,麻黄碱便受到了国际制药公司的广泛关注,并列入了世界卫生组织必备药物清单,用于治疗低血压、鼻塞、支气管哮喘、过敏性疾病等(图 3-2)。以此为契机,诞生了一系列肾上腺素受体激动剂。

麻黄碱及类似化合物作为麻黄中的量丰特征性成分,即使从古至今依种植和炮制方法变化使其在药材中含量有所差异,但依然保证麻黄煎液中具有足够的含量,从而产生明显的药效。基于量丰特征性成分开展中药功效研究,特别适用于诸如麻黄这类包含结构单一且具有明确的作用机制及明确的活性成分,通过以上研究证实古籍记载麻黄所具有的宣肺平喘、利水消肿功效的物质为麻黄碱和伪麻黄碱。

(二)黄连

中药黄连为毛茛科植物黄连 *Coptis chinensis* Franch.、三角叶黄连 *Coptis deltoidea* C. Y. Cheng et Hsiao 或云连 *Coptis teeta* Wall. 的干燥根茎。其味苦,性寒,归心、脾、胃、肝、胆、大肠经,具有清热燥湿、泻火解毒之功效,《神农本草经》《伤寒论》等均有使用黄连的药方记载。历代名医用黄连及其组成复方的主治证候为泻心火(烦)、除中焦湿热、治下痢。

黄连中分离得到的化学成分种类众多,异喹啉生物碱类为其最主要的活性成分,主要由黄连碱、小檗碱、表小檗碱、药根碱、巴马汀等成分组成(图 3-3)。其中,小檗碱(又称为黄连素),是黄连中最具代表性也是含量最高的成分,可达到 5%~8%,也是《中国药典》黄连药材质量控制的指标性成分。

自 20 世纪 50 年代起,小檗碱在我国作为特有的非处方药用于治疗细菌性腹泻,其疗效和安全性已得到普遍认可,这与黄连燥湿治下痢的功效具有明确对应。体外研究表明,小檗碱对诸如痢疾杆菌等致病菌具有中等抑制活性,但其入血比例低,容易在肠道富集,有助于提高抑菌效果。小檗碱的抑菌机制

A

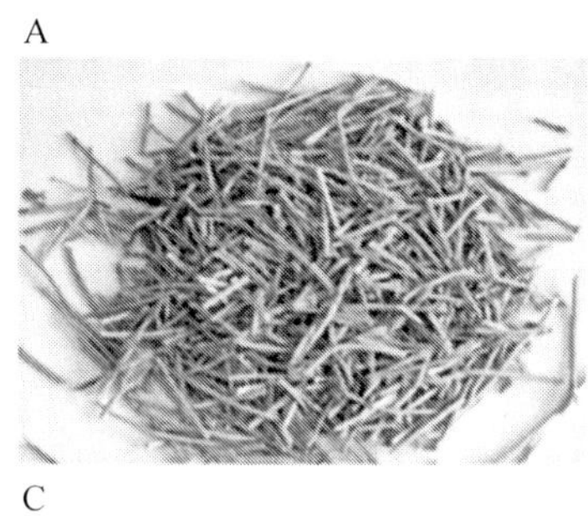

B

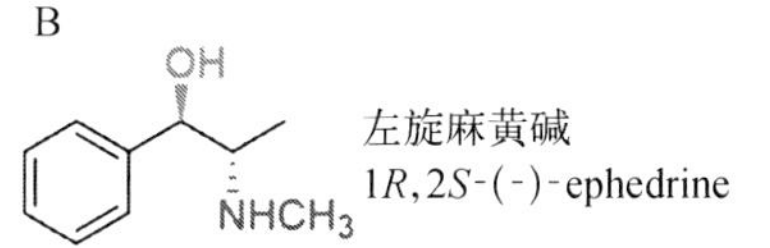

OH
NHCH3
左旋伪麻黄碱
1R,2R-(-)-pseudoephedrine

C

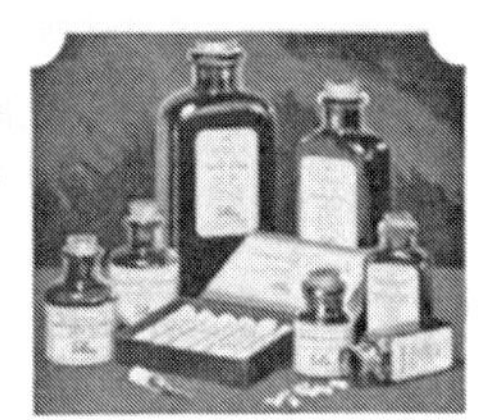

D

180 (2412)

The action of ephedrine, an alkaloid from Ma Huang.

By K. K. CHEN and CARL F. SCHMIDT.

[*From the Laboratory of Pharmacology, Peking Union Medical College, Peking, China.*]

Ma Huang, identified as *Ephedra vulgaris* var. *helvetica*, has been known to Chinese medicine since about 3100 B. C., when it was one of the herbs tested and approved by Emperor Shen Nung. According to the Pen Tsao Kang Mu (the Chinese Dispensatory, 1596) it improves circulation, causes sweating, stops cough, reduces fever, etc.

Nagai[1] obtained from the plant an alkaloid which he named ephedrine, and which he[1] found to possess a mydriatic effect. Amatsu and Kubota[2] described a rise in blood pressure and relaxation of the intestines after ephedrine. Merck[3] isolated from the European variety of *E. vulgaris* an alkaloid named pseudoephedrine isomeric with ephedrine.

[1] Nagai, *Pharm. Z.*, 1887, xxxii, 700.

E

- 约公元前2000年，楼兰人随身携带麻黄
- 东汉年间，《神农本草经》《伤寒论》等记载麻黄功效，并用其组成多种方剂
- 1885年，日本东京大学长井长义首次分离纯化麻黄碱
- 1894年，英国伦敦大学奥利弗和谢弗首次发现肾上腺提取物收缩血管、升高血压作用
- 1901年，旅美日裔科学家高峰让吉首次分离纯化肾上腺素分子
- 1923年，药理学家陈克恢在协和医学院工作发现麻黄碱具有肾上腺素样作用，后发现可用于治疗哮喘、过敏性疾病

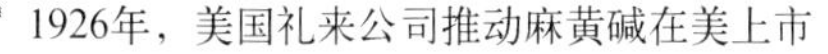

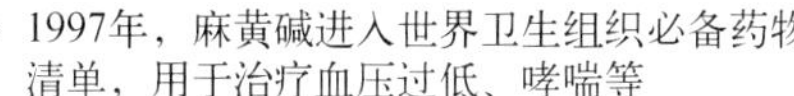

（彩图3-2）

图3-2　麻黄及其量丰特征性成分

注：A. 麻黄饮片；B. 麻黄碱和伪麻黄碱的结构；C. 美国礼来公司的麻黄碱药物说明书；D. 陈克恢首次发表麻黄碱药理活性的文章；E. 麻黄及麻黄碱的研究历史

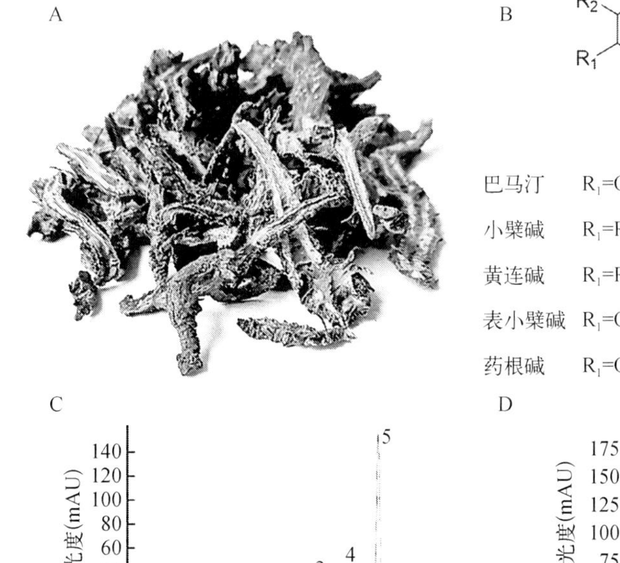

B

R_2, R_1, N^+, R_3, R_4

巴马汀　R_1=OCH_3, R_2=OCH_3, R_4=OCH_3, R_4=OCH_3

小檗碱　R_1=R_2=OCH_2O, R_3=OCH_3, R_4=OCH_3

黄连碱　R_1=R_2=OCH_2O, R_3=R_4=OCH_2O

表小檗碱　R_1=OCH_3, R_2=OCH_3, R_3=R_4=OCH_2O

药根碱　R_1=OCH_3, R_2=OH, R_3=OCH_3, R_4=OCH_3

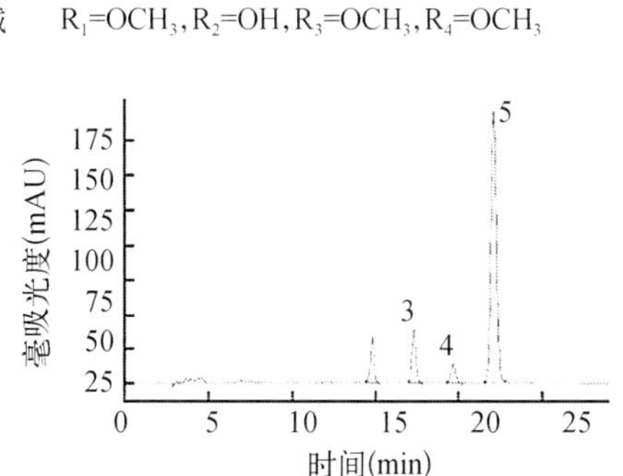

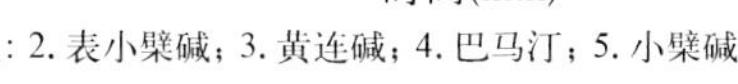

注：3. 黄连碱；4. 巴马汀；5. 小檗碱

（彩图3-3）

图3-3　黄连及其量丰特征性四氢异喹啉生物碱

注：A. 黄连饮片；B. 量丰特征性四氢异喹啉生物碱的结构；C. 雅连生物碱成分的指纹图谱；D. 云连生物碱成分的指纹图谱

迄今为止尚不清晰，不同研究分别认为其是通过抑制细菌蛋白酶的活性、抑制菌体分裂、抑制菌体核酸功能、抑制细菌的黏附作用等达到抑菌作用。但近年有研究发现，低于其最小抑菌浓度的小檗碱可以显著抑制细菌生物膜的形成，组织细菌群体感应系统相关基因，如 *luxS*、*pfS*、*hflX*、*ftsQ* 和 *ftsE* 的表达。

依据《千金药方》《名医类案》记载，以黄连为主药味的黄连丸可治疗消渴尿多、小便如油等消渴病证，此类病证及记录适用人群与 2 型糖尿病、高血压症状及相应患者类似。因此，推测黄连或可用于 2 型糖尿病的治疗，其除烦泻火功效的生物学基础可能与高糖高脂代谢异常的病理基础相关。1988 年，首次报道小檗碱可有效降低血糖。总结国内外小檗碱用于治疗 2 型糖尿病的随机对照临床试验，并与安慰剂、单纯饮食控制或生活方式改变等对照组比较发现，口服小檗碱(0.6～2.7 g/d)8～16 周，能显著改善患者的多饮、多食、多尿等糖尿病症状，显著降低空腹血糖水平(21%～26%)，降低糖化血红蛋白水平(12%～22%)，改善口服葡萄糖耐量，增加胰岛素敏感性；其降糖效果与临床常用一线口服降糖药(如二甲双胍、罗格列酮和比格列嗪)相当；少数人有轻度的一过性胃肠反应，减量后消失。

基于小檗碱对降糖、降脂的显著疗效，其作用机制研究备受关注。科研工作者从葡萄糖的吸收、利用及对胰岛素水平的调节等方面开展系统研究，并取得系列进展(图 3－4)。

1. 促进葡萄糖的利用　Kim 等人研究首次发现，小檗碱处理肝细胞可以使腺苷-磷酸激活的蛋白质丝氨酸激酶(adenosine monophosphate-activated protein kinase, AMPK)磷酸化和其底物乙酰辅酶 A 羧化酶(acetyl CoA carboxylase, ACC)磷酸化水平显著增加，明确其降糖机制与 AMPK 激活相关。AMPK 激活通常与响应细胞内 ATP 与腺苷磷酸(adenosine monophosphate, AMP)比率的变化相关，胡立宏团队发现小檗碱抑制线粒体呼吸链复合物 I，增加 AMP/ATP 而激活 AMPK，促进肝脏、肌肉和脂肪等代谢组织细胞的葡萄糖摄取。AMPK 在肝脏糖异生中起着至关重要的作用，糖异生基因表达增加而导致高血糖，肝激酶 B1(liver kinase B1, LKB1)作为 AMPK 的上游调节因子并参与糖异生。蒋建东等人发现，小檗碱通过 LKB1－AMPK－哺乳动物雷帕霉素靶标复合物 2(mammalian target of rapamycin complex α, mTORCα)通路，以抑制肝糖异生，降低血糖。还有研究表明，小檗碱显著下调肝细胞内 miR－122 的表达，从而减少糖异生关键

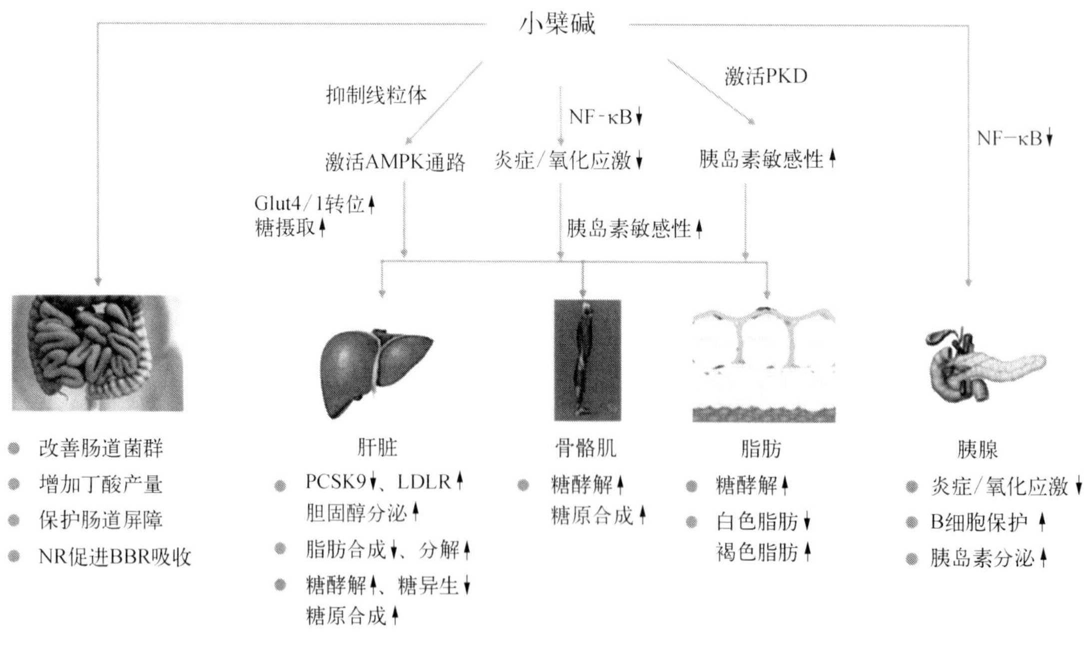

(彩图 3－4)

图 3－4　小檗碱降糖作用机制的示意图

注：NR 为硝基还原酶(nitroreductase)；BBR 为小檗碱(berberine)；Glut4/1 为葡萄糖转运子蛋白 4 和 1(glucosetransporter 4/1)；PCSK9 为 Kexin 样前转化酶枯草杆菌蛋白酶 9(proprotein convertase subtillsin/kexin type 9)；LDLR 为低密度脂蛋白受体(low-density lipoprotein receptor)；PKD 为蛋白激酶 D(protein kinase D)

酶,如磷酸烯醇丙酮酸羧化酶和葡萄糖-6-磷酸酶的表达,抑制肝脏糖异生,促进肝脏和肌肉的糖原合成。

2. *抑制炎症,保护胰岛β细胞* 炎症因子的积累可导致糖尿病中β细胞活力的丧失。炎症细胞因子通过Jun激酶(c-Jun N-terminal kinase, JNK)和NF-κB信号通路,以导致β细胞功能障碍。研究发现,小檗碱下调NIT-1小鼠胰岛素瘤β细胞中的JNK和NF-κB磷酸化水平,抑制炎症反应,从而保护胰岛β细胞活力,其效果与JNK抑制剂SP-600125或上游Toll样受体4(Toll-like receptor 4, TLR4)抑制剂TAK-242类似。

3. *改善肠道菌群,保护肠道屏障,降低全身炎症反应水平* 通过评估小檗碱对高脂饮食诱导的大鼠肥胖和胰岛素抵抗的预防作用,并评价宿主肠道微生物菌群的物种水平变化,发现小檗碱丰富可以产生短链脂肪酸(short-chain fatty acid, SCFA)的细菌种属,促进动物体内结肠发酵。而高SCFA水平增加其进入血液循环,可以起到改善肠道屏障功能,阻断细菌内毒素进入血液循环,改善全身炎症,抑制肥胖和胰岛素抵抗等代谢异常的药理作用。

此外,还有针对小檗碱促进骨骼肌和脂肪组织糖脂代谢等机制的研究,结果表明,小檗碱可以增加器官对胰岛素抵抗的敏感性,提高葡萄糖利用的效率。蒋建东等人总结小檗碱治疗代谢性疾病主要通过纠正能量物质代谢紊乱、抗炎抗氧化、优化肠道菌群;其中,校正能量物质代谢紊乱属于治疗(治标)效应,有相应的药靶分子,而后两者属于背景药效产生基础性的生物效应(治本),有助于组织、细胞建立良好的生理状态,总体上起到标本兼治的作用(图3-5)。

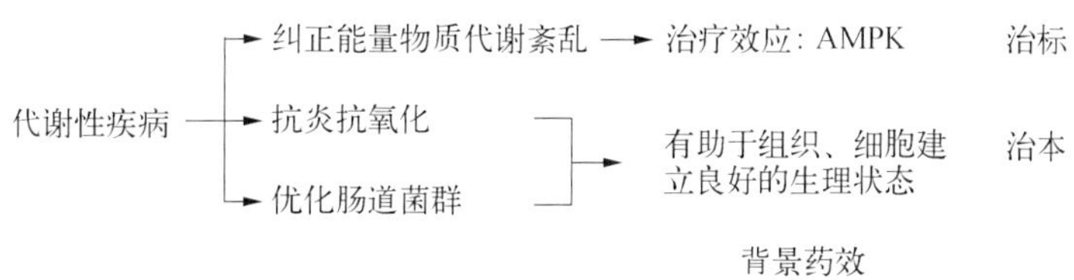

图3-5 小檗碱标本兼治的慢病防治新模式

因小檗碱的口服生物利用度极低,为提高其临床疗效,有必要对其进行结构优化。因此,近年来对小檗碱的结构改造一直是研究热点,目前已报道的结构修饰主要集中在小檗碱结构中N-7、C-8、C-9、C-12和C-13位点,针对抗菌、降血糖、降血脂等方面的活性进行了系统的构效关系研究(图3-6)。N-7位是带有正电的季氨,在该位置上的修饰主要是将其还原为二氢或四氢小檗碱,再与卤代烃反应得到N-7位烃基取代的小檗碱衍生物。此种修饰破坏了小檗碱的共轭体系,减少了分子结构的平面性,使其抗菌活性大大减弱,但可以更好地吸收进入体内发挥降糖效果。C-8位具有席夫碱结构,很容易受到亲核试剂的进攻,发生加成反应,而得到增加水溶性、生物利用度的二氢小檗碱衍生物。胡立宏团队通过此类修饰衍生得到水溶性和化学稳定性提高的衍生物Di-Me,在饮食诱导的肥胖(diet-induced obesity, DIO)小鼠模型上显示了良好的降糖降脂的药理活性。以小檗碱为原料,通过硼氢化钠还原、格氏试剂烷基化、后氧化,得到C-8位取代的烷基及芳基衍生物,增加取代衍生物的亲脂性以穿透细菌双分子膜,从而提升化合物抗菌活性。对金黄色葡萄球菌、大肠杆菌、念珠菌、幽门螺杆菌等17种细菌筛选发现,8-辛基小檗碱的抗菌活性比小檗碱大幅提高。C-9位的甲基容易在高温下脱除,进而修饰上不同结构的官能团。如在此位置引入酯基和烷氧基,其抗革兰阳性菌的活性随之增强,其中9-月桂酰小檗碱的抗菌活性最好;还利用酯键体内易水解的特点,设计合成了小檗碱前药,可以得到高活性的降糖降脂先导化合物。还有许多研究通过电子等排转换和骨架跃迁跳出了四氢异喹啉生物碱的基本骨架,获得了成药性优良的骨架,以及全新的小檗碱结构修饰与药理筛选思路。

综上,通过对黄连量丰天然产物小檗碱的研究,一方面对黄连清热燥湿、泻火解毒功效的生物学基

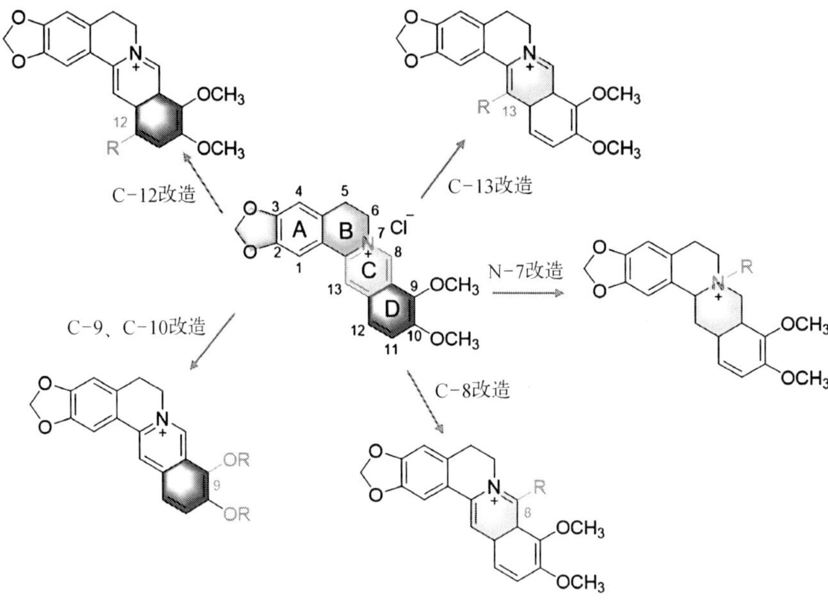

(彩图3-6)

图 3-6　小檗碱主要的结构改造位点

础有了更加清晰的科学阐释，另一方面对寻找安全有效、标本兼治的慢病防治药物提供了重要参考。

（三）海参

海参属于棘皮动物门海参纲海参属的无脊椎软体动物，广泛分布于海洋中。海参最早出现在前寒武纪时期，距今已有6亿2 000年之久。中国在三国时期就开始食用海参，明代以后，海参收入本草，被列为补益药。明《食物本草》记载，海参主补元气、滋益五脏六腑，可以去虚损；清《本草纲目拾遗》述"海参性温补，足敌人参，故名海参；味甘咸，补肾经，益精髓，消痰涎，摄小便，壮阳疗痿，杀疮虫"。海参的主要食用和药用部位是体壁，化学成分主要包括多糖、皂苷、胶原蛋白、多肽、脑苷脂、酚类等。海参皂苷是海参的主要次生代谢产物，也是其进行防御的化学物质基础，具有提高免疫力、抗肿瘤、抗菌等生物活性；海参肽是从海参中提取分离出的、具有多重功效的蛋白（质）水解产物，研究发现其具有抗疲劳、抗氧化、免疫调节、降血压及调节血糖的作用；海参中的酚类物质具有较强的抗氧化活性和肝保护活性。但海参可食药两用部分中含量最高的为海参多糖，其具有抗肿瘤、抗氧化、抗凝血及抗帕金森病等生物活性，研究人员对此开展了大量研究。

20世纪80年代，天津药物研究院樊绘曾等人从食用刺参体壁中提取出一种刺参酸性黏多糖（Stichopus japonincus acid mucopolysaccharide）。同时期，Mourao从花刺参体壁中提取出粗多糖，并提纯得到海参岩藻多糖和海参硫酸软骨素。这些多糖后经药理实验证明其具有显著的诱导血小板凝集活性作用。现代研究明确海参多糖主要有2种，一种是海参糖胺聚糖（sea cucunber glycosaminoglycan，SC-GAG）或海参岩藻糖化硫酸软骨素（sea cucunber fucosylated chondroitin sulfate，SC-FCS），是由*D*-*N*-乙酰氨基半乳糖、*D*-葡糖糖醛酸、*L*-岩藻糖和硫酸酯基组成的、有分支的杂多糖，分子量为40~50 kDa；另一种是海参岩藻多糖（sea cucunber holothurians fucan，SC-HF），又称海参岩藻聚糖硫酸酯（sea cucunber fucoidan，SC-FUC），是由*L*-岩藻糖组成的直链均多糖，分子量为80~100 kDa。由于SC-FCS中硫酸岩藻糖支链的存在，使其具有比SC-FUC更高的抗凝血活性。SC-FCS的药理活性效果主要取决于硫酸化程度和硫酸基在分支中的位置，作为仅在海参中发现的罕见氨聚糖，SC-FCS的抗凝活性与哺乳动物肝素相当，但其产量比从猪黏膜中提取的标准肝素高一个数量级，使其成为一种有前途的抗凝剂。闫冰等人研究发现，刺参酸性黏多糖可使血小板不能发挥应有的生理活性和功能，从而达到抗凝血和抗血栓的作用。Dong等人通过体外抗凝能力的指标，并用肝素作为阳性对照，发现地瓜海参粗多糖及黑乳参多糖的抗凝活性均高于肝素。

1988 年,李家增等人发现从刺参中提取的 SC－FCS 发挥抗凝血活性的作用机制不依赖于抗凝血酶,静脉注射和口服动物实验中显示出抗血栓作用,但具有一定的副作用,如出血、血小板减少症、低血压和急性超敏反应。对 SC－FCS 构效关系的研究表明,硫酸基团和硫酸岩藻糖(sulfated fucose, FucS)侧链对于抗凝血和抗血栓活性至关重要。随着裂解 SC－FCS 使其分子量降低,当低于 10 kDa 时,血小板活化作用和抗Ⅻ副作用消失,抗内源性凝血因子 X 酶复合物(blood coagulation factor Ⅸa－Ⅷa complex, Fxase)活性不受影响或略有增强。FXase 被认为是开发具有低出血风险的新型抗凝剂的重要靶标,市场上或临床研究阶段没有该靶标的有效和选择性抑制剂,因此,低聚 SC－FCS 可能是具有选择性抗 FXase 活性的抗血栓候选化合物。

低分子量 SC－FCS 可通过解聚海参多糖的方法制备,随着分析技术的进步,寡糖和低聚糖的结构鉴定也得到快速发展。Zhao 等人从刺参来源的低分子量 SC－FCS 中分离出一系列纯寡糖化合物(三糖、六糖、壬糖、十二糖、十二糖和八糖)。使用类似的分离和制备方法,从源自格皮氏海参和长岛海参的低分子量 SC－FCS 中分离出一系列具有类似结构的低聚糖,使用这些结构明确的寡糖进行的活性研究提供了令人信服的实验数据。吴明一等人通过选择性解聚和凝胶渗透法制备了一系列纯低分子量 SC－FCS,通过结构分析和活性筛选,明确刺参多糖中的 Fuc－GlcA－GalNAc 作为一个三糖单元重复存在,且对于选择性抑制 FXase 最少需要 3 个此类重复单元,以获得强的内源性抗凝活性(IC_{50} 为 50～100 ng/mL)。基于这些结果,九糖被认为是低分子量 SC－FCS 中抑制 FXase 的最简单的活性片段。

使用生物层干涉测量技术,进一步阐明了九糖与凝血因子和辅助因子的相互作用机制。既九糖与凝血因子Ⅸa、Ⅷ和 X 表现出结合特性,九糖具有强抗 FXase 活性、弱依赖肝素辅因子Ⅱ的抗凝血因子Ⅱa 活性及无依赖抗凝血酶(antithrombin, AT)的抗凝血活性。通过高亲和力地与凝血因子Ⅸa 结合,降低凝血因子Ⅸa 对凝血因子Ⅷa 的表观亲和力,从而加速 FXase 活性衰减。九糖的凝血因子Ⅸa 结合位点可能与海参多糖的结合位点重叠。与临床标准抗凝药依诺肝素钠相比,相同剂量下,九糖内源性抑制凝血活性高,而出血倾向显著降低,口服效果更好。

海参作为补益功效为主的中药材,虽应用历史悠久,但在古籍中对其适应病证并无明确记载。通过现代科学研究,首先明确了海参多糖是海参中含量最为丰富的活性成分,并进一步确定了其具有免疫调节、降血糖、抗凝血等多种生物活性,在临床上具有十分重要的研究和应用价值。经过科学工作者的优化发现,水解后的低聚海参多糖具有生物相容性好、细胞毒性小等其他现有抗凝疗法所不具备的特点,以此为基础开发出具有强抗 FXase 活性和低副作用(如出血风险)特点的寡糖化合物,为以科学手段了解中药,以中药量丰成分为先导,通过结构修饰策略开发药物提供了重要启示。

(四)丹参

丹参是中医临床常用大品种中药之一,是唇形科植物丹参 *Salvia miltiorrhiza* Bunge. 的干燥根或根茎。丹参首载于《神农本草经》,味苦,性微寒,入心、肝经,具有活血通经、祛瘀止痛、清心除烦等功效,有"一味丹参,功同四物"之说。《妇人明理论》记载:"以丹参一物而有四物之功,补血生血,功过归、地;调血敛血,力勘芍药;逐瘀生新,性倍川芎,妇人诸病,不论胎前产后,皆可常用。"《本草纲目》曰:"盖丹参能破宿血、生新血、安生胎、落死胎,止崩中带下,调经脉,其功大类当归、地黄、川芎、芍药,故也。"

1. *丹参活血功效物质的发现*　现代研究显示丹参的化学成分主要有二萜类、三萜类、酚酸类、黄酮类,以及含氮类化合物、内酯类化合物、多糖等,其中二萜类与酚酸类化合物是丹参的量丰特征性成分(图 3－7),也是《中国药典》中规定的药材质量标准检测成分。按照丹参干燥品进行计算,丹参原药材中丹参酮ⅡA、丹酚酸 B 的含量分别不能少于 0.2%、3.0%。丹参及其复方在临床上主要用于治疗心脑血管疾病。任越等人从多个维度比较了丹参中丹酚酸与丹参酮成分的异同,结果显示,二者在药效机制方面有所不同，但都支持丹参活血祛瘀、清心除烦安神的功效。如丹酚酸通过作用于凝血级联信号而产生抗凝血作用，参与凝血、血管张力等生命过程；丹参酮则通过 Ras 同源基因（Ras homolog gene，Rho）/Rho 相关卷曲螺旋蛋白激酶（Ras homolog gene-associated coiled coil-forming protein kinase，ROCK）信号通路，产生内皮屏障保护作用，参与血管内皮屏障调节的生命过程。药效方面，丹酚酸主要表现为降血压、抗肺纤维化、抗血栓性疾病、抗蛛网膜下出血、抗抑郁、抗肝衰竭、抗哮喘等活性，丹参酮则具有抗脑缺血再灌注损伤、抗肾缺血再灌注损伤、抗过敏、抗类风湿性关节炎、抗心脏纤维化、抗肾纤维化、镇痛、抗肺损伤等药效，提示丹参酮类成分在肾脏保护方面的作用可能强于丹酚酸，而丹酚酸类成分则在血栓性疾病的治疗方面更具优势（图 3－8，图 3－9）。

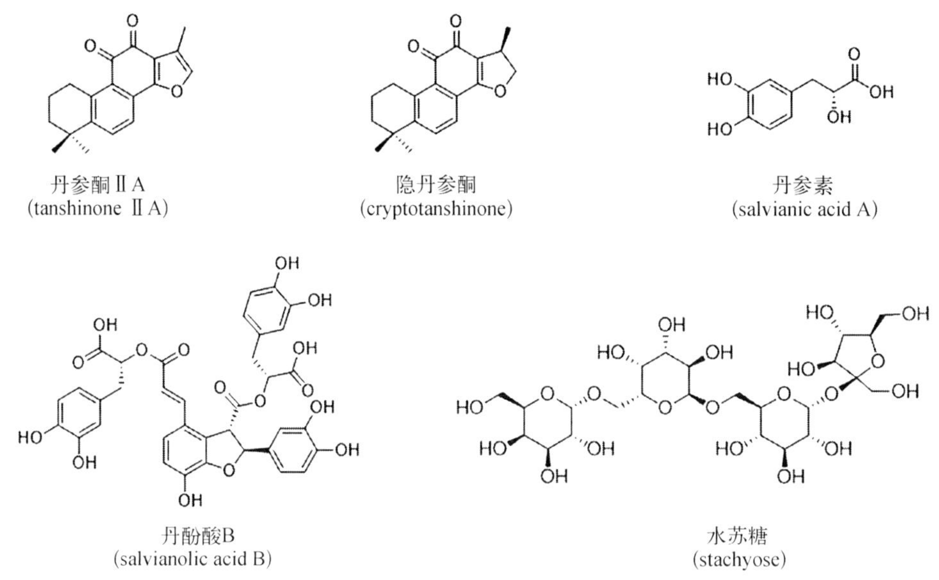

图 3－7　丹参中的量丰天然成分

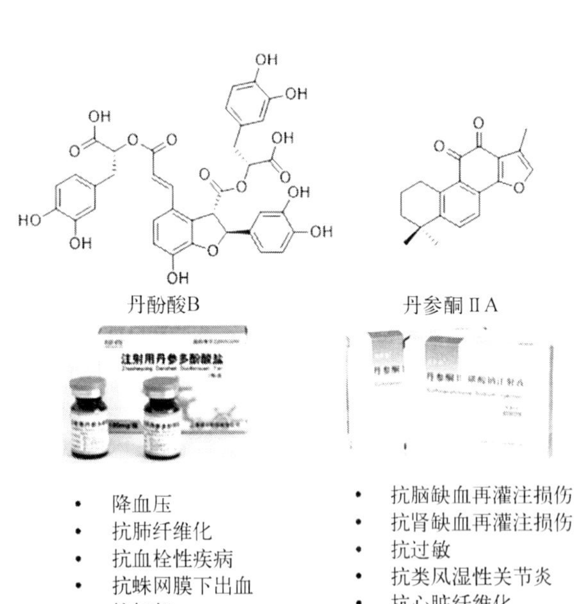

- 首载于《神农本草经》
- 历代医家比喻丹参谓“一味丹参，功同四物”
- 1934年，日本学者中尾万三从丹参中提取得到丹参酮类成分，开启了丹参化学成分研究的大门
- 1979年，中国科学院上海药物研究所钱名堃等人通过磺化反应合成得到了水溶性和代谢稳定性更好的丹参酮ⅡA磺酸钠
- 20世纪70年代，丹参水提液制成，并被广泛用于临床冠心病的治疗
- 20世纪80年代，中国科学院上海药物研究所王逸平、宣利江等人对丹参水溶性成分进行了系统研究，证明其活性成分主要是酚酸类化合物
- 2001年，丹参酮ⅡA磺酸钠获新药证书和生产批文
- 2005年，丹参多酚酸盐粉针剂获新药证书和生产批文

图 3－8　丹参功效物质的研究进展

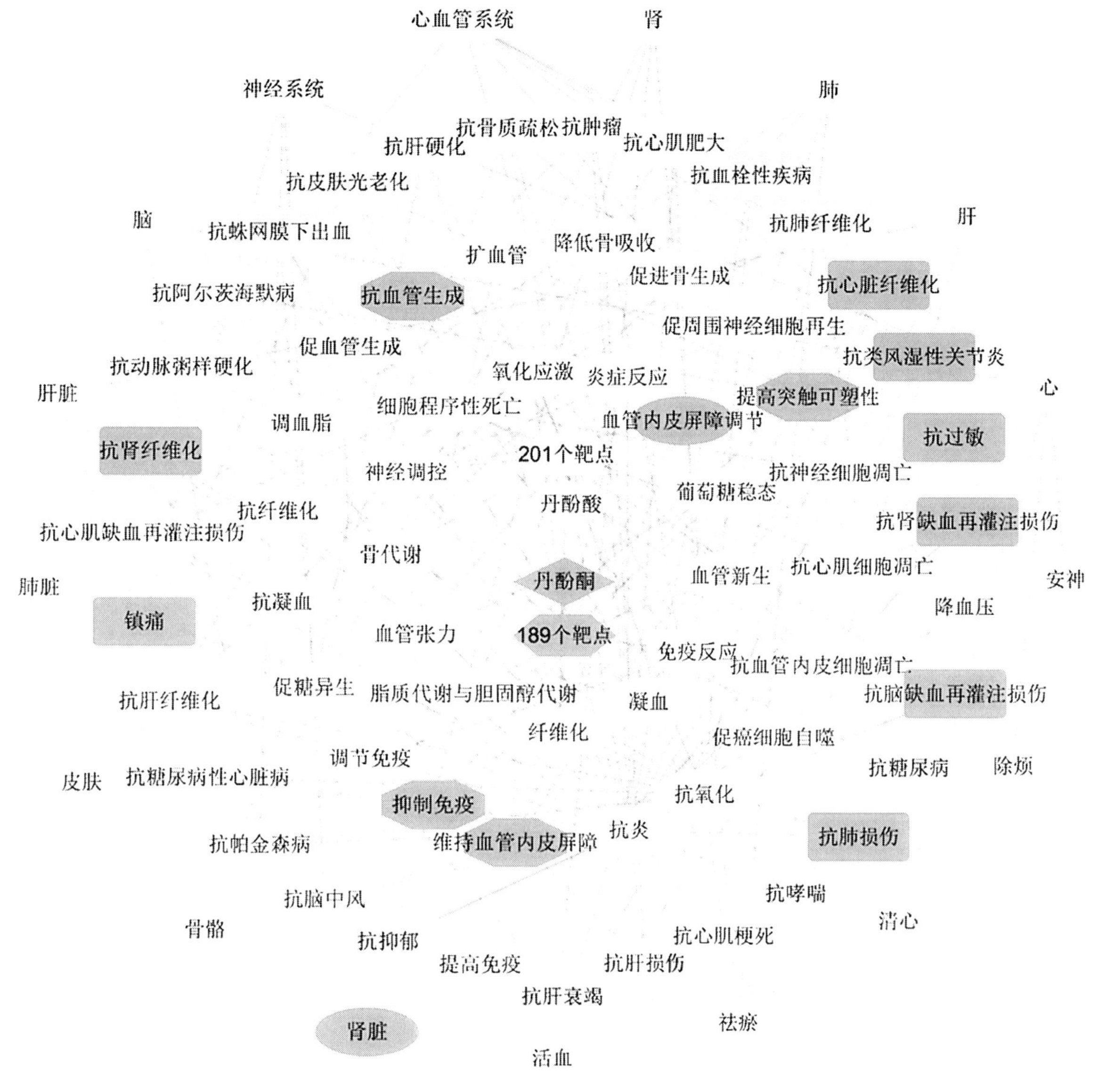

图 3-9　丹酚酸和丹参酮的功效网络

注：绿色为丹酚酸的单独作用；红色为丹参酮的单独作用；黄色为 2 类成分的共同作用（彩图 3-9）

（1）丹参酮类：丹参中二萜类成分的研究始于 20 世纪 30 年代。1934 年，日本学者中尾万三从丹参中提取得到 3 种化合物，分别为丹参酮Ⅰ（tanshinone Ⅰ）、丹参酮Ⅱ（tanshinone Ⅱ）、丹参酮Ⅲ（tanshinone Ⅲ），从此开启了丹参化学成分研究的大门。1941 年，泷浦洁发现丹参酮Ⅱ实际是丹参酮ⅡA 和丹参酮ⅡB 的混合物，丹参酮Ⅲ是丹参酮ⅡA、丹参酮ⅡB 和隐丹参酮（cryptotanshinone）的混合物。迄今为止，从丹参原植物和丹参组织培养体系中分离得到的 80 多种二萜类化合物中，高含量的包括丹参酮ⅡA、隐丹参酮、丹参酮Ⅰ等。它们主要在丹参根部周皮合成和积累，是具有明确药理药效活性的丹参酮类化合物（图 3-7）。丹参酮ⅡA 是其中含量最丰富、结构最具代表性的丹参酮化合物，其醌类结构在细胞代谢中易被氧化还原，起到电子传递的作用，从而表现出良好的心脑血管药理作用。但丹参酮ⅡA 具有肠道吸收差、临床起效慢等特点，1979 年，中国科学院上海药物研究所钱名堃等人通过磺化反应合成得到了水溶性和代谢稳定性更好的丹参酮ⅡA 磺酸钠，并于 2001 年由上海第一生化药业研发成功上市。作为目前唯一以丹参脂溶性有效成分制备的单体化学药物，丹参酮ⅡA 磺酸钠在临床主要应用于冠状动脉粥样硬化性心脏病、心绞痛和心肌梗死等缺血性心脏病，以及缺血性脑卒中、慢性心力衰竭、慢性阻塞性肺疾病、肺源性心脏病和肺动脉高压等的治疗。作为心血管临床用药中的一线药品，2021 年丹参酮ⅡA 磺酸钠注射液的市场销售总额达 32.25 亿元，占据中国心血管药物市场销售规模的 2%。

（2）丹酚酸类：酚酸类是丹参中主要的水溶性成分，主要在其根的韧皮部和木质部合成积累。丹参的传统用法为水煎，自 20 世纪 70 年代，丹参水提液被广泛用于冠心病的治疗，但其药效成分和起效机制还比较模糊。至 80 年代初，中国科学院上海药物研究所对丹参水溶性成分进行了系统研究，证明其活性成分主要是酚酸类化合物，包括丹酚酸 A～丹酚酸 D、迷迭香酸、丹参素等。其中，丹酚酸 B 的含量最高，占生药重 3%～5%。徐亚明等人首先开发了丹参多酚酸盐的制备方法。该法通过热水提取、大孔树脂分离、精制得到丹参多酚酸盐，主要活性成分为丹酚酸 B 镁盐，含量高达 60%。随后，中国科学院上海药物研究所宣利江、王逸平等人进一步优化了丹参多酚酸盐的制备方法，提高了丹参乙酸镁的含量和纯度（图 3－10）。同时，王逸平等人提出了以丹参乙酸镁为质控标准研制丹参多酚酸盐粉针剂。2005 年，丹参多酚酸盐粉针剂获新药证书和生产批文，2009 年列入国家医保目录，2012 年成为国家中药保护品种，用于治疗冠心病、心绞痛，使无数患者因此受益。

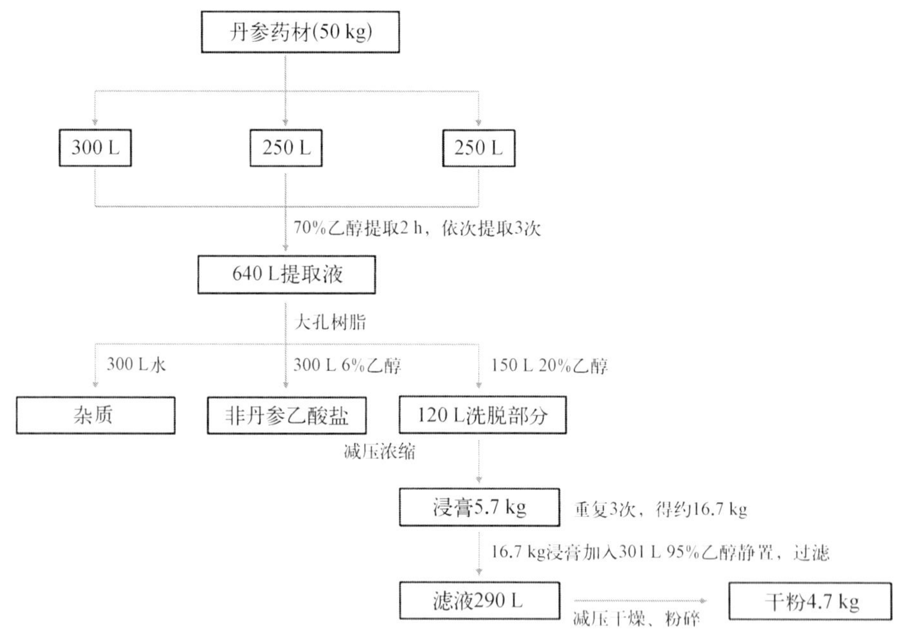

图 3－10　高含量丹参多酚酸盐的制备方法

2. 丹参药效物质的作用机制研究

（1）心肌保护：细胞实验证明，以丹参酮ⅡA 为主的丹参提取物具有一定的雌激素样作用，其可通过雌激素受体介导激活 Akt 激酶，并诱导心肌细胞中胰岛素样生长因子Ⅱ（insulin-like growth factor－Ⅱ，IGF－Ⅱ）受体信号激活从而促进细胞凋亡，表明该提取物可作为潜在的雌激素受体调节剂用于预防心肌细胞凋亡和心血管疾病的治疗，而不会增加患乳腺癌的风险。此外，动物实验发现，丹酚酸 A 可以通过激活细胞外信号调节激酶（extracellular regulated protein kinase，ERK）1/2 和抑制 JNK，而在心肌缺血再灌注期间发挥抗细胞凋亡作用，初步阐释了其心肌保护的作用机制。

（2）抗凝血及抗血小板聚集：我国学者在 20 世纪 80 年代研究了 7 种同属不同种的丹参注射液，发现均具有抗凝血作用；并发现复方丹参注射液中，起到抗凝作用的为丹参；从丹参中提取的丹参素、丹参酮和原儿茶醛均具有抗凝血作用,以丹参酮的作用为最强。Maione 等人通过体内外实验研究了丹参酮ⅡA 对血小板功能及其与各种血小板活化途径的相互作用的影响,结果表明,其主要通过 ERK－2 信号通路来抑制血小板活化,以浓度依赖方式(0.5～50 μmol/L)选择性抑制可逆腺苷二磷酸[(adenosine diphosphat, ADP),3 μmol/L]诱导的大鼠血小板聚集,对 ADP(10 μmol/L)和胶原蛋白(10 μg/mL)诱导的不可逆刺激的活性较低。该研究表明,丹参酮ⅡA 是潜在的、可改善血液微循环并预防脑血管疾病的有效药物。此外,该团队还通过药理学和计算机综合研究方式,阐述了丹参中另一种成分隐丹参酮也能够以浓度依赖方式来抑制大鼠血小板聚集,并且其还具有 G－蛋白偶联的血小板 ADP 嘌呤能受体 P2Y12(purinergic receptor P2Y12, P2Y12)拮抗作用。

(3) 抗动脉粥样硬化:低密度脂蛋白的氧化修饰是动脉粥样硬化发生的一个重要原因。研究表明,丹参中水溶性成分丹酚酸 A 可有效抑制铜离子诱导的人血清低密度脂蛋白的氧化。Meng 等人研究发现丹参多酚酸盐可以通过抑制炎症过程,如调控调节性 T 细胞(regulatory T cell, Treg)和细胞因子水平来缓解高脂肪饮食加维生素 D_3 注射诱导的动脉粥样硬化。此外,通过体内外实验研究了丹酚酸 A 对动脉粥样硬化的作用机制,结果表明,丹酚酸 A 在动脉粥样硬化中的保护作用机制与抑制氧化应激、炎症反应,改善内皮功能障碍密切相关。

(4) 调血脂:高脂血症是动脉粥样硬化和相关心血管疾病的一个危险因素。动物实验研究表明,丹参提取物制剂丹红注射液具有明显的调节血脂作用,已广泛应用于心血管疾病的治疗。Lim 等人通过高脂饮食建立高脂血症小鼠模型,研究丹参甲醇提取物的调节血脂机制,发现丹参甲醇提取物主要通过抑制血清三酰甘油水平的升高,以改善高脂饮食喂养小鼠的高脂血症。该研究还初步推测了几种治疗高脂血症的分子靶标蛋白,如微小染色体维持蛋白(minichromosome maintenance protein, MCM)。此外,Jia 等人通过体内实验评估了丹参酮ⅡA 对高脂血症大鼠肝脏脂质代谢的调节和潜在的分子机制,发现丹参酮ⅡA 可减轻高脂血症大鼠肝脏中的脂质沉积,并能够调节 miRNA－33a 和固醇调节元件结合蛋白 2(sterol regulatory element binding protein－2, SREBP－2)/PCSK9 信号通路蛋白的表达。

(5) 降血压:Wang 等人通过单次皮下注射野百合碱(60 mg/kg)建立大鼠肺动脉高压(pulmonary hypertension, PH)模型,然后将低、高剂量(4.6 g/kg、14 g/kg)的丹参水提物口服给予 PH 大鼠 21 d,结果表明,丹参水提物可以改善大鼠野百合碱诱导的 PH 进展。另外,研究发现,丹酚酸 A 可以通过激活Ⅱ型骨形态发生蛋白受体(bone morphogenetic protein receptor Ⅱ, BMPRⅡ)/Smad 途径并抑制细胞凋亡,来改善野百合碱诱导的 PH 大鼠的肺动脉重塑,表明丹酚酸 A 可能对 PH 高风险患者具有治疗潜力。Zhang 等人还发现丹参素可通过抑制缺氧诱导的肺动脉平滑肌细胞(smooth muscle cell, SMC)增殖来改善大鼠缺氧性 PH,其抑制作用与转化生长因子 β(transforming growth factor－β, TGF－β)/Smad3 通路有关。因此,丹参素是缺氧性 PH 的潜在治疗药物。

(6) 改善脑损伤:脑动脉血栓的形成是缺血性脑损伤的主要发病原因。Guo 等人通过大脑中动脉梗死诱发脑缺血大鼠模型,评估丹参素钠对缺血再灌注损伤的神经保护作用,发现丹参素钠对脑缺血再灌注损伤具有明显的神经保护作用,该作用机制可能与丹参素钠激活磷脂酰肌醇－3－羟激酶(phosphatidylinositol 3－hydroxy kinase, PI3K)/Akt 信号通路从而抑制细胞凋亡有关。此外,Zhang 等人发现丹酚酸 A 可以通过抗炎作用和对基质金属蛋白酶(matrix metalloproteinase, MMP)9 的抑制作用来保护血脑屏障,从而实现对大鼠脑缺血再灌注损伤的保护作用。

综上所述,丹参中两类代表性成分(水溶性的酚酸类化合物与脂溶性的丹参酮类化合物)对心血管和神经系统疾病有良好疗效且存在多层次的调控机制,为丹参的活血化瘀功效提供了现代科学解释(图 3－11)。

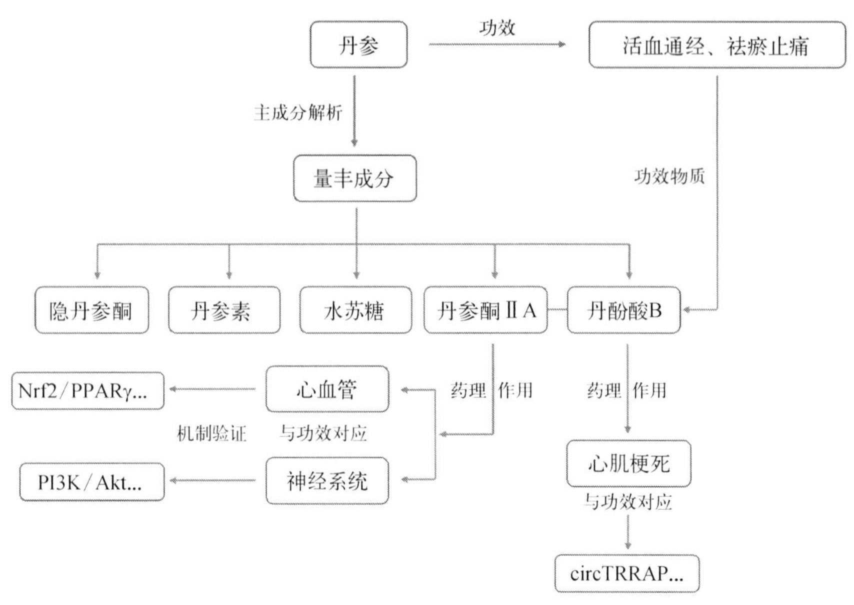

图 3-11　丹参功效物质的研究进展

注：Nrf2 为核转录因子红系 2 相关因子 2(nuclear respiratory factor 2)；PPARγ 为过氧化物酶体增殖物激活受体 γ(peroxisome proliferator-activated receptor γ)；circTRRAP 为环状核糖核酸转化/转录域关联蛋白(circular RNA transformation/transcription domain associated protein)

(五) 木香

木香 *Aucklandia lappa* Decne. 为菊科木香属多年生草本植物，以干燥根部入药。木香在我国的用药历史悠久，最早记载于东汉的《神农本草经》，被列为草木上品，"木香，味辛。主邪气，辟毒疫温鬼，强志，主淋露。久服不梦寤魇寐。生山谷"。

木香具有健脾消食、行气止痛、温中和胃之功效，用于胸腹胀痛、呕吐、腹泻、痢疾、里急后重、食积不消等症的治疗。木香在临床上应用广泛，主要以复方形式入药。古代医家常用木香配伍不同中药，用以治疗腹痛、胃脘痛、泄泻、呃逆、呕吐等疾病。《太平圣惠方》记载的 280 首泻痢方中，使用木香 73 次，占所有方剂的 26.1%。中医典籍所述"痢疾""泄泻""肠澼"等与现代医学疾病溃疡性结肠炎的典型临床表现多有重叠。本病多因感受外邪、饮食所伤、情志失调、脾胃虚弱、命门火衰等因素导致的脾胃运化失职、湿浊内蕴、久而化热、下注大肠、气血凝滞、脂络受伤、使肠道传导失司而成。

1. *木香理气止痛功效物质的发现*　木香产地最早记载为我国云南省保山市，后有从埃及、印度、尼泊尔等地进口，梁代开始有经广州进口的舶来品，称为"广木香"。20 世纪 30 年代从印度引种种植于云南省丽江市，并在云南省广泛推广种植，1959 年首次出口，因其具有色泽棕黄、不枯心、香味浓及油性足的特点，赢得了国产真货"云木香"的称誉。现代中药学研究也表明云南省所产的木香品质最优。

胡立宏团队对云木香理气止痛的功效物质进行了深入探索。研究表明，挥发油是云木香的主要有效部位，其主要由萜类物质构成，包括木香烃内酯(costunolide, COS)、去氢木香烃内酯(dehydrocostus lactone, DCL)、二氢木香烃内酯、12-甲氧基二氢木香烃内酯及二氢木香内酯等，其中 DCL 的占比达 30.05%，COS 的占比达 32.66%，二者也是《中国药典》制定的木香质量控制指标性成分(图 3-12、图 3-13)。通过对古今中药典籍的查证和主流药材的比对，发现历代本草所载木香包含多种类型，其化学物质和功效均有所差别。如云木香的主要功效为行气止痛、健脾消食，其量丰倍半萜内酯类成分为 COS 和 DCL；土木香的主要功效为健脾和胃、调气解郁，其量丰倍半萜内酯类成分为土木香内酯和异土木香内酯；川木香的主要功效为行气止痛，其量丰倍半萜内酯类成分为 COS 和 DCL。通过对功效与成分的综合分析，猜测 COS 和 DCL 可能为木香行气止痛的功效物质。然后，在葡聚糖硫酸钠盐(dextran sulfate

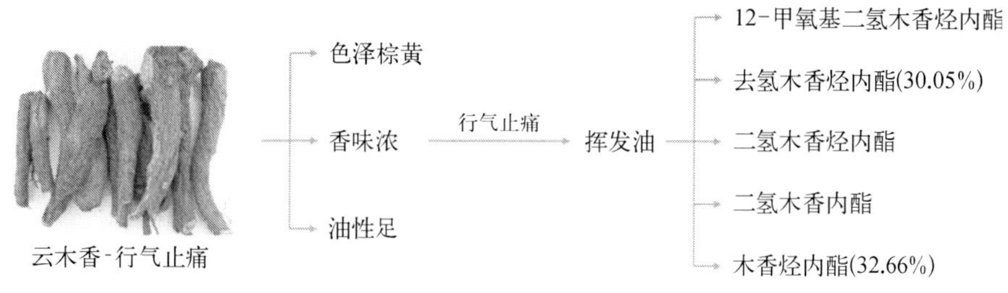

(彩图 3-12)

图 3-12 木香挥发油成分与功效关系

sodium salt, DSS)诱导的小鼠溃疡性结肠炎模型上进行验证。结果显示,COS 在 10 mg/(kg·d)(i. p.)、25 mg/(kg·d)(i. g.)剂量下能够显著改善结肠炎相关指标,还意外发现 DCL 在 5 μg/(kg·d)、10 μg/(kg·d)极低的剂量下就可以明显缓解溃疡性结肠炎症状,具体表现为抑制小鼠体重降低,下调小鼠疾病活动指数,抑制小鼠结肠长度缩短,降低结肠组织髓过氧化物酶活力,缓解结肠组织病理损伤,提示 DCL 可能是木香抗溃疡性结肠炎作用的主要物质基础。

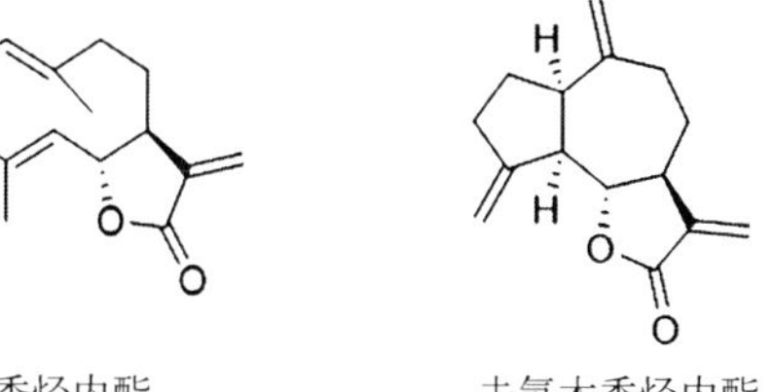

图 3-13 COS 和 DCL 的化学结构式

2. 木香理气止痛功效物质的作用机制研究 在开始探索 DCL 抗溃疡性结肠炎作用的靶标和机制前,首先总结了 DCL 抗炎的相关文献(表 3-1),发现 DCL 抑制巨噬细胞中促分裂原活化的蛋白质激酶(mitogen-activated protein kinase, MAPK)和 NF-κB 等信号通路活化的体外浓度均为 μmol/L 数量级,而缓解急性肺损伤和败血症等炎症性疾病的体内剂量为 mg/kg 数量级。但胡立宏团队的实验结果显示,DCL 在 5~10 μg/(kg·d)(i. p.)的极低剂量下即可明显缓解小鼠结肠炎,而如此剂量下的细胞暴露水平很难达到 μmol/L 数量级。因此,DCL 抑制小鼠溃疡性结肠炎可能另有其他机制。

表 3-1 文献关于 DCL 已有药理作用的总结

动物模型	体内剂量(mg/kg)及给药方式	体外浓度(μmol/L)	作用机制
急性肺损伤	20, i. g.	3	抑制 NF-κB 和 MAPK 信号通路的活化
败血症	5, i. p.	10	抑制 MAPK 信号通路的活化
胃溃疡	20, i. p.	5	抑制 NF-κB 等信号通路的活化,减少炎症因子生成
急性肺损伤	20, i. p.	10	抑制 MAPK/NF-κB 信号通路的活化,促进 AMPK/Nrf2 信号通路的活化,从而诱导 M2 型巨噬细胞产生
肺纤维化	20, i. p.	3	抑制 MAPK 和 NF-κB 信号通路的活化
骨关节炎	15, i. p.	1	抑制 NFATc1 信号通路的活化,减少破骨细胞生成
热休克	20, i. p.	3	抑制 ASC 聚合,从而抑制 NLRP3 炎症小体的活化
腰椎间盘退变	20, i. p.	3	抑制 STING-TBK1/NF-κB 和 MAPK 信号通路的活化

注: NFATC1 为活化 T 细胞核因子 C1(nuclear factor of activated T cell 1);ASC 为凋亡相关斑点样蛋白质(apoptosis-associated speck-like protein);NLRP3 为核苷酸结合结构域富含亮氨酸重复序列和含热蛋白结构域受体 3(nucleotide-binding clomain leucine-rich repeat and pyrin doman-containing receptor);STING 为干扰素基因刺激因子(stimulator of interferon gene);TBK1 为 TANK 结合激酶 1(TANK binding kinase 1)。

根据相似结构具有相似的作用靶标及作用机制的理论,对 DCL 的化学结构相似性进行搜索,发现与其结构类似的阿格拉宾是 NLRP3 炎症小体的抑制剂(图 3-14)。

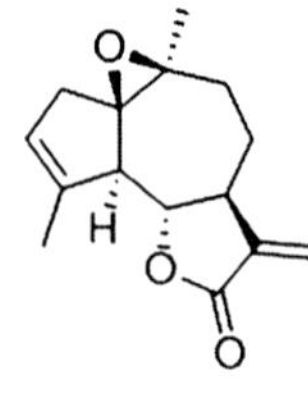

阿格拉宾
(arglabin)

图 3－14
阿格拉宾的
化学结构式

NLRP3 炎症小体由受体蛋白 NLRP3、调节蛋白 ASC 和效应蛋白前体胱天蛋白酶 1(pro-caspase－1)3 部分构成,其活化过程分为两步。首先,TLR4 受体识别病原体相关分子模式(pathogen-associated molecular pattern, PAMP)或损伤相关分子模式(damage-associated molecular pattern, DAMP)等第一信号激活 NF－κB 通路,诱导 NLRP3、IL－1β 和 IL－18 的转录;在 ATP 等刺激下,受体蛋白 NLRP3 通过结合衔接蛋白 ASC,激活 pro-caspase－1,然后裂解活化 pro-IL－1β 和 pro-IL－18,促进 IL－1β 和 IL－18 的成熟和分泌。IL－1β 会进一步通过自分泌和旁分泌途径激活 NF－κB 信号通路,促进 IL－1β、TNF－α、IL－6、IL－8 等细胞因子的分泌,引发炎症级联瀑布反应(图 3－15)。

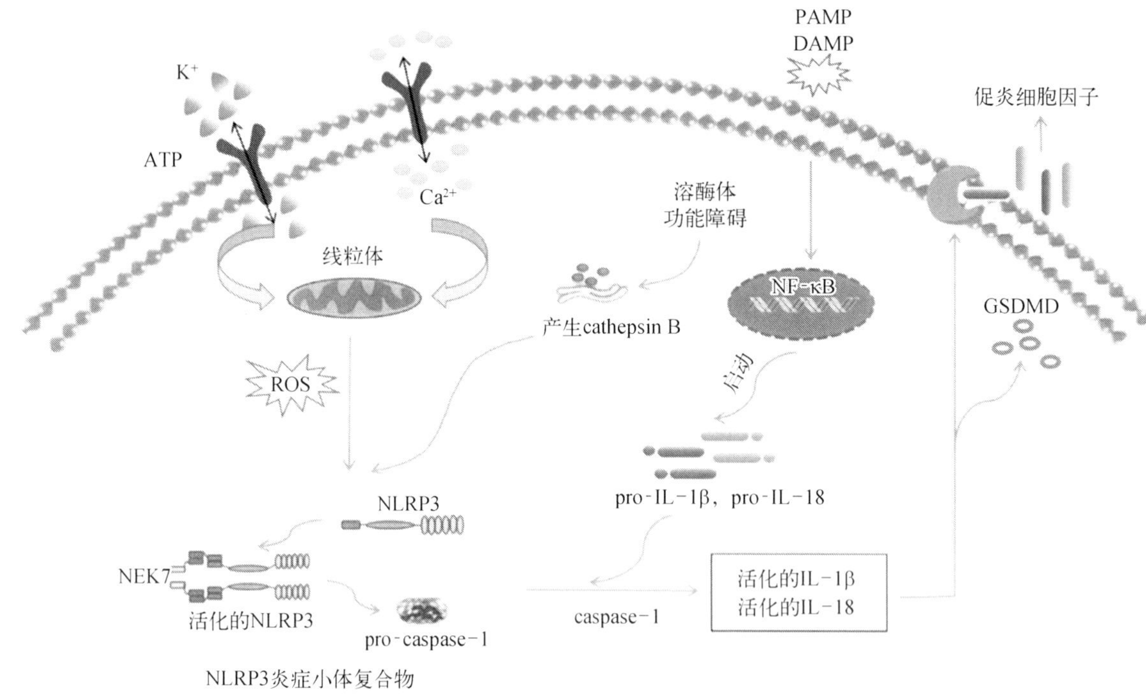

(彩图 3－15)

图 3－15　NLRP3 炎症小体的活化过程

注：GSDMD 为消皮素 D(gasdermin D);cathpsin B 为组织蛋白酶 B;NEK7 为 NIMA 相关激酶 7(never in mitosis gene a-related kinase 7)

大量研究显示,溃疡性结肠炎的发生、发展与 NLRP3 炎症小体的过度激活密切相关。临床研究证据显示,溃疡性结肠炎患者结肠黏膜组织中 NLRP3、剪切的胱天蛋白酶 1(cleaved caspase－1)和 IL－1β 水平均显著增高,且三者的表达与疾病进展呈正相关。实验研究发现,NLRP3、ASC 和 caspase－1 缺陷小鼠对硫酸葡聚糖钠(dextran sulfate sodium, DSS)及 2,4,6－三硝基苯磺酸(2,4,6－trinitrobenzenesulfonic acid, TNBS)诱导的肠炎敏感性显著降低,直肠出血症状明显减轻。因此,靶向 NLRP3 炎症小体活化是治疗溃疡性结肠炎的有效策略。

基于此,胡立宏团队在小鼠骨髓来源巨噬细胞和人单核细胞来源巨噬细胞中建立 NLRP3 炎症小体活化模型,结果发现,DCL 能明显抑制 IL－1β 和 IL－18 的分泌,而对 TNF－α 和 IL－6 的分泌无明显影响。进一步研究发现,DCL 同样抑制尼日利亚菌素和尿酸钠结晶诱导的 NLRP3 炎症小体活化,而不抑制聚二脱氧腺苷：二脱氧胸苷(poly dA：dT),胞壁酰二肽,鞭毛蛋白诱导的其他炎症小体,诸如干扰素诱导黑色素瘤缺乏因子 α 炎症小体(absent in melanoma α inflammasome, AIMα)、NLRP1 和 NLR 家族含

caspase 募集结构域(caspase activation and recruitment domain, CARD)等的活化。上述结果提示,DCL 为广谱的 NLRP3 选择性抑制剂,并进一步通过表面等离子体共振、微量热泳动和细胞内蛋白热迁移等技术确定了 DCL 与 NLRP3 的直接结合作用。采用洗脱实验确定了 DCL 与 NLRP3 之间为不可逆的共价键结合方式。利用 MS 鉴定和氨基酸定点突变技术,证明了 DCL 通过与 NLRP3 的 280 位半胱氨酸结合抑制 NLRP3/ASC/pro-caspase－1 复合物形成,减少 IL－1β 和 IL－18 分泌(图 3－16)。体内巨噬细胞选择性高表达 NLRP3 进一步证实了 DCL 通过靶向巨噬细胞 NLRP3 炎症小体活化以发挥抗溃疡性结肠炎作用。

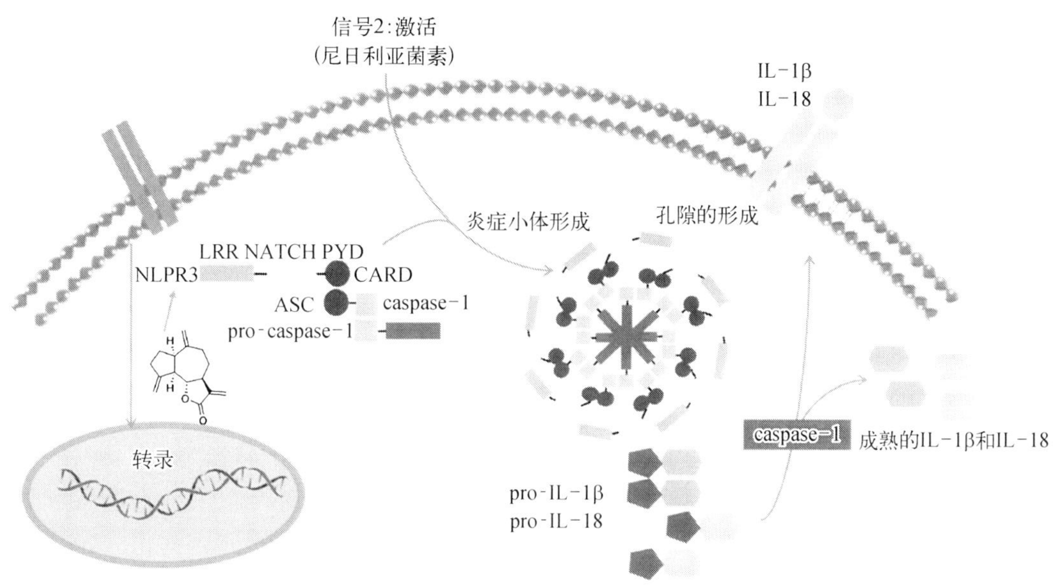

(彩图 3－16)

图 3－16　DCL 抑制 NLRP3 炎症小体活化机制

注: LRR 为亮氨酸丰富重复结构域;NATCH 为核苷酸结合寡聚结构域;PYD 为比林结构域

3. *DCL 的结构优化及新药研发*　DCL 在水中的溶解度仅为 44.8 μg/mL,在胃液环境下不稳定,8 h 即有 50%发生降解,口服生物利用度仅为 5%。小鼠静脉给药的耐受剂量大于 190 mg/kg(毒效剂量比大于 19 000 倍)。因此,需进一步提高化合物的水溶性、化学稳定性、代谢稳定性及口服生物利用度。

为了解决上述问题,胡立宏团队对 DCL 进行了结构优化,获得了成药性得到明显改善的先导结构 4－26,进一步通过前药优化,得到口服吸收明显提高的候选化合物 PD－4－26(图 3－17),其在 DSS 和 TNBS 诱导的动物模型中口服给药 8 g/(kg・d)对小鼠结肠炎有显著改善作用,大鼠的口服耐受剂量大于 1 g/(kg・d),有望开发为新型抗溃疡性结肠炎药物。

去氢木香烃内酯
(dehydrocostus lactone)

4－26

PD－4－26

图 3－17　PD－4－26 的合成途径

思 考 题

(1) 有些中药虽含有相同的量丰特征性成分,但它们的功效描述可能不尽相同,请思考在这种情况下,如何开展量丰特征性成分才是研究它们功效的更好路径。

(2) 如果单味中药所含量丰成分超过1个,如何确定哪些成分为量丰成分,怎么研究两个或两个以上量丰成分的协同作用?

(3) 请查阅文献,举例说明使用量丰特征性成分策略研究单味中药功效的思路、方法和结论,并讨论这些研究结果是否能对应中药的传统功效。

第四章
基于炮制转化的研究策略

一、本策略的提出背景与内在逻辑

中药炮制是我国独有的传统制药技术，是确保临床用药安全有效的重要手段，作为我国的非物质文化遗产，蕴含着丰富的智慧结晶。中药炮制常用的方法可大致分为水制法、火制法和水火共制法。水制法即通过洗、滔、漂、泡、飞、去心等方法使药材更加纯净，减轻药物的毒性或异味等。火制法即通过烘、炒、烫、煅、淬、炙、煨等手段来增强药物的疗效或改变药物的性能。水火共制法是指既用水，又用火，或加入其他辅料等共同处理药物的方法，常通过蒸煮的手段来达到提高药效的目的。中药在炮制前后，所含的化学成分或含量会发生变化，即产生新成分或增加某成分的含量，又或是除去某成分或降低某成分的含量。由炮制引起的生、熟饮片不同的功效，可能正是其成分的变化所引起的。

二、本策略的研究思路

通过生、熟饮片中成分的量、质的变化，可预测生、熟饮片功效的物质基础，即新生成分或含量增高成分可能是熟饮片功效的物质基础，而消失成分或含量降低成分可能是生饮片功效的物质基础，再经体内、外药理实验确证其为生熟功效的物质基础及其生物学基础。具体研究思路见图 4－1。

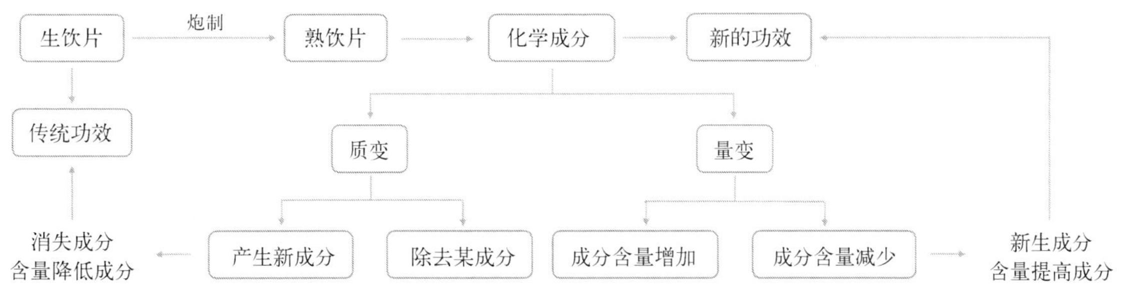

图 4－1　基于炮制转化的中药功效研究策略

三、研究案例

（一）大黄

1．大黄的功效　大黄是廖科植物掌叶大黄 *Rheum almatum* L.、唐古特大黄 *Rheum tanguticum* Maxim. ex Balf. 或药用大黄 *Rheum officinale* Baill. 的干燥根和根茎。大黄的药用历史悠久，最早见于《神农本草经》，距今已有 2 000 余年的药用历史，与附子、人参、熟地黄共称“药中之四维”，是中医临床上最古老、最常用、最重要的中药之一，也得到了欧洲、美国等地区或国家的认可，目前已作为一种世界性药物被列入 19 个国家或地区的药典。

生大黄性寒，味苦；归脾、胃、大肠、肝、心包经；具有泻下攻积、清热泻火、凉血解毒、止血、逐瘀通经、利湿退黄等功效；临床上主要用于治疗实热便秘、积滞腹痛、湿热黄疸、热毒疮疡及瘀血诸证。生大黄片或块用黄酒拌匀，闷润至酒被吸尽，装入炖药罐内或适宜蒸制容器内，密闭，隔水炖或蒸至大黄内外均呈焦黑色时取出，干燥，即制得熟大黄。熟大黄性寒，味苦；归脾、胃、大肠、肝、心包经；具有泻热通肠、凉血解毒、逐瘀通经之功效。现代药理研究显示，生大黄比熟大黄具有更高的炭墨推进率和更强的泻下作用，其较弱的祛瘀血作用提示生大黄的主要功效为泻下作用，而熟大黄的主要功效为祛瘀血作用。

2. 大黄的化学成分　大黄主要含有蒽醌苷及其苷元、二苯乙烯苷及其苷元等多种类型的化学成分，大黄中总蒽醌的含量为 1.14%～5.19%，分为游离型和结合型蒽醌两大类，游离型蒽醌类成分包含有大黄酸、大黄素、芦荟大黄素、大黄素甲醚和大黄酚等。结合型蒽醌类成分有大黄素－8－*O*－葡萄糖苷、芦荟大黄素－8－*O*－葡萄糖苷、大黄酚－8－*O*－葡萄糖苷、大黄素甲醚－8－*O*－葡萄糖苷、大黄酸－8－*O*－葡萄糖苷及番泻苷类化合物等（图 4－2）。

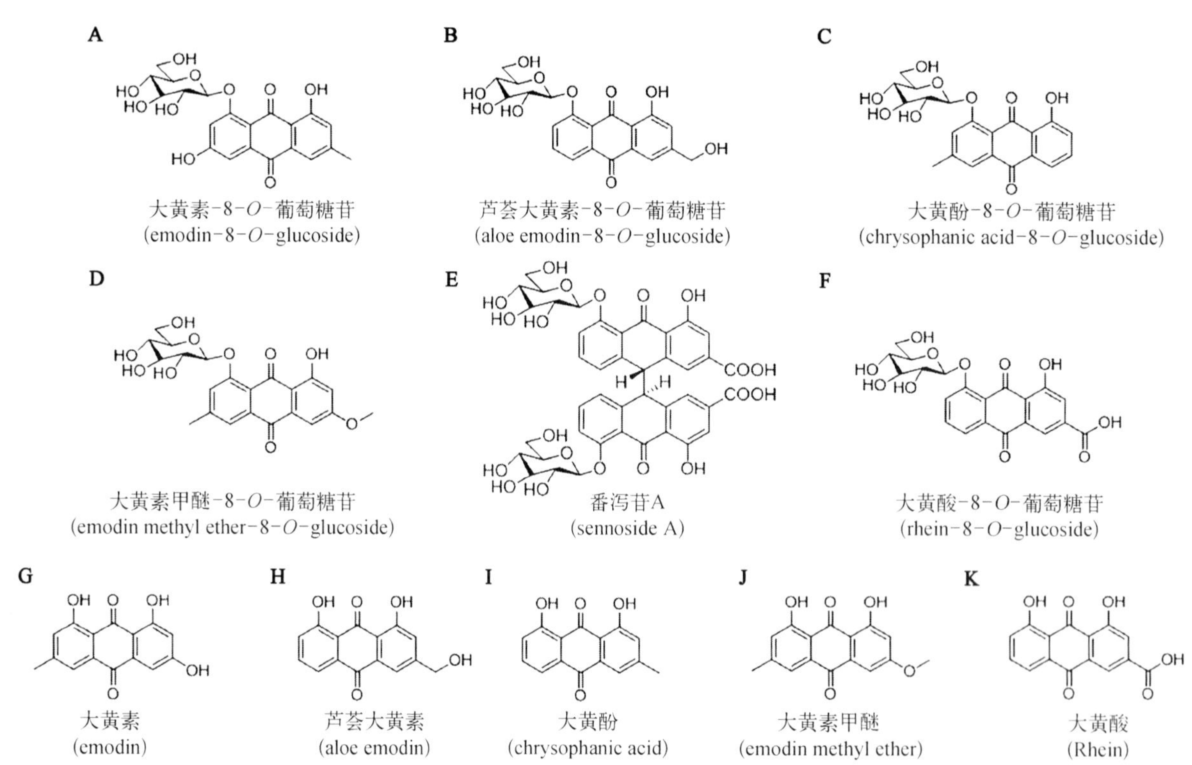

图 4－2　从大黄中分离出的蒽醌类化合物的主要化学结构

注：A～F 为结合型蒽醌；G～K 为游离型蒽醌

基于大黄生熟异治的现象，推测其原因可能为炮制前后化学组分及物质基础发生了改变。研究发现大黄经炮制后，结合型蒽醌中的主要成分番泻苷 A 和番泻苷 B 的含量显著下降，其中番泻苷 A 在炮制后的含量下降幅度最大。而游离型蒽醌中的成分大黄酸和大黄素的含量显著升高（图 4－3）。因此，根据生大黄泻下、熟大黄祛瘀的功效，推测番泻苷类化合物可能是生大黄泻下的主要成分，而大黄酸和大黄素可能是熟大黄活血化瘀的主要成分。

3. 影响大黄中主要活性成分含量变化的因素　以番泻苷类化合物的含量为指标，考察不同温度及湿度对番泻苷类化合物含量的影响。结果发现，当温度为 25℃，湿度为 60%时，其化学成分未检测到显著变化。当温度和湿度升高至 40℃和 75%时，番泻苷类化合物的含量显著下降（图 4－4A），同时还检测到番泻素单葡糖苷的峰面积增加（图 4－4B）。当以大黄酸的含量为指标时，如图 4－4C 所示，在温度和湿度为 40℃和 75%时，大黄酸的含量最多。随后进一步考察更高的温度对番泻苷 A 及大黄酸含量的

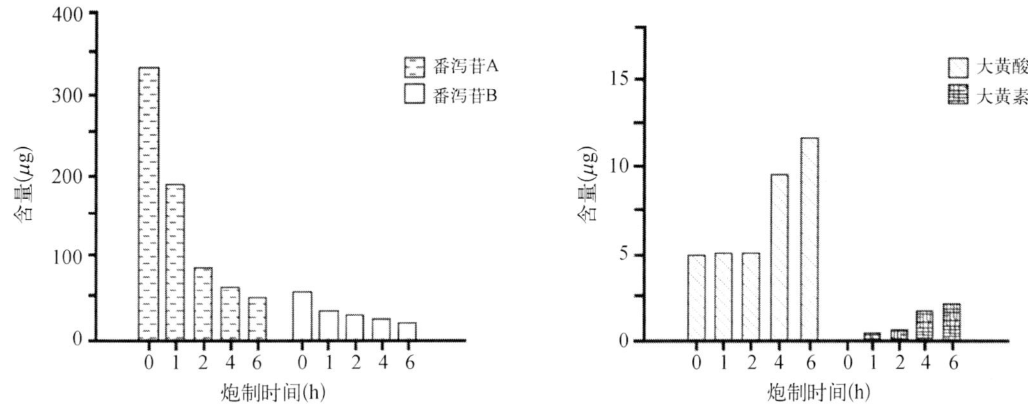

图 4－3　大黄炮制不同时间后其主成分的含量变化

影响，结果表明，当温度升至 70℃时，番泻苷 A 的含量迅速下降，大黄酸－8－*O*－葡萄糖苷的含量先升高，8 min 后快速降低，大黄酸的含量在 8 min 前无明显变化，8 min 后快速增加(图 4－4D)。因此，推测番泻苷 A 在 70℃时先水解为大黄酸－8－*O*－葡萄糖苷，随后转化为大黄酸。

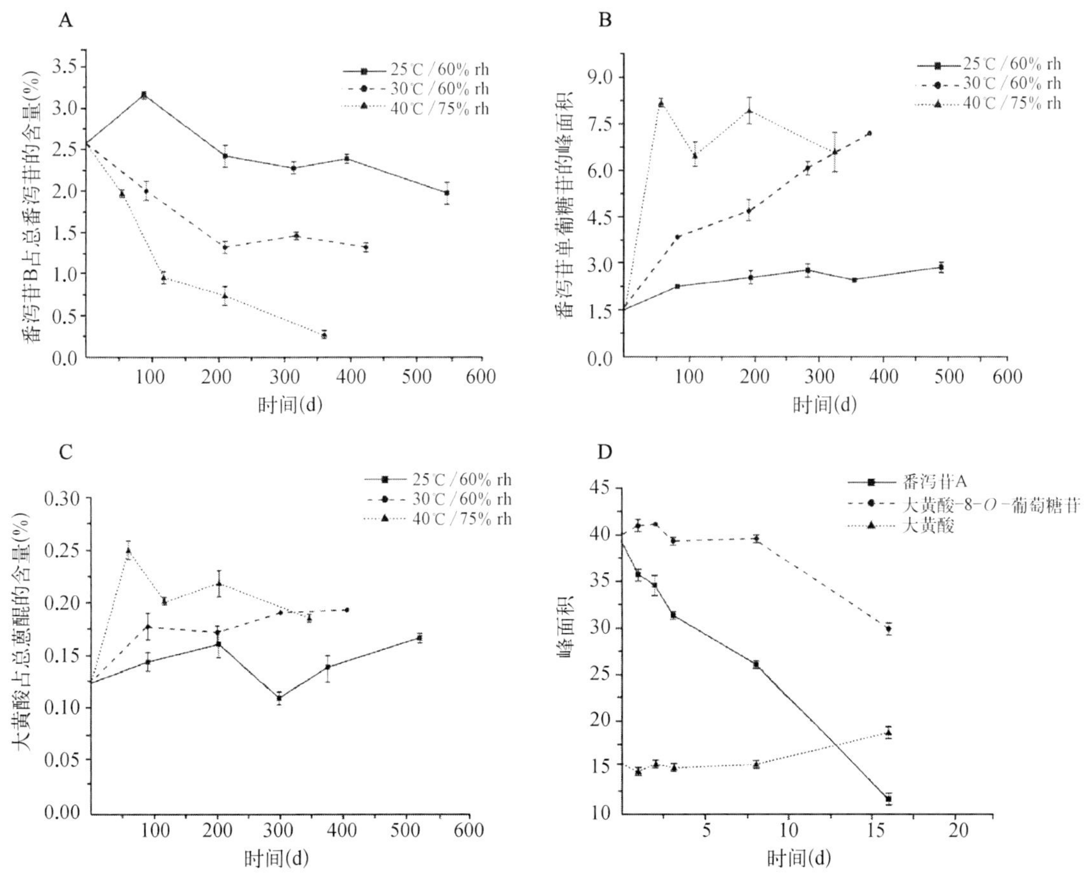

图 4－4　不同条件下大黄主要功效物质的含量变化

4. 大黄炮制过程中各组分含量变化的机制研究　大黄炮制过程中，番泻苷类化合物含量的减少，以及大黄酸和大黄素含量的增加可能是造成大黄生熟异治的原因。为进一步探究大黄炮制前后化学成分是否存在相互转变，Franz 等人考察了不同温度下番泻苷 A 及大黄酸的含量变化，结果发现，番泻苷 A 在不同的温度条件下可以分别水解为番泻素 A－8－*O*－单葡糖苷和大黄酸(图 4－5)。

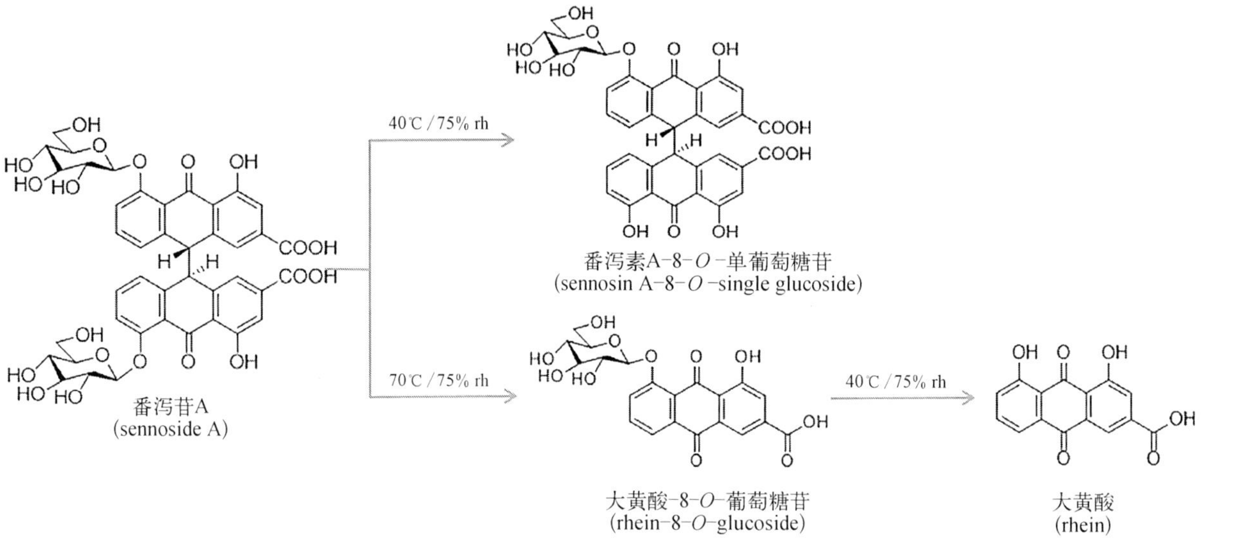

图 4-5　番泻苷 A 的水解过程

研究发现,二蒽酮的 C_{10}—C_{10}'键容易水解断裂,生成较为稳定的蒽酮游离基,继而氧化成蒽醌类化合物。以番泻苷 A 为例,推测在高温的条件下其 C_{10}—C_{10}'键水解断裂形成大黄酸蒽酮自由基,然后进一步还原水解为大黄酸蒽酮,最后被氧化为大黄酸(图 4-6)。

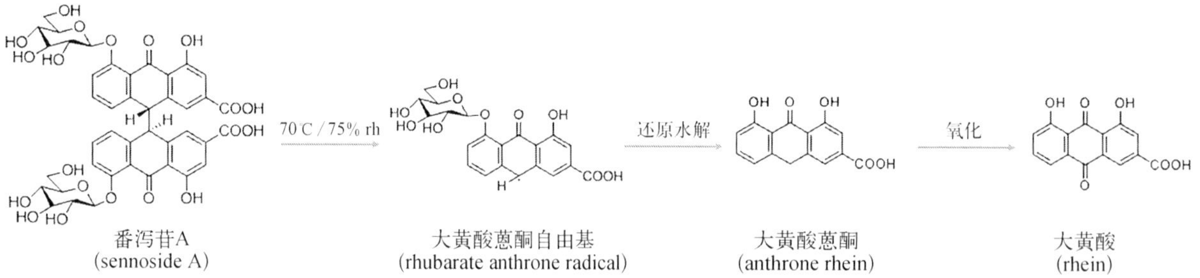

图 4-6　番泻苷 A 水解机制的推测

5. 番泻苷类化合物泻下活性及其作用机制研究　生大黄中的结合型蒽醌包含番泻苷 A、番泻苷 B 和番泻苷 C 等糖苷类化合物,为进一步验证结合型蒽醌中具体泻下作用的物质是否为番泻苷类化合物,原国强团队采用炭末法研究发现大黄中结合型蒽醌对小鼠有明显的促进肠蠕动[半数有效量(median effective dose, ED_{50}): 18.22~25.79 mg/kg]和致泻作用(ED_{50}: 150.48~224.45 mg/kg)。进一步研究发现,结合型蒽醌中番泻苷类化合物的致泻活性最强(小鼠 ED_{50}: 13.3~16.1 mg/kg),当番泻苷 A 和番泻苷 C 联用时,其效果比单独给药时高 1.7 倍。

关于番泻苷类化合物泻下作用的机制,目前主要有两种观点(图 4-7): ① 刺激分泌学说,认为番泻苷在肠道细菌作用下转化为番泻苷元,刺激肠道上皮细胞及单核细胞分泌水、Na^+、Cl^-、前列腺素 E(prostaglandin E, PGE),增加肠腔内容积,从而反射性地使小肠和结肠蠕动增强;② M 胆碱能受体学说,认为番泻苷可以激活肠平滑肌上的 M 胆碱能受体,使肠蠕动增加,但它不是直接激活 M 受体,而是通过活化 Rho 家族成员 A(Rho family member A, RhoA)使其由胞质型转位为胞膜型,提高染色体结构维持蛋白(structural maitenance of chromosooe protein, SMC)收缩的钙敏感性,可与其他激动剂协同调节小肠的运动功能。

番泻苷作为生大黄中泻下作用最强的化合物,临床上可用于治疗老年性便秘、产褥期便秘、青年功能性便秘、术后及热病所致的各种便秘。

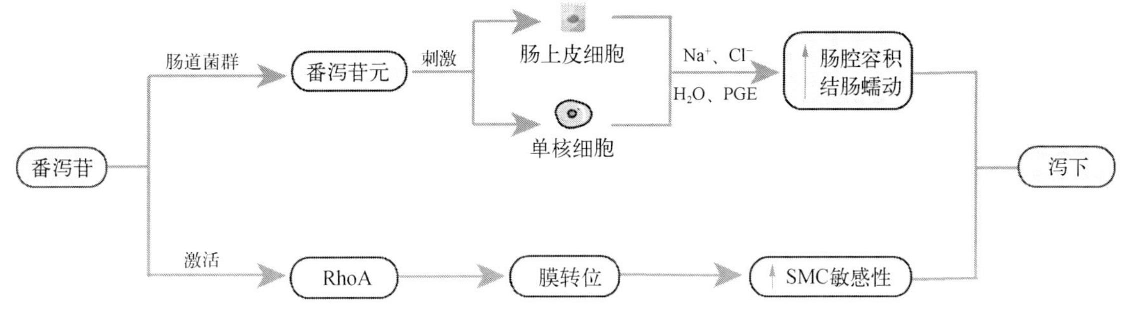

图 4-7　番泻苷泻下作用的机制

6. *游离型蒽醌祛瘀血活性及其作用机制研究*　中医认为血瘀证通常是指因气虚、气滞、寒凝、血热、痰阻和外伤等原因，导致血行不畅、壅阻血脉或出血未能及时消散而引起的病证。临床上以舌暗、有瘀点或瘀斑、舌下脉络迂曲、唇痿舌青、口燥但欲漱水不欲咽、疼痛夜甚或痛处不移、脉微大来迟或涩等为表现特征。中医学描述血瘀证为"血凝而不行""血泣则不通""凝血蕴里而不散"等，都说明血在脉中不能"如水之流"而发生瘀滞的状态。"血行失度"或"血脉不通"皆是产生血瘀证的根本原因。因此，血瘀证的本质是血液循环和微循环障碍、血栓形成、血液流变性异常，其中，血小板活化参与了血瘀证的发生与发展，是血瘀证产生的重要病理生理基础。

现代医学对"血瘀"的理解涉及以下几种病理过程：血循环障碍，特别是微循环障碍所致的缺血、瘀血、出血、血栓和水肿等病理改变；炎症所致的组织渗出、变性、坏死、萎缩或增生；代谢障碍所引起的组织病理反应；无限制的组织增生或细胞分化不良。研究认为，炎症因子在一定程度上也参与了血瘀证的发生发展，其介导的炎症反应从侧面体现了血瘀证与炎症的关系。

相比于生大黄，熟大黄的泻下作用要弱许多，这可能与炮制后结合型蒽醌的含量降低有关。活血化瘀作为熟大黄最主要的功效，其物质基础可能与游离型蒽醌大黄酸和大黄素的含量密切相关。谭鹏等人计算游离型蒽醌不同浓度下的血小板聚集抑制率，结果发现大黄酸和大黄素的活血效价分别为50 214 U・L/μmol 和 51 472 U・L/μmol，是阿司匹林活血效价的 5.02 和 5.15 倍，而芦荟大黄素、大黄酚、大黄素甲醚的活血效价则与阿司匹林的活血效价相当。此外，该团队还发现大黄酸对 P2Y12 蛋白有较高的亲和力（K_i=5.73 μmol/L）。以上均进一步验证了熟大黄发挥活血化瘀功效的物质基础为大黄素和大黄酸。

近年来，国内外对大黄素、大黄酸等在抗血栓方面的作用机制研究越来越深入，目前主要的抗血栓机制如图 4-8 所示。大黄中大黄酸和大黄素主要是通过抗血小板聚集、调节血浆渗透压，以及保护血管内皮细胞（endothelial cell, EC）和抑制血管 SMC 来起到活血化瘀的作用。深入研究发现，大黄酸还可以通过抑制炎症反应，从而降低局部血栓的形成。熟大黄中活血作用最强的大黄素及大黄酸在临床上主要用于肠道疾病、肾病、心血管等疾病的治疗。

7. *大黄酒蒸炮制的科学内涵*　熟大黄首载于汉代张仲景的《金匮玉函经》，文中记载了"大黄去皮、酒洗、酒浸、蒸"。古人对大黄"制熟"的理解较为广泛，如蒸熟、炮熟、煨熟、煮熟、炒熟等均可列入"制熟"范围。所用的辅料也无限制，主要集中在酒和醋。唐代以前关于熟大黄的炮制方法主要有细切、去皮、水渍、酒洗、酒浸、酥炒和蒸等。到了唐代，炙、米下蒸、醋煎、煨、酒蒸、酒炒和熬令黑等方法相继出现。宋代以后，人们开始加各种辅料，炮制方法也更加多样，出现了焙、九蒸九曝干、酒洗蒸、醋炒、醋浸蒸、皂荚水煮、蜜水浸焙、炭火煨等多种方法。明清时代所用的辅料主要集中在酒和醋。在工艺上，明清时期发展了隔水煮法，为现代应用密封酒炖制法奠定了基础。这一时期对大黄"蒸熟"的程度明确提出了微熟、熟、九蒸九晒 3 类，并提出了蒸至色泽变黑的要求。其中，酒浸蒸熟、酒蒸黑色一直沿用至今。

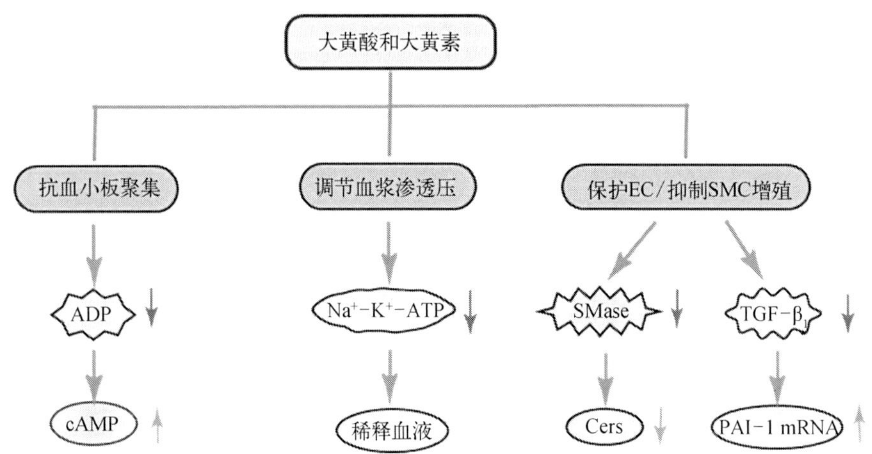

图 4-8 大黄酸和大黄素活血化瘀的作用机制

注：cAMP 为环磷酸腺苷（cyclic adenosine monophosphate）；SMase 为鞘磷脂酶（sphingomyelinase）；Cers 为神经酰胺合酶（ceramide synthase）；PAI-1 为纤溶酶原激活抑制剂因子 1（plasminogen activator inhibitor-1）

有关辅料酒、醋的用量仅在少数的丸散处方中可查到，如《太平圣惠方》中记载的大黄圆方："川大黄一斤，为末，米醋三升，熬大黄为膏"。到了现代，沿用了清代出现的以酒熟大黄为"熟军"的这一名称，其他辅料制则用其他名，不再归入"熟军"这一名称中。熟大黄的炮制方法也基本集中在酒蒸和酒炖这两种方法。

8. *基于大黄酸的新药研发* 虽然现代药理学研究表明大黄酸具有良好的抗炎活性，但由于其溶解度较差、口服生物利用度低且口服给药时大黄酸易与肠黏膜黏附，而导致吸收不良，甚至产生腹泻，这在很大程度上限制了大黄酸的临床应用。研究发现，当酚羟基酯化时会加快吸收，在此基础上，Proter Srl 公司研发出了一种新型化合物双醋瑞因（图 4-9）。临床显示，双醋瑞因可显著改善骨关节炎患者的关节功能、延缓病程、减轻疼痛、提高患者的生活质量，且治疗效果比非甾体抗炎药更强，安全性也更好。

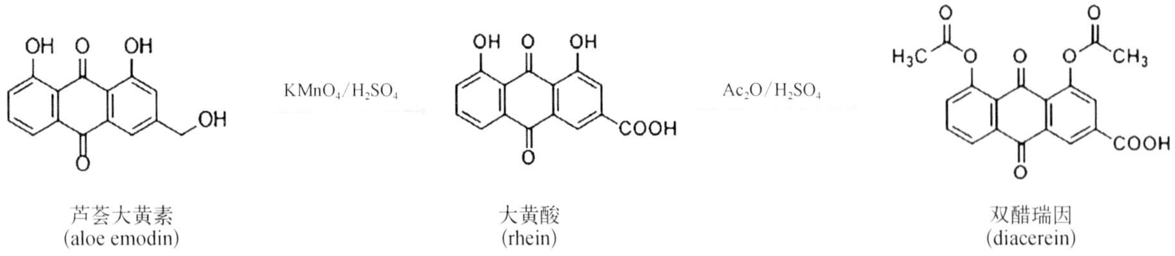

芦荟大黄素 (aloe emodin) —$KMnO_4/H_2SO_4$→ 大黄酸 (rhein) —Ac_2O/H_2SO_4→ 双醋瑞因 (diacerein)

图 4-9 双醋瑞因的合成路线

双醋瑞因能抑制软骨细胞中 IL-1 的产生，从而抑制由 IL-1β 引起的 NO 产生和基质降解，并有效抑制 IL-1 活化的 MAPK 通路，最终达到治疗骨关节炎的目的。双醋瑞因可显著提高大黄酸在体内的吸收，并且改善大黄酸与肠黏膜黏附而导致的副作用。口服后双醋瑞因会被迅速吸收，转化为它的活性代谢产物大黄酸并快速分布到靶组织，降低软骨细胞表面 IL-1 受体的数量的同时减少 NO 和 MMP 的产生，增加 IL-1ra 的浓度，降低 IL-1 与受体结合。但在临床试验中发现，长期服用双醋瑞因的患者，尤其是老年患者容易产生腹泻的副作用，因此，患者需要建立良好的胃肠道耐受性，也可与其他非甾体类抗炎药联合应用。

综上所述，炮制可改变大黄的药性，即"生泻熟缓、生熟异治"。生大黄主归大肠经，以泻热通肠力胜；蒸制成熟大黄后主归肝经，泻下力缓，长于活血化瘀。这一传统认识已被中医药界广泛接受，并贯彻于临床实践，指导着对于"生大黄"和"熟大黄"的选用。

（二）青黛

1. *青黛的功效*　中药材青黛“Indigo Naturalis”，为爵床科植物马蓝 *Baphicacanthus cusia*（Nees）Bremek.、蓼科植物蓼蓝 *Polygonum tinctorium* Ait.、十字花科植物菘蓝 *Isatis indigotica* Fort. 的叶或茎叶，经加工制得的干燥粉末、团块或颗粒。青黛在医药领域的应用有较长的历史，最早以“蓝实”为名载于《神农本草经》，被列为上品，味苦寒，具“主解诸毒”等功效。《中国药典》记载青黛味咸，性寒，归肝经，有清热解毒、凉血消斑、泻火定惊之功效，可用于温毒发斑、血热吐衄、胸痛咯血、口疮、痄腮、喉痹、小儿惊痫等，临床取 1.5～3 g 入丸散用或外用。现代药理学研究表明，青黛具有抗肿瘤、抑菌、镇痛、抗炎、调节免疫等作用，在临床上已用于治疗溃疡性结肠炎、银屑病、特应性皮炎和急性早幼粒细胞白血病等。

2. *青黛的植物基原演变及功效物质基础*　青黛是多来源中药，其来源植物最早在汉代以“蓝实”为名载于《神农本草经》，后《名医别录》提到：“其茎叶，可以染青。生河内。”宋代《证类本草》记载不再使用木蓝作为青黛来源，增加了福州马蓝和江宁吴蓝。当代，由于马蓝具有种植范围大、易栽培和产量高的特点，因而成为生产青黛的主要原料。《中国药典》规定青黛来源于十字花科菘蓝、蓼科植物蓼蓝和爵床科植物马蓝，其中以菘蓝为主。这三种植物的叶或茎叶中含有一系列共同成分，包括吲哚苷、靛蓝、靛玉红、色胺酮等（图 4－10）。

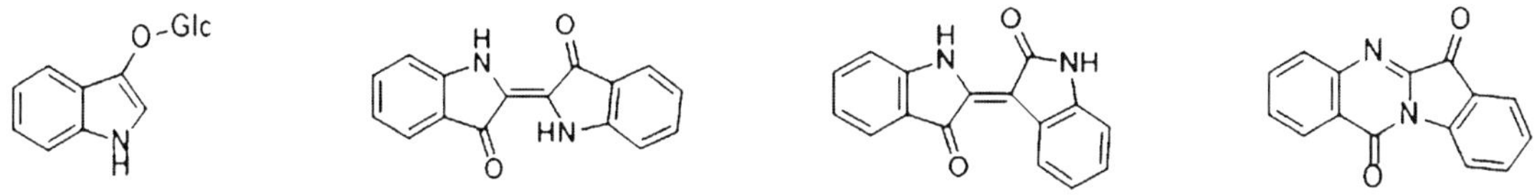

吲哚苷 (indole glycoside)　靛蓝 (indigo)　靛玉红 (indirubin)　色胺酮 (tryptanthrin)

图 4－10　菘蓝、马蓝、蓼蓝的叶或茎叶的主要成分

在原植物中，吲哚苷的含量较高，靛蓝、靛玉红、色胺酮等含量较低，可通过特殊的炮制工艺由其他成分转化而来。古法炮制过程中加入石灰，可营造碱性环境，促进靛蓝和靛玉红的生成。然而，由于传统精制工艺的局限性，青黛中石灰等杂质含量太高。随后，人们采用水飞法精制粗靛为靛花，成功减少了石灰含量，并显著提高了靛蓝和靛玉红的含量。据《本草纲目》记载，将粗靛搅起的浮沫，即靛花，被视为青黛的正品。李中梓的《本草通玄》中也提到，“今惟以靛花充用，然干靛多夹石灰，须淘澄去，净取浮标用”，说明靛花的品质远胜于粗靛。江西中医药大学杨明团队应用现代分析技术对粗靛与靛花进行质量对比研究。通过两者的质量对比，发现粗靛与靛花的共有成分有 12 种，分别为靛蓝、靛玉红、色胺酮、靛红、异靛蓝、氨基苯甲酸、2,4－喹唑啉二酮、吲哚醇、吲哚、腺嘌呤、缬氨酸、脯氨酸，其中靛蓝、靛玉红被证明是青黛中含量最高的活性成分。另外，还发现靛花中靛蓝的含量是粗靛中的 4.1 倍，靛玉红含量是粗靛中的 1.7 倍，而总灰分较低（表 4－1）。药效学研究也表明，靛花较粗靛的解热作用更明显，起效更快且药效更持久。根据《中国药典》记载，靛蓝和靛玉红是评价其质量标准的指标，并且规定其质量标准的最低要求分别为 2% 和 0.13%。以上反映了炮制后靛蓝和靛玉红含量的增加提高了药理活性，推测靛蓝、靛玉红可能是青黛中发挥药理作用的物质基础。

表 4－1　靛花与粗靛中靛蓝、靛玉红、灰分的含量比较

样品	靛蓝（%）	靛玉红（%）	灰分（%）
粗靛	2.09	0.33	65.23
靛花	8.49	0.56	54.58

3. 青黛及其功效物质的临床与药理研究　青黛及其制剂的临床应用多见于消化科、皮肤科、五官科、血液科、感染科等科室，高频病种有溃疡性结肠炎、银屑病、口腔溃疡、带状疱疹、白血病等(表4-2)。

表4-2　青黛应用涉及的临床疾病分类及病症名

序号	疾病分类(总频次/次)	病症名(病症频次/次)
1	消化科(827)	溃疡性结肠炎(570)、消化性溃疡(61)、外部原因引起的结肠炎或直肠炎(35)、溃疡性直肠炎(32)、放射性直肠炎(22)、腹泻(19)、胃炎(13)、放射性肠炎(8)、食管炎(6)、直肠炎(5)、便秘(5)、放射性食管炎(5)、其他(46)
2	皮肤科(802)	银屑病(349)、带状疱疹(113)、湿疹(98)、玫瑰糠疹(40)、压疮(30)、胀疱病(18)、尿布皮炎(17)、慢性单纯性苔藓(14)、皮肤溃疡(13)、烧伤(10)、单纯疱疹病毒感染(8)、带状疱疹所致急性脑神经病变(8)、肛门瘙痒(7)、外阴生殖器溃疡(6)、痤疮(6)、激素依赖性皮炎(5)、其他(60)
3	五官科(532)	口腔溃疡(309)、放化疗后口腔黏膜病(45)、单纯疱疹性口炎(38)、咽喉炎(25)、口腔念珠菌病(19)、口腔黏膜炎(18)、急性扁桃体炎(12)、中耳炎(10)、鼻衄(8)、颌骨牙槽骨炎(7)、其他(41)
4	血液科(153)	白血病(101)、骨髓增生异常综合征(38)、其他(14)
5	感染科(149)	腮腺炎(91)、手足口病(21)、乙型肝炎(9)、传染性单核细胞增多症(5)、结核病(5)、其他(18)
6	妇科(104)	宫颈糜烂(44)、宫颈炎(18)、人乳头瘤病毒感染(8)、阴道炎(8)、外阴瘙痒(6)、其他(20)
7	呼吸科(87)	咳嗽(23)、肺炎(13)、支气管炎(13)、哮喘(11)、支气管扩张(9)、感冒(7)、其他(11)
8	风湿免疫科(42)	过敏性紫癜(22)、白塞综合征(14)、痛风(5)、其他(1)
9	其他(117)	术后创口(29)、输液性静脉炎(9)、下肢静脉性溃疡(6)、肛管直肠癌(5)、其他(68)

溃疡性结肠炎在中医里属“痢疾”“泄泻”范畴，湿热内蕴、脾胃失调是其主要原因。青黛性寒，味咸，具有清热燥湿、凉血、解毒和敛疮生肌的功效，能够抑制溃疡、调节免疫、促进肠道创口愈合。此外，青黛清热解毒的功效还与银屑病的“血热”病机契合，血热是银屑病病情发展的关键，清热凉血是其主要治则，青黛治疗银屑病的药证相符。目前，青黛在溃疡性结肠炎和银屑病的临床应用已有诸多研究(表4-3、表4-4)。江苏省南通市中西医结合医院采用青黛散灌肠治疗56例溃疡性结肠炎患者，10 d为一个疗程，56例患者经过青黛散灌肠治疗1个疗程后，有11例治愈(腹痛消除，大便恢复正常，半年内不复发)，经过2个疗程后，36例治愈，5例好转(腹痛缓解，大便基本正常，3月内不复发)，总效率达94.64%。上海中医药大学附属龙华医院采用复方青黛膏和卡泊三醇软膏外用治疗64例轻中度斑块型银屑病患者，在治疗8周后，2组患者愈显率分别为62.50%和70.00%，治疗后复发率分别为29.17%和48.00%，表明复方青黛膏治疗轻中度斑块银屑病的临床效果和卡泊三醇相当，并且复发率更低。

表4-3　青黛应用于溃疡性结肠炎的临床疗效观察

疾　病	样　本	药　物	周　期	疗　效
溃疡性结肠炎	20例中度溃疡性结肠炎患者	青黛胶囊(口服)	8周	提高中度溃疡性结肠炎的缓解率，促进黏膜愈合，改善大便潜血
	86例活动期溃疡性结肠炎患者		8周	3个治疗组均有疗效，临床缓解和黏膜愈合的患者比例均显著上升
	42例轻至中度活动性溃疡性结肠炎患者		2周	治疗组的临床活动指数从9.04显著降低至4.48(P = 0.001)
	43例中至重度活动性溃疡性结肠炎患者		52周	第4周、第8周和第52周临床缓解率分别为67%、76%和73%

表 4-4　青黛应用于银屑病的临床疗效观察

疾　病	样　　本	药　物	周　期	疗　　效
银屑病	15 例银屑病患者	靛玉红（口服）	4 周	痊愈 6 例，显效 5 例，有效 3 例，有效率 93.3%
	26 例寻常型银屑病患者		4 周	基本痊愈 3 例，显著好转 7 例，好转 6 例，有效率 75%
	207 例银屑病患者		16 周	内服组有效率 92.3%，内服加外涂组有效率 94.17%
	14 例斑块型银屑病患者		8 周	第 4 周、第 8 周和第 52 周临床缓解率分别为 67%、76%和 73%
	78 例进行期血热证银屑病患者	青黛软膏（外涂）	8 周	对于银屑病面积和严重程度指数（psoriasis area and severity index，PASI）改善情况，观察组总有效率 85%，明显高于对照组 73.68%

药理实验研究方面，近年来，青黛、青黛提取物、青黛复方制剂治疗溃疡性结肠炎的报道层出不穷。中日友好医院刘丽娟等人研究发现，口服青黛可通过降低炎症因子的表达以降低溃疡性结肠炎大鼠的疾病活动指数、组织学损伤评分等，从而促进肠黏膜的修复。上海中医药大学附属龙华医院郝微微等人研究发现，青黛能下调溃疡性结肠炎模型小鼠脾脏 $CD4^+$ T 细胞比例，调节 Treg/Th17 平衡，发挥治疗溃疡性结肠炎作用。此外，有关青黛在银屑病治疗领域的研究也呈现出显著的数量增长。北京中医药大学李萍课题组研究发现，青黛复方清肝凉血解毒汤可改善小鼠银屑病样皮损，降低表皮细胞的异常增殖，减轻炎症细胞的浸润。福建医科大学王倩的研究表明，青黛治疗后，豚鼠耳郭银屑病样皮损伤减轻，表现为表皮角化过度、角化不全现象明显减轻，棘细胞层变薄，趋于正常，表皮突杵状延伸现象明显减轻或消失，真皮浅层淋巴细胞浸润明显减少。

4. *青黛抗溃疡性结肠炎与银屑病药效评价及作用研究*　基于以上临床与药理实验研究发现，青黛及其制剂在治疗溃疡性结肠炎和银屑病方面具有潜在的治疗潜力，这对中医药的现代应用和发展具有深远的影响。青黛中靛蓝的含量为 2%，而靛玉红的含量为 0.13%，文献报道，靛玉红在 0.78~3 mg/(kg·d)(i.g.)的剂量下，即可显著改善结肠炎相关指标，表现为下调小鼠疾病活动指数，抑制小鼠结肠长度缩短，降低结肠组织髓过氧化物酶(myeloperoxidase，MPO)活力，缓解结肠组织病理损伤，下调结肠组织中前炎症因子表达。而与之对应的靛蓝仅在 4.76~20 mg/(kg·d)(i.g.)的剂量下才能够显著改善小鼠结肠炎症。此外，还对靛蓝、靛玉红、色胺酮的抗结肠炎作用进行了考察。结果发现，口服靛玉红 1 mg/(kg·d)即可显著改善 DSS 诱导的小鼠结肠炎症，缓解结肠长度缩短，并下调结肠 MPO 活力。而同样剂量下，靛蓝和色胺酮并无改善溃疡性结肠炎作用。进一步研究发现，靛蓝和色胺酮在剂量高达 20 mg/(kg·d)时才能够改善小鼠结肠炎症。此外，还对靛玉红在咪喹莫特诱导的小鼠银屑病模型中的作用进行了研究和考察。结果显示，靛玉红能明显改善咪喹莫特诱导的小鼠银屑病，表现为银屑、红斑的减轻。基于此，证实了靛玉红为青黛发挥抗溃疡性结肠炎和银屑病作用的主要物质基础。

目前关于靛玉红的机制研究取得一些进展，简要总结如下(图 4-11)：

(1) 抗炎作用：臧思源应用脂多糖(lipopoly saccharide，LPS)诱导人正常结肠上皮细胞构建溃疡性结肠炎细胞模型，发现靛玉红能够降低促炎细胞因子 TNF-α、IL-12、IL-6 表达量的同时，增加抑炎细胞因子 IL-4 的表达量，还可抑制 PI3K/Akt 信号通路活化，作用于多个治疗靶标。梁艳妮等人先后研究靛玉红对 DSS 所致小鼠溃疡性结肠炎模型的影响，结果显示，炎症细胞浸润减少，IL-6 水平显著降低。此外，还发现促炎细胞因子 IL-8、IL-1β 和 TNF-α 水平显著降低。

（2）免疫调节作用：肠道免疫应答异常，尤其是 $CD4^+$ T 细胞功能紊乱，在溃疡性结肠炎的发生发展中占据重要地位。$CD4^+$ T 细胞在某些特定细胞因子的影响下，可分化为不同的亚型，包括 Th1、Th2、Th17 和 Treg 等。越来越多的证据表明，Th17 细胞比例增多、功能亢进和（或）Treg 细胞比例减少、功能缺失引起的 Th17/Treg 失衡在溃疡性结肠炎的异常免疫应答中发挥着重要作用。临床研究发现，溃疡性结肠炎患者结肠组织中 Th17 细胞比例显著增加，特征性细胞因子 IL－17 水平显著升高。而与之对应的是，溃疡性结肠炎患者外周血和结肠黏膜固有层中 Treg 细胞比例显著减少。动物实验显示，DSS 诱导的结肠炎小鼠敲除 IL－17 后，疾病症状明显减轻。然而，过继性转移 Th17 细胞到免疫缺陷的 $Rag1^{-/-}$ 小鼠，后者出现体重减轻、腹泻和便血等严重的溃疡性结肠炎症状。此外，敲除 C57BL/6 小鼠结肠组织 Treg 细胞，加重 DSS 诱导的溃疡性结肠炎发展进程，而过继性转移 Treg 细胞可显著抑制 $CD4^+$ T 细胞所介导的 $Rag1^{-/-}$ 小鼠结肠炎。提示，通过上调 Treg 细胞比例或下调 Th17 细胞比例来恢复 Th17/Treg 平衡，是治疗溃疡性结肠炎的有效策略。基于此，沈阳军区总医院龚阳主任研究发现，靛玉红主要通过促进 Treg 细胞生成，降低 Th1 相关因子 IFN－γ 并上调 IL－10 表达，抑制 NF－κB 信号通路活化，从而发挥抑制小鼠结肠炎症的作用。

（3）改善肠道菌群，促进肠道屏障作用：尽管目前溃疡性结肠炎的发病机制尚不明确，但肠道菌群失调与溃疡性结肠炎发病的关系是近年的研究热点，临床试验显示，溃疡性结肠炎患者与健康人群的肠道菌群存在明显差异，表现在结构多样性的降低，主要是共生菌数量的减少。此外，通过提取健康人群的粪便，对功能菌群进行分离，并进行粪菌移植，对难治性复发的活动期溃疡性结肠炎患者显示出较好疗效。基于此，梁艳妮等人通过建立 DSS 诱导的小鼠结肠炎模型，对小鼠粪便进行 16S rRNA 测序分析，发现靛玉红可明显降低结肠炎小鼠的微生物群多样性，表现为增加益生菌［如 *norank _f_ Muribaculaceae*、拟普雷沃氏菌属（*Alloprevotella*）和乳酸杆菌］的相对丰度。随后，减少炎症相关因子 TNF－α、IFN－γ、IL－12、IL－23 及 IL－17A 的释放，以此抑制小鼠结肠炎的发生发展。

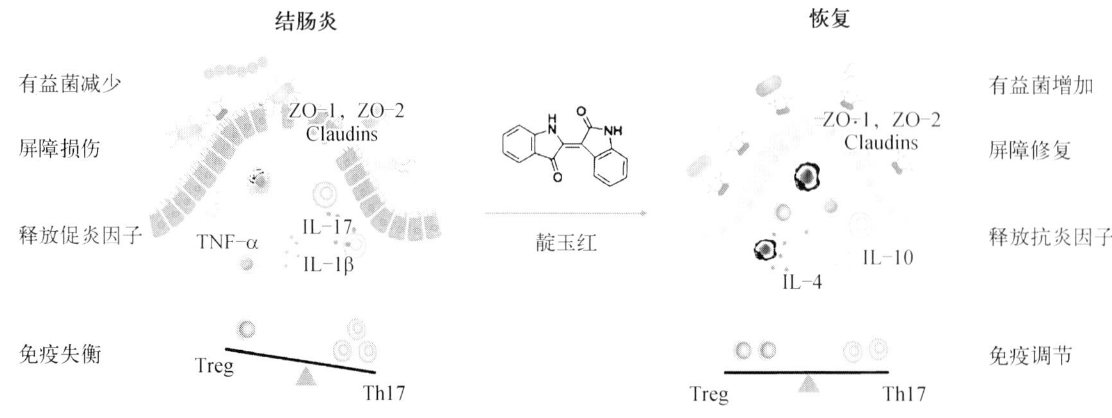

（彩图 4－11）

图 4－11　靛玉红抗溃疡性结肠炎的机制研究

注：ZO－1 为带状闭合蛋白 1（zonula occludens－1）；ZO－2 为带状闭合蛋白 2（zonula occludens－2）；Claudins 为紧密连接蛋白

5. 炮制促进青黛药效成分富集

（1）青黛炮制工艺：青黛的加工炮制工艺历史悠久，最开始记载于北魏贾思勰的《齐民要术》："刈蓝倒竖于坑中，下水，以木石镇压，令没。热时一宿、冷时再宿，漉去荄，内汁于瓮中。率十石瓮，着石灰一斗五升，急抨之，一食顷止。澄清，泻去水。别作小坑，贮蓝淀着坑中。候如强粥，还出瓮中盛之，蓝淀成矣。"通过对青黛古法炮制工艺进行研究，可以将传统炮制工艺分为 3 个环节：浸泡、打靛、粗靛精制（图 4－12）。其中，在打靛中加入石灰在青黛的炮制过程中起着非常重要的作用，不仅提供了碱性环境促成靛蓝和靛玉红的生成，而且提供碳酸钙作为靛蓝和靛玉红的载体。由于传统精制工艺落后，使青黛中含有石灰等杂质，后来人们开始使用水飞法精制青黛，这不仅减少了石灰的含量，而且提高了有效成分靛蓝和靛玉红的含量。

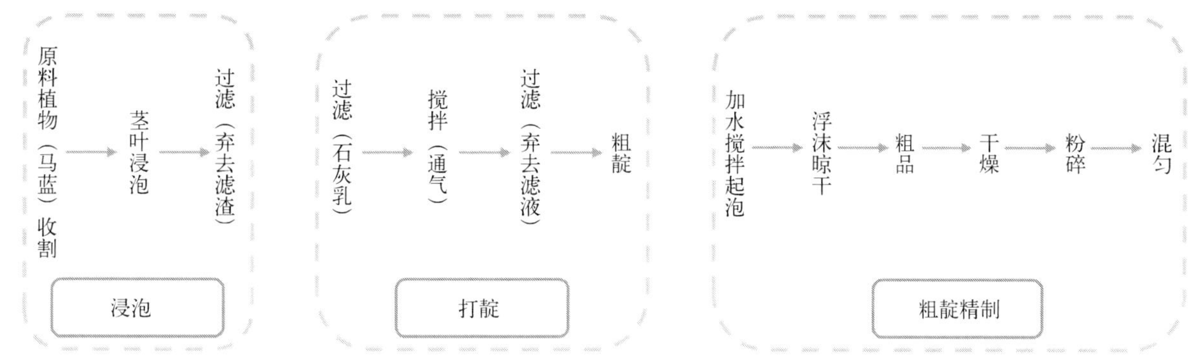

图 4－12　青黛的炮制工艺

（2）青黛炮制增加靛蓝和靛玉红的含量：青黛的有效成分靛蓝和靛玉红在原植物中的含量较低，可通过特殊的炮制工艺使其由其他成分转化而来。在马蓝、蓼蓝等植物的茎叶中含有大量的前体物质吲哚苷，通过浸泡茎叶中的吲哚苷在微生物作用下糖苷键断裂，生成吲哚酚；吲哚酚在加入石灰乳所提供的碱性环境下生成吲哚酚阴离子，吲哚酚阴离子发生烯醇互变，生成吲哚酮；再通过“打靛”过程中的不断搅拌，引入空气中的氧气，2 分子的吲哚酮在碱性环境下发生氧化缩合，生成靛蓝。另外，1 分子的吲哚酮在碱性环境下氧化成吲哚酚自由基，1 分子的吲哚酚自由基进一步氧化成吲哚满二酮，最后 1 分子的吲哚酮和 1 分子的吲哚满二酮发生氧化缩合，生成靛玉红（图 4－13）。由此得出，靛蓝和靛玉红是通过 2 种不同的偶联途径而生成的。

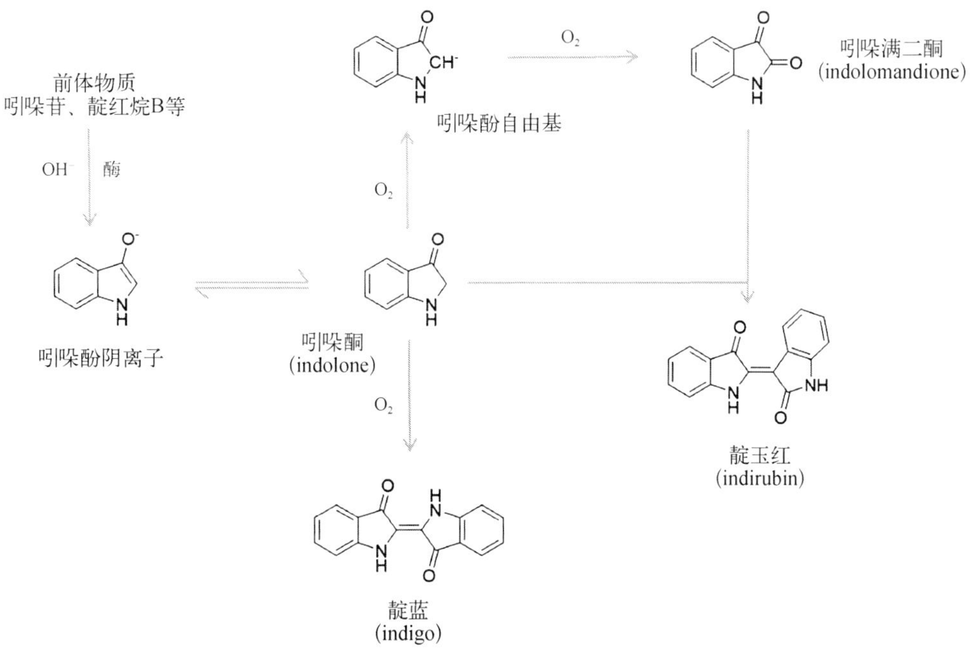

图 4－13　青黛炮制原理

（3）青黛的传统炮制工艺优化：近年来，青黛及其制剂的治疗范围不断扩展，其中有效成分靛玉红的药用价值引起人们的高度关注，提高靛玉红的含量值得研究。为了解决青黛传统炮制工艺存在的问题，提高其有效成分靛蓝和靛玉红的含量，人们开始基于炮制原理优化青黛炮制工艺。多位学者对影响产品质量的炮制工艺因素进行了研究，发现酶促反应条件、“打靛”工艺中加入的石灰量、制靛环节浸泡液中氧气的含量等至关重要。将前体物质转化为吲哚酚不仅需要碱性环境，还需要有酶的作用。酶促反应受很多因素的影响，最终会影响到靛蓝和靛玉红的含量。2009 年，成都中医药大学寥婉团队以 β-葡萄糖苷酶活力为评价指标，考察了 pH、反应温度、底物浓度和反应时间对酶促反应的影响，最终得出酶促反应的最适 pH 为 6.0，最适温度 55℃，底物浓度 25 mmol/L，反应时间 45 min。在“打靛”工艺中，石灰为青黛的生产过程提供了一种碱性环境，以促进吲哚酚氧化缩合成靛蓝和靛玉红，同时也是靛蓝和靛玉红沉降的载体。2008 年，成都中医药大学陈雪梅团队考察了碱性环境和石灰加入量对靛蓝和靛玉红含量的影响，最后综合两者结果，加入 3% 的 NaOH、2% 的石灰打靛 20 min 得到的靛蓝和靛玉红含量较高。2009 年，寥婉团队也考察了石灰加入量的影响，以粗靛收率和成品收率为评价指标，结果表明，石灰加入量为 10 g 时收率最高，但与加入 8 g、9 g 时差别不大，从节约成本的角度考虑，选择石灰加入量为每 100 g 马蓝茎叶加入 8 g 石灰。另外，靛玉红的产率随着通入空气时间的延长而增加，故在浸泡液调节 pH 前，先通 30 min 空气以增加其中氧气含量，可最终实现靛玉红含量的提高。优化后的青黛制备工艺如下：将鲜叶置于 pH 约为 7 的 60℃ 自来水中，其中水体积：鲜叶质量（mL：g）为 15，浸泡 48 h 后，过滤除去叶渣，滤液通空气 30 min，加氨水调节滤液 pH 至 10.5，再通空气 180 min，加入 10% 新制的石灰乳（取鲜叶质量 10% 的生石灰，加入 10 倍量的沸水中，不断搅拌，形成混悬液，即可），搅拌均匀后静置 24 h，过滤取沉淀，干燥后即得粗靛。

思考题

（1）青黛制作工艺中需加入适量石灰，被认为是活性成分靛蓝和靛玉红形成的关键因素。而添加石灰的操作同样存在于其他中药炮制过程，如半夏或马钱子。请结合不同中药品种分析思考加石灰是否存在共性化学转化机制，其与药性、功效或毒性间存在怎样的关联？

（2）请结合相关文献，总结大黄在炮制前后的主要化学成分变化，预测其泻下、清热、解毒功效的物质基础。

（3）请查阅文献，从传统中药的炮制方法（如酒制、醋制或炒炭等）中任选一种，分析其对某一中药药性及药效的影响。结合相关文献，详细探讨其研究思路、研究方法和研究结论，并评估该研究的结果是否与中医药典籍中记载的炮制前后功效变化相吻合。

（4）在阐释中药传统炮制工艺的科学内涵后，我们还能做什么？请举例说明。

第五章
基于中药代谢途径的研究策略

一、本策略的提出背景与内在逻辑

中药性味、归经、功效来源于临床，中药的药性和药效不是根据中药本身的物理、化学等属性论定的，而是根据中药作用于人体异常功能态——“证”的效应而论定的，对不同的“证”表现出的不同作用性质即为药性，对不同的证产生的不同调节效应规定为功效。中药给药方式大部分以煎煮后口服为主，其在体内发挥作用需要通过以下几个环节：口服给药后，经消化道、肠道菌群作用生成由中药固有成分及其代谢产物组成的混合物，其中有的直接被排泄、有的被选择性吸收进入血液循环；进入血液循环的成分经过肝脏，在肝脏药物代谢酶的作用下，全部或部分发生生物转化而生成新的物质；通过肝脏后，进入全身的血液循环，与血液中的血浆蛋白发生可逆性结合；最后，随血液循环到达全身各个部位的靶器官、靶组织，与靶细胞膜或细胞内特异性的酶或受体结合，进而影响细胞内信号通路产生生物学效应，最终发挥药理作用。因此，中药功效所对应的物质基础可能是其本身含有的成分，也可能是药物与机体相互作用后发生化学变化的代谢产物。

中药本身化学成分复杂，有效成分被吸收入血后，在以血液为载体输送到靶标的过程中，可产生众多代谢产物，有些化学成分之间可相互转化，导致复杂性级数增长。因此，为更清晰地阐明中药功效对应的物质基础，揭开中药治病机制的“黑箱”，开展中药物质基础的体内代谢研究至关重要。

二、本策略的研究思路

（一）单一（类）活性化合物代谢途径的研究思路

许多中药成分临床应用有效，但在测试模型（整体动物、离体器官、细胞和分子等模型）上无法获得药效验证，此时应考虑其是否存在代谢转化过程。单一活性成分的代谢分析一般遵循结构相似化合物可能具有相似的代谢规律，可通过中药代表成分推测同类化合物的代谢情况。具体来说，从中药中选定一种典型有效单体，研究其体内代谢过程及代谢物质变化，确定代谢规律；随后，用高剂量中药水提液验证其入血成分和代谢产物，根据相似有效成分其代谢方式相同的规律，鉴定其他代谢成分（图 5－1）。

（二）中药整体成分代谢变化的研究思路

由于中药具有多成分、多靶标起效的特点，其作用模式不同于单一成分的天然产物药物或化学药物。为了从整体性角度阐明中药体内代谢过程，兼顾多类化学成分的相互作用，研究人员发展了以中药整体成分代谢变化为研究对象的功效物质研究思路（图 5－1）。

1\. *基于中药入血成分的研究思路（血清药物化学/血清药理学）*　一般认为，中药成分需要首先吸收入血才能发挥药效。口服给药后药物可经消化道直接吸收入血，或是进入胃肠道与消化液、消化酶、肠道菌群发生作用后被吸收入血，抑或经肝代谢成有活性的代谢产物后入血。经上述途径，中药中的有效物质以血液为媒介输送至靶标而起效。因此，给药后血清中检测到的成分才是中药在体内直接发挥作用的物质。在该推理和认识下，相应发展了中药血清药物化学和血清药理学。中药血清药物化学是

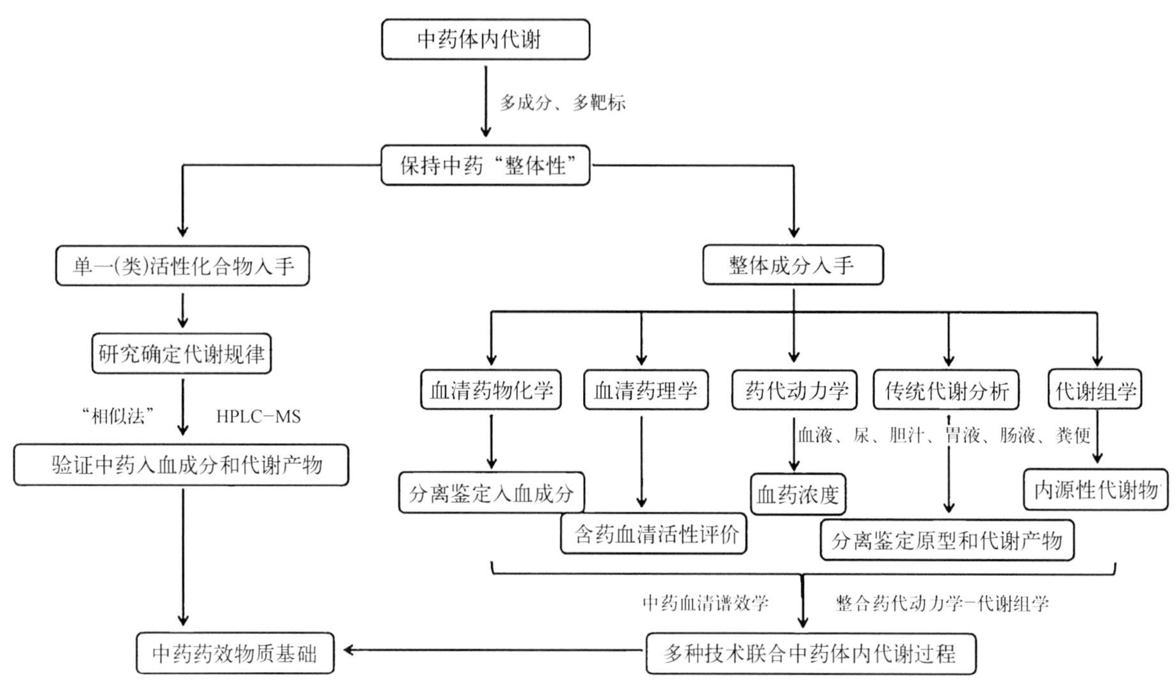

图 5-1　基于中药代谢途径的研究策略

以经典的药物化学的研究手段和方法为基础,运用现代分离技术及多维联用技术,分析鉴定或表征口服中药后人或动物血清中的移行成分,并阐明其活性与中药传统功效的相关性,确定中药功效物质基础,并研究其体内过程的应用学科。中药血清药理学是指将中药或中药复方经口给动物灌服,在一定时间后采集动物血液、分离血清,用含有药物有效成分的血清进行体外和体内实验的一种实验技术。将中药血清药物化学与血清药理学相结合,为中医药的现代研究提供了新的研究思路和方法,逐步应用于中药复方的药效评价和药理学研究。

中药药效成分的体内浓度,尤其是靶组织的浓度,对于中药发挥药效至关重要。高含量中药成分在给药后的体内暴露水平不一定也高,给药后体内暴露水平显著的中药物质不一定是中药所含的成分,因此需要通过药代动力学监测相关成分在体内的血药浓度。中药血清谱效学采用 HPLC、气相色谱法(gas chromatography, GC)、超高效液相色谱质谱联用(ultra-high performance liquid chromatography-mass spectroscopy, UPLC-MS)、红外色谱(infrared chromatograph, IR)等技术获得中药及含药血清的指纹图谱,以尽可能全面地表征中药入血成分的化学信息,得到所谓的“谱”;再结合体内外药理实验获得中药的药效信息:① 采用传统药理学,从动物整体水平获得反映中药药效的信息。② 结合血清药理学,从组织器官、细胞水平等不同层次获得能够反映中药药效的信息,也就是所谓的“效”;进一步通过数据分析,将“谱”和“效”进行有机结合,构建中药血清的“谱-效”关系学,从而筛选出与药效关系密切或对药效贡献度大的特征峰;最后在筛选出特征峰的基础上,采用液质色谱-质谱法(liquid chromatography-mass spectroscopy, LC-MS)等技术及参考文献报道,对特征峰的化学信息进行比对,从而明确特征峰的化学结构。

2. 基于中药原有成分与代谢产物变化的研究思路　传统代谢分析采用整体动物进行代谢研究,通过给药后对动物血液、尿、胆汁、胃液、肠液、粪便等进行分析、分离,进一步采用 GC、HPLC、MS 等技术分析、分离样品中的中药原型及其代谢产物。此方法可对中药的体内影响充分整合,能全面反映中药代谢的体内整体特征,从而发现中药在体内真正发挥药效的物质。

内源性代谢物组是“基因—蛋白质—新陈代谢产物”整个生命活动链的终点集合体,所反映的就是疾病、中药对生命体作用所产生效应的最终结果和表现。任何外源物质、病理生理变化或遗传变异的作用都会反映到各种生物学途径上，对内源性代谢物质的稳态平衡产生干扰，从而使内源性代谢物中各种物质的浓度和比例发生变化。相反，内源性代谢物组的变化是通过中药体内代谢物组的变化而引起的，由此可见，"机体代谢物—疾病—中药药效作用"环环相扣，是一个动态的、紧密联系的整体过程。代谢物组则是连接的枢纽和中心，是揭示生命过程和疾病的本质，是阐明中药作用的药效物质基础的核心，因此，应用数据挖掘技术，逆向追踪，找出药材与"代谢标识物"相关联的化合物群，进一步阐明中药药效成分与引起内源性代谢物组变化的关系。

近些年出现了以整合药代动力学-代谢组学为基础的中药药效物质基础研究，以代谢组为桥梁，从机体对中药产生的内源性小分子应答角度，通过同时监测中药原型及代谢成分（药代）和内源性小分子代谢物（代谢组）的变化，将二者通过多变量统计分析技术进行关联。王喜军提出"中医方证代谢组学"，即在利用代谢组学技术充分认识中医证候/病的生物学本质，确定其生物标志物的基础上，复制与证/病关联的动物模型，建立中药药效的生物评价体系；同时，利用中药血清药物化学方法，分析口服方剂后的中药体内直接作用物质及其动态规律，并结合内源性证/病的生物标志物（中药药效标志物）的轨迹变化规律，建立血清中外源性中药成分与内源性标志物两组变量关联度分析方法，提取与内源性标志物高度关联的外源性中药成分作为潜在的中药药效物质基础并进行生物学验证，发现并确定中药代谢药效物质基础。

三、研究案例

（一）桑白皮

桑白皮 *Morus alba* L. 为双子叶植物桑科桑除去栓皮后的干燥根皮，始载于《神农本草经》，其味甘，性寒，归肺、脾经。桑白皮具有泻肺平喘、行水消肿、活血祛瘀、化痰止嗽、生津止渴、通淋止痛等作用。

为研究桑白皮中平喘的药效物质，研究人员首先探索其入血成分，以及是否有代谢转化类成分。将桑白皮水提取物给小鼠灌胃，并采用 3D－HPLC 分析了 20 min 的血样、24 h 的尿样及 3~6 h 的胆汁样品中的成分。与给药前比较，给药后收集的血清样品中新出现了 M－1 和 M－2 这 2 种成分；在尿样中检出了 3 种新出现的成分，即 M－3、M－4 和 M－5；在胆汁中共检出新出现的 4 种成分，即 M－1、M－3、M－4 和 M－5。经结构解析证明，M－1 为桑白皮苷（mulberroside A），M－2 为顺式桑白皮苷（*cis*-mulberroside A），M－4 为氧化白藜芦醇（oxyresveratrol）。M－3、M－5 为新的代谢产物，其结构分别为 oxyresveratrol－2, 3′－di－*O*－*β*－di-glucuronide 和 oxyresveratrol－2－*O*－*β*－*D*－glucuronide－3′－*O*－sulfur（图 5－2）。

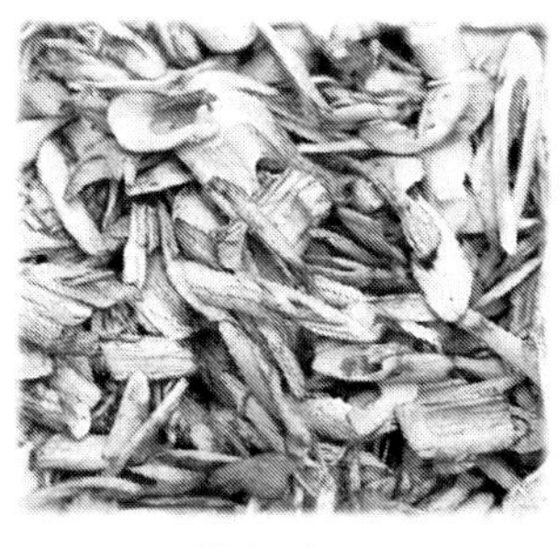

桑白皮

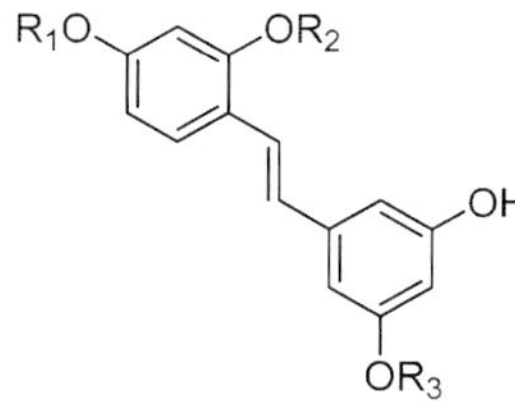

桑白皮苷
（mulberroside A）

M-2：顺式桑白皮苷
（*cis*-mulberroside A）

M-1　$R_1=R_3=Glc$，$R_2=H$
M-3　$R_1=H$，$R_2=R_3=GlcA$
M-4　$R_1=R_2=R_3=H$
M-5　$R_1=H$，$R_2=GlcA$，$R_3=SO_3$

（彩图 5－2）

图 5－2　桑白皮及体内活性代谢产物

进一步验证桑白皮成分是否具有平喘作用。结果表明，M－1 和 M－2 对由组胺引起的气管平滑肌痉挛无解痉效果；相反，代谢产物 M－3、M－4 和 M－5 却显示明显的平滑肌松弛效果。上述结果表明，尽管桑白皮苷是桑白皮的主要成分，但真正的平喘有效成分可能是其代谢产物。如果按照常规研究方法，真正的活性化合物 M－4 可能会被忽视或遗漏，因为其在桑白皮水提取物中的含量极低，只有经口服由体内代谢后才会大量形成。因此，在面对体内外药效不一致的情况下，特别是中药原型成分难以通过活性跟踪方式找到时，需要适时考虑其代谢转化过程，以便准确发现中药真正起效的药效物质。

（二）牛蒡子

牛蒡子为菊科植物牛蒡 *Arctium lappa L.* 的干燥成熟果实，又名"大力子""恶实"。牛蒡子味辛、苦，性寒，归肺、胃经。首载于《名医别录》，被列为中品；《本草经疏》记载："恶实至秋而成，得天地清凉之气，为散风除热解毒之要药"。牛蒡子具有泻热解毒、润肺透疹、利咽喉痛之功效，在临床上主要用于治疗风热感冒、肺热喘咳、咽喉肿痛、鼻炎、痄腮、丹毒、疽肿疮毒及出疹性疾病等。牛蒡子化学成分丰富，目前从牛蒡子中分离得到的化合物主要有木脂素类、挥发油及脂肪酸类、萜类、酚酸类化合物等。药理学研究表明，牛蒡子主要有抗肿瘤、抗炎、治疗糖尿病、抗菌及抗病毒作用。近年来，国内外学者对牛蒡子药理作用的研究主要集中在对牛蒡苷和牛蒡苷元的活性研究上。

牛蒡子药材中含量最高的成分是木脂素类，其中牛蒡子苷的含量远高于其他组分，占总有效部位的55%，是中药牛蒡子的量丰特征性成分，其含量为 5.3%～7.3%，平均为 6.7%。而牛蒡子苷元的含量仅有 0.5%～1.5%，平均为 0.55%。牛蒡子苷作为《中国药典》的牛蒡子质量标准，按规定其含量不能低于5.0%。牛蒡子苷是牛蒡子苷元的前体物质，进入体内后可在消化道内 β－葡萄糖苷酶的作用下转变为牛蒡子苷元，推测后者进入血液循环后发挥各种药理作用（图 5－3）。

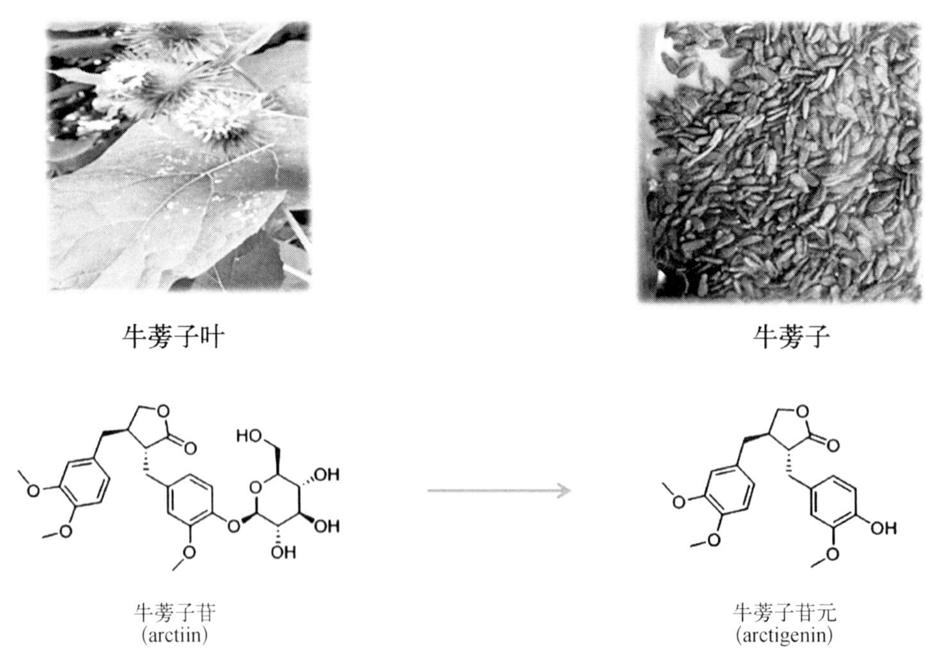

（彩图 5－3）

图 5－3　牛蒡子及其体内活性代谢产物

现有研究结果表明，被哺乳动物摄入体内的牛蒡苷可被脱糖转化为牛蒡苷元，这是牛蒡苷在机体内发生的第一步代谢反应。在药代动力学研究中，牛蒡苷元在胃肠道中比较稳定，在经过肠道菌群代谢后牛蒡苷元仍为主要功效成分。在组织分布实验结果中显示，牛蒡苷元广泛分布于肝、肺、心、脾和肾等组织中，其在肺中的含量较高，并且与血浆具有较强的结合力，有利于发挥润肺平喘功效。

为进一步明确牛蒡苷元是否为牛蒡子的功效物质基础,研究人员通过血清药理学的研究模式和策略探索了牛蒡苷元的药代动力学特征信息。通过对大鼠和比格犬静脉注射、口服、皮下和舌下给药,观察苷元药代动力学和组织分布。采用大鼠及比格犬作为模式动物,探索了不同给药方式,包括静脉注射、皮下注射及舌下给药,牛蒡苷元在血浆中的变化图谱。首先对大鼠的给药方式进行研究,发现口服牛蒡苷元会影响药代动力学稳定性,不是一种合适的给药方式;牛蒡苷元皮下给药的生物利用度(F)为 116%,表明其具有较高的皮下给药生物利用度。对比格犬的给药研究发现,舌下给药的 F 72.5%,表明其舌下给药具有较高的生物利用度。

进一步对大鼠给药后牛蒡苷元的组织分布进行探索,发现牛蒡苷元摄入 0.5 h 后,肠道、肝脏和心脏的浓度达到峰值;胰腺、肾脏、血浆、胃中含有少量牛蒡苷元;在肌肉、卵巢、肺、脂肪、脾脏、大脑、睾丸、子宫和骨髓的组织提取物中检测到很低浓度的牛蒡苷元。给药后 6 h,牛蒡苷元在各组织中的浓度不变,而脂肪、脾脏、大脑、睾丸(雄性大鼠)、子宫(雌性大鼠)和骨髓中的牛蒡苷元含量则会变低。

测定牛蒡苷元的血浆蛋白结合率和微粒体稳定性。在血浆蛋白结合实验中,牛蒡苷元被稀释到不同浓度的人类、比格犬或大鼠血浆。当牛蒡苷元以不同浓度(0.067 2 mmol/L、0.269 mmol/L 和 1.075 mmol/L)在血浆中时,在人或大鼠血浆中的血浆蛋白结合率几乎为 100%,在不同浓度的比格犬体内的结合率分别为 100%、99.9%和 99.8%,表明牛蒡苷元在人、比格犬、大鼠等血浆具有较强的结合能力。

综上,研究人员结合单一活性成分追踪—血清药理学—入血成分代谢产物变化的整体研究思路,对牛蒡子及其活性成分牛蒡苷元的体内代谢进行了研究。明确了牛蒡子的重要功效物质基础及代谢途径,发现牛蒡苷元入血后会在体内广泛分布,在多个组织发挥作用。

(三) 茵陈蒿汤

茵陈蒿汤源于张仲景的《伤寒论》,“茵陈六两,栀子十四枚,大黄二两。上三味,以水一斗二升,先煮茵陈,减六升,内二味,煮取三升,去滓,分三服”。该方主治湿热黄疸证,适用于急性黄疸型传染性肝炎、胆囊炎、胆石症及钩端螺旋体病等引起的黄疸。基于中药整体变化的研究策略,针对茵陈蒿汤入血成分及其代谢产物的变化,研究人员对茵陈蒿汤的物质基础进行了系统研究。制备茵陈蒿汤供试品溶液 10 批,通过对指纹图谱共有峰的来源认定茵陈蒿汤指纹图谱 15 个共有峰中,2、3、6、7、8、9、10、11、12、14 号共 10 个峰均来源于单味药茵陈蒿;2、4、5 号峰来源于单味药栀子;1、13、15 号峰均来源于单味药大黄;2、5、7、14、15 号峰分别为绿原酸、京尼平苷、6,7-二甲氧基香豆素、茵陈色原酮、大黄酸,除绿原酸为茵陈蒿、栀子共有外,其余各峰均是各单味药所特有。三味药相煎并未产生新的色谱峰。

对茵陈蒿汤的入血成分进行研究,发现 19 个原型成分和 2 个代谢产物。若有效成分在体内存在时间极短,同时不能维持有效的血药浓度,那即便是入血成分也不是物质基础,因此,研究人员以“易于检测,吸收快,消除慢,具有较高血药浓度并能维持较长平台期”为标准,对茵陈蒿汤的药代动力学进行了研究。研究结果表明,在 21 个峰中有 3 个行为较好峰,其分别是来源于君药(茵陈)、臣药(栀子)、佐药(大黄)中的 6,7-二甲基香豆素、京尼平苷和大黄酸。推出这 3 个化合物为茵陈蒿汤的功效物质基础,进一步对此 3 种成分进行验证,按照三三配伍为一组,两两分别配伍为一组或单独成组的研究方法,分别将其与原复方进行药动学和药效学研究对比。选择能够反映临床肝胆性疾病的四氯化碳(carbon tetrachloride, CCl_4)、α-萘基异硫氰酸酯(α-naphthylisothiocyanate, ANIT)、乙醇、D-氨基半乳糖造成的急性肝损伤动物模型进行评价。实验结果表明,3 种成分组合药效果明显优于 2 种成分组及单成分组,2 种成分组中 6,7-二甲基香豆素和大黄酸优于另外两组,单成分中 6,7-二甲基香豆素最优,三者相须为伍、相使为用,从而确定了 3 个化合物构成的有效成分组合。

最后,对茵陈蒿汤配伍药代动力学的机制进行了初步探索,结果表明,配伍大黄后提高了活性物质 6,7-二甲基香豆素的生物利用度,使其吸收速度加快,消除速度减慢,延长了其在体内的滞留时间;而配伍栀子后使其在血中浓度出现两次峰值栀子中的成分栀子苷促使6,7-二甲基香豆素产生了肝肠循环,增强其药效。

综上,研究人员通过对茵陈蒿汤进行配伍的工艺探索、成分检测、有效成分检测、活性成分追踪、药代动力学检测、代谢产物变化一系列系统的研究,明确茵陈蒿汤这类复杂中药复方的功效物质基础,并据此提出优化的复方配伍比例,为中药复方的进一步推广提供了研究思路与案例(图5-4)。

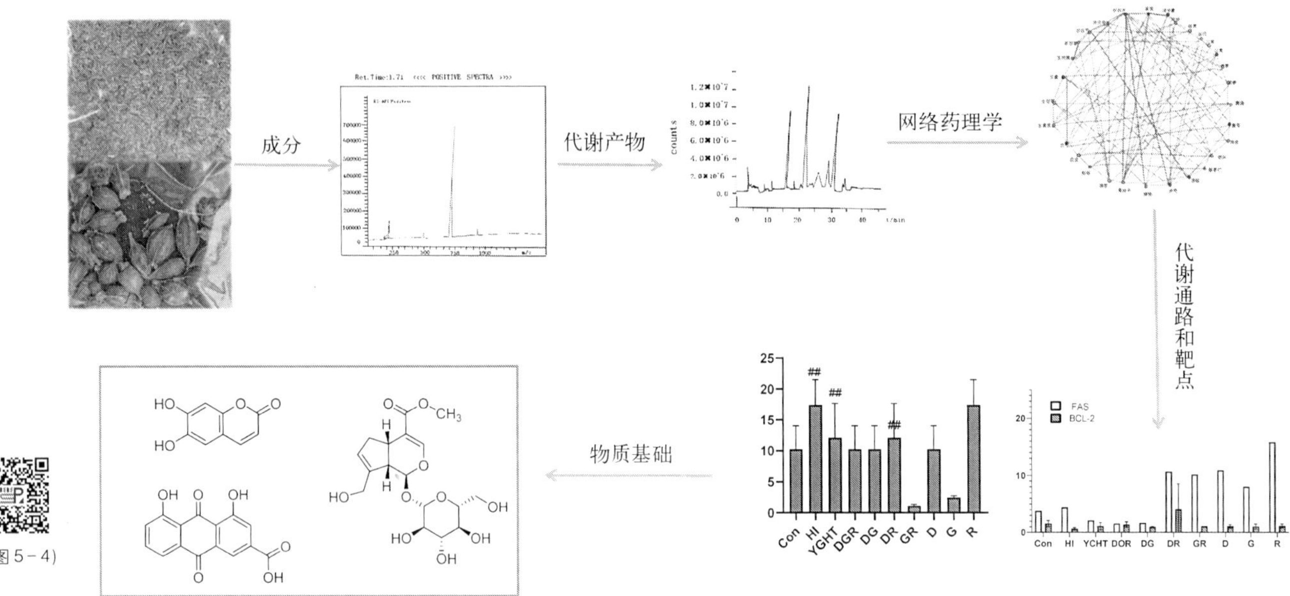

图5-4　茵陈蒿汤的功效物质研究

思考题

(1) 如何证明中药入血成分就是起效成分,举例说明。

(2) 基于牛蒡子的性味归经及传统功效,探讨其功效物质基础。

(3) 中药复方作用机制复杂,从其入血及代谢途径的角度出发,举例阐明中药复方与其功效对应的作用机制。

第六章
基于介观活性物质的研究策略

一、本策略的提出背景与内在逻辑

1972年，诺贝尔物理学奖得主菲利普·沃伦·安德森（Philip Warren Anderson）在著名学术期刊*Science*上撰文，提出由简单粒子构成的聚集体其行为不能由个体性质所推导。相反，在复杂性的每一个层次上，都会出现全新的性质，需要分别进行研究。中国科学院院士唐本忠在2023《财经》年会上指出，生命科学已经到达了分子层次，化学家可以将人体里的任何一个分子还原出来，但却没法把这些分子"堆"成一个人，甚至"堆"成细胞都不行，说明还原是有极限的。

过去近百年，在天然药物化学和多组分分离技术的带动下，中药的化学成分被充分挖掘和解析，现代药理学和化学生物学进一步阐明了中药活性成分的起效机制与作用靶标，并推动了青蒿素、喜树碱等结构明确、药效显著、机制比较清楚的化合物开发成临床药物，形成了基于天然产物的新药创制模式。但该研究模式也存在一定的局限性，如部分中药缺乏体现功效的特征性化学成分，单一或少数筛选得到的成分活性不及全药或粗提物，化合物体外有活性但生物利用度和成药性差，药效/毒效叠加方式和协同机制不清楚，中药活性物质的体内传递过程未明确等。上述现象可以归结为一个长期困扰中药学学科发展的关键科学难题，即中药的多成分是如何形成整体功效的？

为了回答这个问题，国内外研究者提出和发展了多种研究思路、方法和技术，包括组合化学和化学物质组思想、成分敲出/敲入方法、中药谱效关联方法、血清药物化学和药理学结合方法、中药整体药代动力学方法、等效成分群发现技术、分子生物色谱技术和网络药理学技术等。这些思路和方法在解释和发现中药活性组分方面各有优势，对认识中药药效物质基础起到了积极作用。但应该看到，现有方法在不同方面都存在一定的弊端和应用限制。

从物质科学的研究尺度来看，现有的思路和方法都是基于分子维度。而研究中药微观分子与宏观功效的关系本质上是一个跨尺度的科学问题。因此，回到本章开篇，除了还原中药学的分子基础，还应在其他尺度上发现效应来源，这符合中药多分散体系的客观属性。正如生物学领域，尽管各种生物分子及其调控机制不断被阐释，但"细胞是生物体结构与功能的基本单位"的论断并未改变。细胞是生物分子的有序聚集形式，是介观层面的研究对象，其行为特征并不能靠若干生物分子的简单堆砌所推导。近年来，细胞药物的兴起进一步证实分子的有序聚集可以呈现出不同的效应，是新药开发的新模式。基于此，对于活性成分不能体现整体疗效的中药，南京中医药大学乔宏志等人提出"中药功效可能是其构成分子及其特定聚集形式的宏观表现"，并产生了基于介观活性物质的中药功效研究策略。

二、本策略的研究思路

本策略针对在分子层次难以找寻中药活性物质的情形，试图从中药客观物质形态中发现轮廓清晰、可表征描述的介观层次对象，揭示其构造特征及其与功效的关系，研究介观活性物质的组成分子、聚散规律，并发现由此产生的尺寸效应和调控机制，具体研究思路如下（图6－1）。

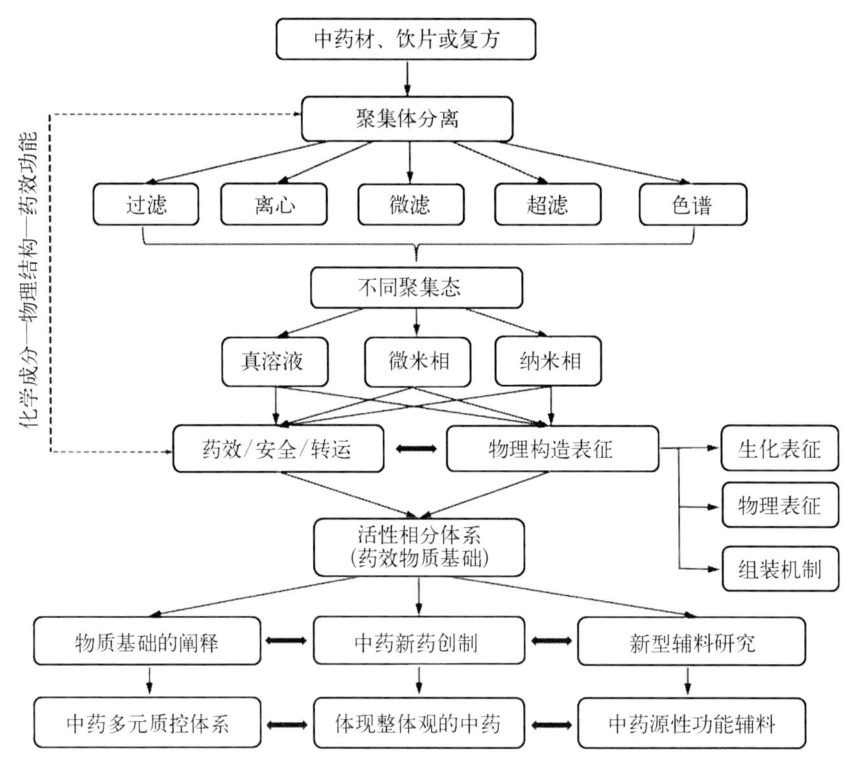

图 6-1　基于介观活性物质的中药功效研究策略

(一) 基于聚集态视角的中药活性物质分离与纯化研究思路

由于传统天然化合物的分离多基于分子极性的不同,常使用大量有机溶剂,这往往导致了中药原有聚集体的破坏。因此,活性聚集体的分离宜采用温和的、非破坏性的分离方法。目前,化工领域常用的分离技术,如离心、微纳滤、离子交换、凝胶色谱、透析等技术可供借鉴使用。此外,近年来开发的非对称流场流分离技术利用垂直方向的外力场和载液使不同粒度的样品发生差速迁移,以达到分离目的。由于该技术的分离腔无填料,流动相允许使用高离子强度载液,无须添加其他改性剂,因此不会影响颗粒尺寸和表面电荷,末端串联其他检测设备,如紫外光谱、电感耦合等离子体质谱仪或颗粒尺寸表征设备,可显著提高分离效率和功能性,是一种有前景的分离技术。

(二) 基于聚集态视角的中药活性物质表征研究思路

表征内容包括几个方面: ① 化学组成和比例的确定可使用现行通用的色谱技术、MS 技术和测序技术等,对活性聚集体的初生、次生代谢产物及无机元素进行全面解析;② 借鉴微纳结构和胶体的表征方法,对活性聚集体的尺度、形貌、电荷、构造、黏度、张力、聚集/分散性和生物物理参数等进行表征;③ 借鉴超分子化学原理和检测技术,研究分子的组装机制,明确分子互作的热动力学参数、组装规律和触变条件。

(三) 基于聚集态视角的中药活性物质生物转运与效应机制研究思路

借鉴生物药剂学、药代动力学的理论和方法,研究中药活性聚集体的吸收、分布、代谢、排泄等生物转化过程,揭示其跨越生物各级屏障的路径和机制,使用合适的药理模型评价活性聚集体的药效学和起效协同性,深入阐述活性聚集体成分—结构—效应的关联传变机制。

基于介观活性物质的研究策略其核心在于研究中药的视角维度和技术方法是介观水平,关注不同中药组成间的相互作用及其与药效的关联性,这是与从传统分子水平认识观和方法论的主要区别。从介观水平揭示中药的物质特征及其起效机制,为全面理解中药物质基础提供了新视角。这种范式层面的创新探索有利于在中药新药创制、新型辅料研究、中药多元质控等方面取得新发现、新进展。

三、研究案例

（一）炭药

炭药是中药经高温炭化后形成的、一类具有广泛药理作用的特色中药。炭药的发展历经秦、汉、唐等多个朝代。秦汉时期，现存最早的医学方书《五十二病方》中首次出现了炭药的应用，距今已有 2 000 余年历史，包括白鸡皮、狸皮、人发等 31 种炭药。其中，《金匮要略》所记载的“烧灰存性，勿令灰过”，被视为中药制炭的首个炮制质量标准。唐代，炭药发展到达第一次高峰。《备急千金要方》收录炭药 70 余种，《外台秘要》收载炭药种类也有 60 余种。宋元时期，《太平圣惠方》《圣济总录》等典籍所记载的植物类炭药的种类较前显著增加，炭药总数已 300 余种。此外，《十药神书》根据五行生克关系推衍得出的“红见黑则止”理论，是“炒炭止血”的传统解释，也是“炒炭止血”理论的雏形。明代，炭药发展达到第二次高峰，其中，以李时珍所著《本草纲目》为代表，收载炭药 700 余种。2020 年版《中国药典》共收录炭药 27 种，与历史记载的炭药种数相差较大，炭药的基础研究和优势利用有待进一步挖掘。

1. *炭药功效物质的研究进展*　收敛止血是炭药的主要功效之一，包括各类临床出血疾病，如崩漏、咯血、衄血、便血、尿血、紫癜等。关于炭药的起效物质最初被认为是活性炭，可通过吸附和收敛，发挥止血作用。随后的研究发现，从炭药提取到的鞣质、有机酸、黄酮类和蒽醌类等有机小分子及某些无机离子也具有止血活性。如大蓟炭中的柳穿鱼黄素、活性炭、钙离子、鞣质等共同发挥了止血作用；丹皮炭中的活性炭、鞣质、1－亚油酸单甘油酯、2－(2, 5－羟基－4－甲基苯基)丙酸乙酯和 3β－羟基－齐墩果烷－12－烯均显示与止血作用有关。由于不同中药炭化后各成分的含量变化趋势不一，难以建立与止血功效的直接证据。例如，由于多种炭药炮制过后具有收敛止血作用的鞣质呈现出不同程度的上升，因此被认为是炭药止血的共性物质基础。然而，研究发现乌梅制炭后鞣质的含量降低，但乌梅生品无凝血作用，而炭品却有；荆芥、大黄、黄芩、金银花等炒炭后止血效果产生或增加，但鞣质含量却不同程度地下降。目前，关于炭药止血的药效物质尚无定论，特别是如何兼顾止血的共性特征和个体化差异，仍是值得研究的科学问题。

2. *炭药中纳米碳点的发现*　传统中药炭药的制备过程通常为“烧炭”“炒炭”“煅炭”“煎炭”等，其与碳点(carbon dot, CD)的制备方法颇为相似。CD 是一种纳米尺度的碳颗粒，一般尺寸小于 10 nm，最早发现于电弧放电中产生的碳烟。后来有学者利用高温加热，相继制备出咖啡渣、虾卵、西米、绿茶等来源的 CD。受此启发，北京中医药大学赵琰等人从 10 余种炭药中分离出了纳米级碳颗粒，粒径分布为 1～10 nm，少数在 10～100 nm，有较好的水分散性，符合 CD 范畴。这些颗粒的组成元素包含碳、氢、氧，有些含有氮、硫、磷，以碳元素为主。颗粒结构主体是球形碳骨架，表面带有丰富的活性基团，如羟基、羧基、氨基等。高倍电镜下能看到点阵分布的晶格结构，晶格间距通常为 0. 18～0. 4 nm。

现有研究显示，不同炭药中的 CD 均具有明显的止血活性，伴随血小板数、活性增强、纤维蛋白溶解系统活性提高等现象。此外，CD 也体现生药的个性功效，如苦参炭 CD 具有抗炎和抗氧化活性，可缓解乙醇诱导的大鼠急性胃溃疡；黄芩炭 CD 也具有显著抗炎活性，能降低肥大细胞功能活化、抑制细胞脱颗粒。类似的还有石榴皮炭 CD 具有止泻作用，姜炭 CD 具有镇痛效果，麦芽炭 CD 能降低餐后血糖等。更值得关注的是，炭药 CD 还具有不同于生药的活性。如血余炭来源于人发制炭，其 CD 除具有止血活性外还有镇痛与镇静作用，与生药不同；大黄有泻下作用，而大黄炭 CD 具有止泻作用。总之，炭药 CD 给中药制炭传统用法提供了新的研究维度，对揭示炭药物质基础及其共性和个性功效有借鉴意义。

3. *荆芥炭碳点*　荆芥炭，味辛、涩，性微温，归肺、肝经，具有收敛止血的功效，临床上广泛用于治疗便血、崩漏和产后眩晕等。然而，目前基于分子尺度对荆芥炭止血药效物质基础的研究呈现出结果不一，甚至相悖的局面。例如，有研究认为脂溶性提取物是荆芥炭的止血活性物质，但也有认为是炮制之后产生的挥发油在发挥止血作用，与脂溶性提取物无关。因此，寻求新的研究角度以解释荆芥炭的止血效果十分必要。炭药介观尺度活性物质 CD 的出现，为阐释荆芥炭止血药效物质基础提供了方向。

（1）荆芥炭碳点的制备：将荆芥饮片放入坩埚，在 1 h 内将煅烧温度提高到 350℃，并继续保持 1 h，然后冷却到 30℃后将产物粉碎成粉末。将细粉浸泡在水煮沸，至溶液呈黄褐色。过滤除渣，浓缩，透析，进一步浓缩或冻干，即得 CD。

（2）荆芥炭碳点的表征：透射电镜下，荆芥炭 CD 呈球形，尺寸分布在 0.8～4.0 nm，晶格间距为 0.393 nm；X 射线衍射（X-ray diffraction，XRD）图谱显示有明显衍射峰（$2\theta = 22.8$）。荆芥炭 CD 在 355 nm 激发波长下的量子产率为 2.26%，但没有特征紫外吸收峰。傅里叶变换红外光谱（Fourier transform infrared spectrum，FTIR）的特征峰主要出现在 3 416 cm^{-1}、2 924 cm^{-1}、2 852 cm^{-1}、1 642 cm^{-1}、1 407 cm^{-1} 和 1 115 cm^{-1} 处。X 射线光电子能谱（X-ray photo-electron spectroscopy，XPS）显示主要构成元素是碳和氧，分别占 66.42%和 26.79%，另外存在氮、镁、钙等元素。HPLC 结果显示荆芥炭 CD 溶液中未检测到荆芥生药和荆芥炭中所含的小分子化合物。

（3）荆芥炭碳点的止血作用：采用小鼠断尾和肝脏划伤模型，考察荆芥炭 CD 的止血作用。如表 6－1 所示，与对照组相比，高、中、低剂量（8.33 mg/kg、3.33 mg/kg、1.67 mg/kg）荆芥炭 CD 的止血时间均显著短于对照组（$P<0.05$），且与阳性药（注射用凝血酶）相比无显著性差异。血液生化实验显示，与空白组相比，高、中、低剂量组荆芥炭 CD 的凝血酶原时间（prothrombin time，PT）值分别为 9.41 s、9.43 s、9.51 s，较对照组 PT 值（9.68 s）显著降低（$P<0.01$）；高、中、低剂量荆芥炭 CD 和阳性药处理组的血浆纤维蛋白原（fibrinogen，FIB）值分别为 2.92 g/L、2.75 g/L、3.09 g/L 和 2.88 g/L，较对照组（2.49 g/L）显著升高（$P<0.05$）。不同的是，高、中、低剂量荆芥炭 CD 对活化部分凝血活酶时间（activated partial thromboplastin time，APTT）和凝血酶时间（thrombin time，TT）均无显著影响。

表 6－1　荆芥炭 CD 的止血时间（min）

模　型	生理盐水对照组	高剂量组	中剂量组	低剂量组	阳性药组
小鼠断尾模型	13.94	0.75	0.80	0.43	0.00
小鼠肝脏划伤模型	9.88	2.62	3.20	2.83	2.30

（二）鲜药

中药鲜药是指未经干燥及加工处理的新鲜植物（包括植物的根、茎、叶、花、果实等）、鲜活动物体（包括动物全体或器官、组织等），在中医药理论指导下，直接用于治疗疾病的中药材。作为传统中医药实践的起点，鲜药一直为历代医家所重视。2 000 多年前成书的《神农本草经》中就有“生者尤良”的记载；叶天士《临证指南医案》收录的 89 类医案中涉及鲜药的多达 79 类；葛洪《肘后备急方》收载的鲜药占比近半，其中记载的“青蒿一握，以水二升渍，绞取汁，尽服之”更是成为屠呦呦获得诺贝尔生理学或医学奖的思想源泉。古代医著对鲜药有别于干药的特殊作用有着精当的描述，亦有大量鲜药临床运用的经验积累。鲜药功大力专、疗效卓著的特点使其成为传统中医用药的一大特色。

鲜药来源广泛，在临床常用 2 000 多种中草药中，有 480 种可作为鲜药应用。鲜药多为取汁后供内服或外用，或直接捣敷外用，用法简便。王雪等对《中华本草》鲜药应用方法统计发现，鲜药应用以捣敷、捣汁、捣烂、绞汁的方法为主，其中捣敷的方法占比 74.25%。适应证方面，鲜药可广泛用于儿科疾病、妇科疾病、肺系疾病、皮肤病、温热病、出血性疾病和急症等方面，且以皮肤病、温热病和儿科疾病居多。如《丁甘仁医案》所用鲜药主治病证中有近40%为温热病；叶天士11部医籍中以鲜药为用的有116味，多用于外感内伤之治。

1. *鲜药功效物质的研究进展*　根据传统中医药理论，鲜药的功效异于干品主要有2种情况：① 鲜干品功效相近，但鲜品作用之力更甚。② 鲜干品功效相异，相较于干品，鲜品增加新功能或功效相反。例如，鲜鱼腥草相较于干鱼腥草，其清热解毒和消痈排脓之力更强；鲜地黄清热生津凉血的功效优于生地黄，此外增加了止血功效；艾叶可温经止血、散寒止痛，但鲜艾叶有清热解毒之功效。对于干鲜药功效差异的研究，主要聚焦在所含化学成分方面，主要体现在成分类型和含量的变化。例如，青蒿素含有过氧基团的倍半萜内酯，易受热分解，而失去过氧基团的脱氧青蒿素无抗疟活性。在青蒿素发现之初，研究者对原药材黄花蒿做了大量探索和反复实验均未果，直到发现上述化合物转化机制方才知晓原委。传统用法中，青蒿素鲜品绞汁使用，避免了过氧基团的破坏而显示抗疟疗效；而若经热提取工艺，则破坏了过氧基团，导致失效。除了化学成分类型的变化，鲜、干药主要的区别还体现在相同成分含量的差异上。目前报道的鲜、干药活性成分含量存在明显差异的有挥发油类、黄酮类、萜类和皂苷类、酚酸类等。如余甘子鲜品中的总鞣质含量显著高于干品；车前草鲜品提取物中，熊果酸和总黄酮的含量均高于干品提取物，鲜品提取物中的熊果酸含量比干品高了1倍多，鲜品提取物中总黄酮含量比干品高约30%。总体上，目前鲜药功效的研究与常规中药材、饮片无异。然而，仅仅关注于个别有限成分的有无、多寡并不能获得令人满意的结果。在研究过程中，鲜药独特的取材、制法和适应证被长期忽视，青蒿素的发现智慧并未获得充分汲取和发展。

2. *鲜药汁中活性囊泡的发现*　2013年，张皇阁团队参考细胞外囊泡的分离方法，从葡萄汁中得到外泌体样囊泡结构，发现其能够靶向肠干细胞并介导肠组织重构，从而拮抗DSS诱导的结肠炎。乔宏志等人对30余种中药的鲜榨汁液开展研究，利用差速离心、超滤等分离技术获得粒度分布在30～400 nm的囊泡结构，并证明其保留了与源植物相似的活性。目前，囊泡被业内认为是鲜药的一种新型药效物质形式，主要理由包括：① 囊泡是天然存在于鲜药汁中的主要物质结构，通过无损物理手段可实现分离纯化，不使用有机溶剂，因此不会对囊泡结构产生影响；② 越来越多的实验证据表明，囊泡能保留原药用植物的药效活性，且在生物利用度和协同起效方面较单成分有明显区别和优势；③ 囊泡由蛋白、脂质、核酸及小分子化合物等多成分构成，符合中医整体观理念和中药多成分起效的实际和研究思路；④ 囊泡的成分和结构都具有良好的可表征性，便于开展多尺度的物质信息评价与功效关联分析，相较于以往中药"多成分、多靶点"的模糊结论，囊泡是理想的实物研究对象；⑤ 囊泡结构分离简便、产率较高、活性明显、适合工业化开发。目前，围绕鲜药囊泡开展的功效物质研究引发业内关注，并取得一些积极进展。

（1）人参囊泡的肿瘤免疫调节机制：人参是五加科植物，素有"百草之王"的美誉，具有大补元气、复脉固脱、补脾益肺、安神益智的功效，是扶正培本类中药的典型代表，鲜人参汁已有保健类食品销售，但其物质基础和机制不清晰。曹鹏等人从鲜人参汁液中分离到的囊泡结构（ginseng-derived nanoparticle, GDNP）直径约300 nm，含有多种人参来源的蛋白、脂类、核酸和小分子。GDNP对单核-巨噬细胞具有明显亲嗜性，能够被巨噬细胞吞噬并促进其向具有抗肿瘤作用的M1型巨噬细胞极化，极化的巨噬细胞分泌大量ROS从而杀伤肿瘤。进一步研究证实，GDNP极化巨噬细胞的主要机制是通过其含有的神经酰胺（ceramide）活化巨噬细胞表面的Toll样受体4（Toll like receptor 4, TLR4）。荷瘤小鼠实验结果表明，GDNP的治疗有效促进肿瘤相关巨噬细胞向抗肿瘤的M1型巨噬细胞极化，解除肿瘤微环境免疫抑制状态，活化$CD8^+$T淋巴细胞和自然杀伤（natural killer, NK）细胞，抑制黑色素瘤的生长。此外，GDNP与程序性细胞死亡蛋白1（programmed cell death protein 1, PD－1）抑制剂联合治疗可有效抑制 PD－1 抗体治疗不敏感的小鼠肿瘤生长，并提高机体的抗肿瘤免疫记忆，成功将冷肿瘤改善为热肿瘤，为中西医结合抗肿瘤提供新思路。

在前期发现人参囊泡免疫调节机制的基础上，曹鹏等人提出了人参囊泡嵌合自体肿瘤抗原的个性化肿瘤疫苗的概念，以增强 DC 对于自体肿瘤抗原的吞噬，并通过 TLR4 促进 DC 成熟，最终提供长期的肿瘤保护。通过膜融合的方式将手术切除获得的肿瘤细胞膜与人参囊泡杂交，形成具有自体肿瘤抗原的嵌合的杂化膜纳米粒（hybrid membrane nanoparticles, HM－NP），平均粒径分布在 165.9 nm，电势约为－12.8 mV，同时具有肿瘤细胞膜和人参囊泡膜蛋白的主要成分。相较于未杂合的肿瘤膜纳米粒，HM－NP 被骨髓来源的 DC 的摄取显著增加，激活效果达 6 倍以上，显著增加了炎症因子 IL－12p70、TNF－α 和 IL－6 的分泌水平，可增强 $CD8^+$T 淋巴细胞的激活作用，从而产生肿瘤特异性的杀伤作用。体内分布实验显示，静脉注射 HM－NP 后增加了在腹股沟淋巴结的蓄积，而在其他的组织器官具有较少的分布，表明 HM－NP 具有优秀的靶向淋巴系统能力。接种 HM－NP 后可产生肿瘤特异性的免疫记忆，并可在接触肿瘤细胞后活化并杀伤肿瘤组织。在 B16F10 黑色素瘤、4T1 乳腺癌等皮下瘤及肺转移模型、原位 MB49 膀胱癌模型中，显示 HM－NP 可以激活长期的特异性免疫保护，降低肿瘤复发并延长生存期。这项工作展示了植物来源纳米颗粒嵌合的个性化肿瘤疫苗的独特优势和应用前景，为个性化疫苗设计及佐剂选择提供了新的可能和视角。

（2）柠檬囊泡的肾结石干预路径和口服转运机制：肾结石属中医“石淋”范畴，《诸病源候论》记载“肾主水，水结则化为石，故肾客砂石，肾虚为热所乘，热则成淋”。中医认为肾结石的主要病因病机是本虚标实、湿热蕴结，因此，清热利湿、通淋化石是主要治则。柠檬为药食同源，载于《岭南采药录》等医学著作，味酸、甘，性平，具有清热生津、芳香化浊、清心除烦的功效，与石淋病相契合。郝近大在《鲜药的研究与应用》中专门记载了柠檬水防治肾结石的功效。现代医学已证实饮用柠檬水能有效干预肾结石的发生和进展。Touhami 等人发现柠檬水能抑制草酸钙结晶在肾脏中沉积，并能降低肌酐和尿素氮水平；Kang 等人在一项为期三年半的临床试验中发现，服用柠檬水的肾结石患者没有一个进展到需手术治疗，其效果与抗结石药物柠檬酸钾相当。尽管柠檬水防治肾结石的证据和优势明显，但其起效机制仍比较模糊。一般认为，柠檬水中的柠檬酸螯合钙离子形成可溶性络合物是其抑制结石的原因。但也有观点对此表示质疑，因为上述机制源于体外实验结果，而病理状态下尿液中高浓度的草酸钙和极短的晶体成核时间（3~4 min）会抵消柠檬酸直接抑制结石的作用。此外，柠檬水除含有柠檬酸外，还含有蛋白、脂质、核酸、苷类、维生素和微量元素等多种有益成分，具有抗炎、抗菌、抗氧化等多重功能。但直至目前，这种多成分起效的形式和整合机制尚不十分清楚。

乔宏志等人采用离心和超滤技术从柠檬水中分离到柠檬细胞外囊泡（lemon-derived extracellular vesicle-like nanoparticles, LEVN），水合粒径为 165 nm，具有经典茶杯状形貌；其组成包括脂质、蛋白、核酸及小分子成分，其中柠檬酸含量高达 16.70%。体外实验表明，LEVN 能改变草酸钙晶型并抑制结晶生长。更为有趣的是，与草酸钙刺激细胞导致晶体-细胞黏附和炎症反应不同，预先用 LEVN 处理肾小管上皮细胞并移除后再使用草酸钙诱导，上述现象显著改善，且明显优于柠檬酸干预组。进一步研究发现，柠檬类囊泡可以阻断草酸钙结石诱导的细胞内质网应激反应，将受激的胞内钙信号恢复稳态而不会影响正常的细胞状态。在大鼠肾结石模型上模拟实施柠檬类囊泡的预防和治疗干预均取得积极效果，其中预防性干预的效果更显著，支持了临床针对肾结石患者采取预防优先的指导意见。此外，研究还首次揭示了柠檬类囊泡在肾小管上皮细胞的跨物种转运路径，暗示自然界的生物系统可能存在一些共有的通讯和联系方式，这为开发跨界干预工具提供了依据。

综上所述，鲜药囊泡为中药鲜药的功效物质研究提供了新思路。目前，该领域主要聚焦于不同物种来源囊泡针对疾病的治疗作用及其作用机制。进一步的研究将揭示囊泡中多成分的各自功能及调谐规律。鉴于囊泡在鲜药汁中的客观存在性,在此介观维度上开展多成分组成、多靶标、多功能的研究,在具象性方面相较于传统的单纯分子层次研究更具优势。从介观尺度研究中药功效及其物质基础,可以提供分子之上维度的物质科学信息,这是多学科交叉融合的趋势。借助介观测量手段可以更好地描述中药功效物质的空间结构特征,最终与分子科学信息结合,形成“化学成分—物理结构—药效功能”关联的中药认识和应用体系。

思考题

(1) 从介观水平研究中药与从分子水平研究中药相比,有哪些异同?

(2) 中药在不同加工过程和临床应用场景下会呈现不同的存在形式,如何从中提炼和构建出适宜的研究对象和模型?

(3) 中药介观对象的哪些物性参数会影响药效?

第七章
基于间接调节作用途径的研究策略

一、本策略的提出背景与内在逻辑

我们所熟知的大多数药物都是直接作用于疾病靶器官、靶组织或靶细胞上的靶标，从而实现治疗疾病的效果。这种“直接作用模式”是西方“对抗医学”的主要理念。然而，该模式在中药研究中并不总是适用。例如，许多中药成分（如芍药苷、丹酚酸 A、小檗碱等）在体内病灶组织的稳态浓度低至微摩尔、纳摩尔浓度水平，但在体外靶细胞的起效浓度则高达数百微摩尔至毫摩尔水平，即存在体外高起效浓度与体内低靶位蓄积浓度的矛盾。据此，有理由怀疑要么这些成分不是中药的直接活性物质，要么用于药效验证的疾病靶器官、靶组织或靶细胞不是其作用途径。此外，还有研究发现中药活性成分的体内外作用机制并不一致，如中药红豆杉的活性成分紫杉醇，体外实验表明其可通过直接抑制肿瘤细胞有丝分裂而发挥抗肿瘤作用，而体内研究并不支持该途径的主要贡献。上述矛盾均引发我们对中药起效模式的思考。

系统研究中医治法可以发现其包括直接和间接 2 种辨治理念。直接疗法，即“对证”或“对症”的直接治疗，是根据辨证中明确的病因、病位、病性等采取相应的治疗措施。如针对病性的“寒者热之，热者寒之”，针对病因的疏风、散寒、利湿、化瘀等。而间接疗法则是基于整体观念及脏腑、经络、气血等之间的相互关联形成的“此病治彼”的施治方略。例如，基于气血关系的“治风先治血，血行风自灭”等。在现代研究中也发现部分中药的起效方式并非直接作用于病灶靶位，而是通过某些中间媒介间接起效。

（一）细胞外囊泡

细胞外囊泡（extracellular vesicle，EV），是各种细胞在生理或病理状态下分泌的、具有不同生物学特性的纳米级囊泡，内含蛋白质、核酸、脂质和小分子等物质，是细胞间信息传递的重要载体。EV 可进入血液、唾液、尿液及乳汁等体液中，通过循环系统到达其他细胞与组织，产生远程调控作用。而中药通过 EV 的起效方式大致可包含 2 种：一种是中药可以调控功能性 EV 的分泌而起效；另一种是中药被细胞摄取后会以 EV 的形式重新出胞，借助 EV 载体的靶向识别作用更加精准地到达作用靶标而起效。例如，研究发现含紫杉醇的化疗方案对高肿瘤淋巴细胞浸润的乳腺癌患者有更好的临床反应，其原因是紫杉醇可诱导 T 细胞释放 EV，对肿瘤细胞产生间接杀伤作用。

（二）肠道菌群产物

近年来研究发现，肠道菌群与多种疾病有关，其关联机制是肠道菌群与药物的相互作用。如肠道菌群可将黄芩苷代谢为黄芩素而增强其吸收，能将乌头碱代谢为脂类生物碱而降低原药毒性；此外，中药还可以通过调节肠道菌群的种类、数量及其代谢产物，达到间接治疗目的。

（三）激素

腺体产生的激素进入血液后可周游全身，到达靶部位后和受体结合，进而发挥作用。沈自尹院士提出中医“肾”本质可能是指下丘脑-垂体-肾上腺-性腺等腺体轴的激素分泌和代谢调控功能的新观点。

他认为中医讲的“肾虚”是指“肾”相关腺体激素分泌和调控能力出现异常，而“补肾”中药，如淫羊藿，可提高促肾上腺激素的释放，改善下丘脑-垂体-肾上腺-性腺轴的抑制状态，从而治疗肾阳虚证。七叶皂苷(aescin)是一种从七叶树科植物天师栗的干燥成熟种子中提取的三萜类皂苷，已被证明具有抗炎及抗水肿等多种生理活性，具有消炎、止痛、改善静脉回流、改善脑部功能、消肿等功效和作用。大量临床及药理试验表明，七叶皂苷通过促进体内皮质醇类化合物的分泌而发挥抗炎作用，用药后可使血浆促肾上腺皮质激素的含量提高 10 倍，增加前列腺素 $F_{2\alpha}$ 的分泌；通过拮抗前列腺素 E_1、缓激肽及 5－羟色胺(5－hydroxytryptamine，5－HT)等炎症介质，对炎症物质磷酸组胺、缓激肽引起的血管通透性增高有抑制作用；通过降低血管的通透性、减少血管渗出、改善微循环、有效消除局部水肿，从而起到抗炎、抗渗出的作用。

(四) 免疫活性物质

人体免疫系统是覆盖全身的防卫网络，具有免疫监视、防御和调控的作用。从中药肝损伤的临床研究来看，可能相当一部分的中药肝损伤与间接型肝损伤有关。某些具有增强免疫作用的中药，如淫羊藿，可引起肝脏天然免疫细胞调控通路激活，产生改变肝脏免疫微环境的细胞因子、免疫识别分子等，与基础肝病或其他潜在的致病因素发生协同作用，从而间接性地导致肝损伤。叶下珠为大戟科植物叶下珠 *Phyllanthus urinaria* L. 的药用全草，别名为苦味叶下珠、珍珠草、叶后珠、老鸦珠、细叶珍珠等。其具有清热利尿、平肝明目、消积、解毒、止泻的功效。研究表明，从叶下珠中发现并经结构优化的一种抗病毒天然新型倍半萜衍生物 PAC5，能够消除乙型肝炎病毒(hepatitis B virus, HBV)共价闭合环状 DNA，并降低抗原载量，即乙型肝炎表面抗原。同时发现，口服 PAC5 可通过结合异质核糖核蛋白 A2/B1(heterogeneous nuclear ribonucleoprotein A2/B1, hnRNPA2B1)以显著改善仓鼠模型中严重急性呼吸综合征冠状病毒 2 型感染(severe acute respiratory syndrome coronavirus 2, SARS－CoV－2)引起的肺损伤，显著抑制了病毒感染。hnRNPA2B1 是病原体 DNA 的核传感器，在抗病毒先天免疫反应中起着至关重要的作用，具有非常重要的生物学功能。当 PAC5 结合的 hnRNPA2B1 被激活，二聚并转移到细胞质上时，会激活 TBK1－干扰素调节因子 3(interferon regulatory factor 3, IRF3)途径，从而导致Ⅰ型 IFN 的产生。随后，信号转导及转录激活蛋白(signal transducer and activator of transcription, STAT)1/2 的磷酸化增强，激活干扰素刺激基因表达而发挥抑制病毒感染的作用(图 7－1)。

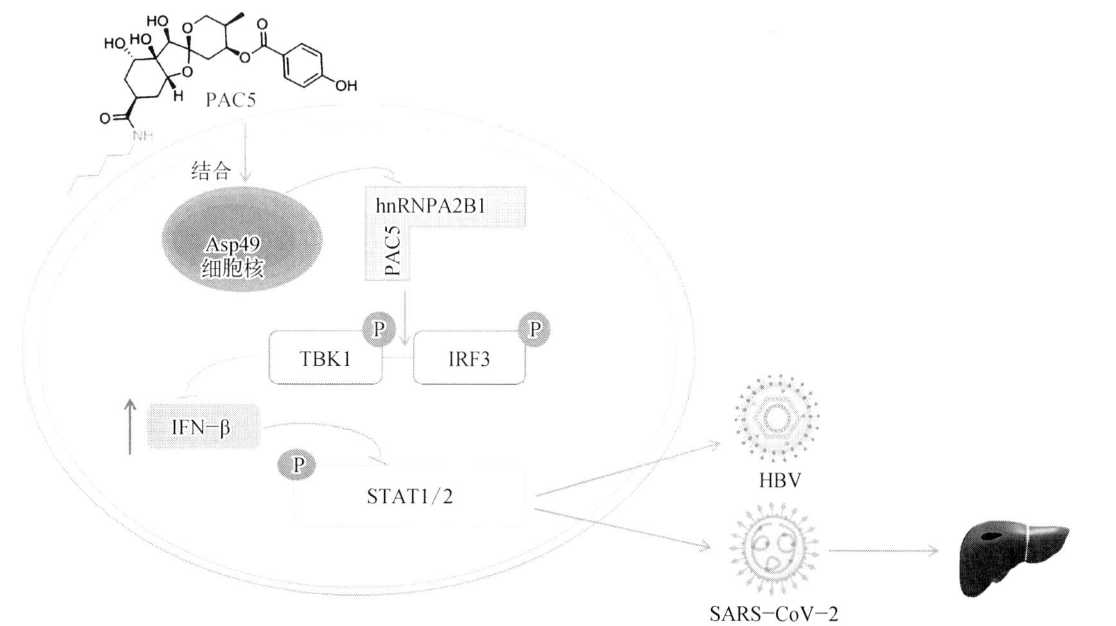

(彩图 7－1)

图 7－1　免疫活性物质叶下珠 PAC5 抗病毒的作用机制

二、本策略的研究思路

中药间接调控作用的关键在于中药的作用对象不是病灶本身，而是通过与疾病关联的中间环节、媒介、位点来发挥间接调控病灶靶标的作用。这些起到中间转接作用的物质被定义为中间媒介物质(intermediate substance，IMS)。其主要的调控形式有3种：① 中药诱导IMS的器官(组织)与疾病靶器官(组织)不同，中药通过IMS跨器官(组织)，远程地发挥调控作用；② 中药诱导调控的IMS跨越不同细胞类型来发挥作用；③ 中药诱导调控的IMS改变了组织微环境，进而影响多种细胞功能以发挥综合调控作用。因此，本策略的研究关键在于找到和阐明IMS。事实上，随着各类疾病发生发展规律的阐明，围绕病灶的关联生物信息网络逐渐完善，这就为研究人员全面掌握和探究疾病的调控途径提供了借鉴。基于药物特性和疾病事实推测出可能的IMS，通过实验证明药物与IMS、IMS与疾病靶标的关系，就能打通药物调控疾病靶标的完整通路，从而阐释中药间接起效的作用机制(图7-2)。需要说明的是，特定中药对于目标效应(治疗终点)的间接调控作用可能涉及多种IMS和路径，其对中药发挥目标效应的贡献或权重不一，在研究IMS时应予以考虑。

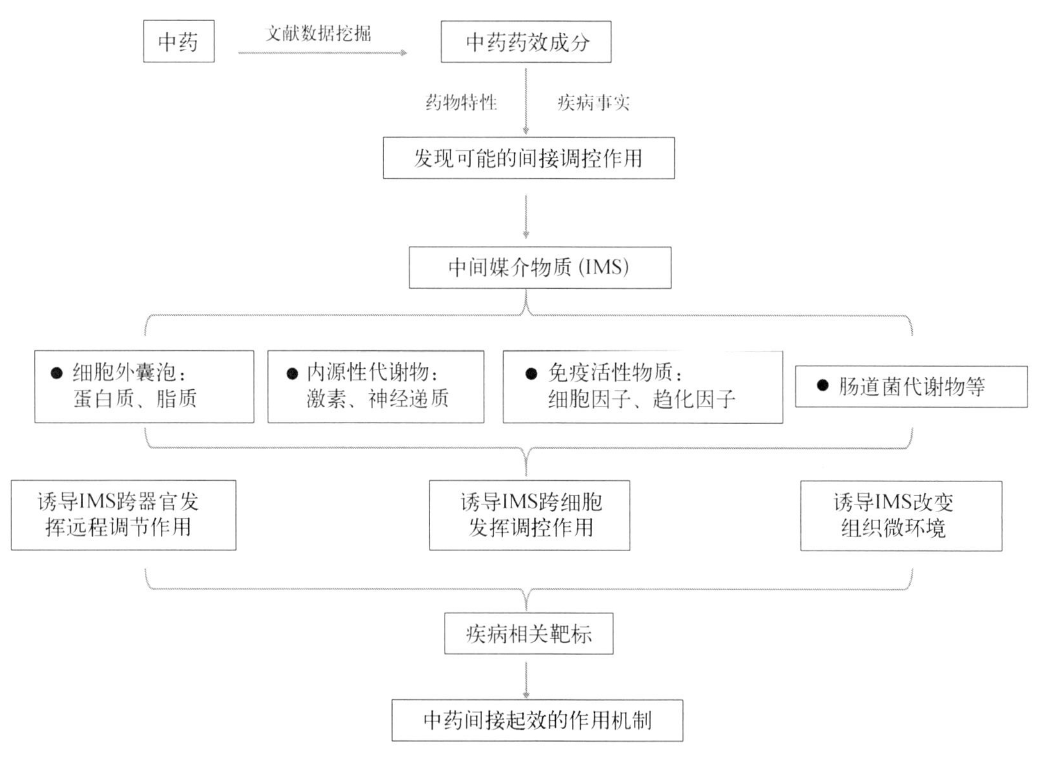

图7-2　中药间接起效的作用机制

三、研究案例

(一) 肠道菌群与宿主疾病密切相关

中药及复方的传统给药方式主要为口服，且很多中药成分在肠道吸收较差，在肠腔滞留量大，存在与肠道微生物发生相互作用的时间和空间条件。因此，从肠道菌群调控的角度探讨中药的作用方式，是阐释中药作用特色及作用机制的重要途径。大量研究结果均表明，肠道菌群紊乱不仅与消化系统疾病相关，与其他系统疾病的发生、进展之间也有联系。中医学将人体看作一个不可分割的整体，五脏居于核心地位，各脏腑在生理上紧密联系，在病理上相互影响。肠道菌群被视作一个“微生物器官”，其功能与宿主生理和病理紧密交织。现代医学对肠道菌群和疾病的认识与中医学的五脏一体观是一致的，因此，对肠道菌群的研究使现代医学对多系统多疾病有了新的认识，也使中药功效研究有了新的切入点。

医学之父希波克拉底在公元前3世纪首次提出“所有的疾病都始于肠道”。肠道是人体重要的消化器官，也是人体最大的排毒器官。肠道是人体最大的微生态系统，含有10^{14}个超过500种不同物种的微生物。细菌的数量通常在胃肠道中不断增加，范围从胃高酸性环境中的每毫升100~1 000个，到小肠上部的每毫升10^5个，再到结肠的每毫升高达10^{12}个。盲肠是微生物多样性最多的部位，其微生物密度也最大，这被认为是该部位的肿瘤发病率高于小肠的原因。远端结肠的微生物多样性显著低于近端结肠，且两者的微生物组成存在明显差异。需氧菌种在小肠上部普遍存在，而在结肠中厌氧菌占主导地位。

肠道菌群是人体中一个复杂的微生态系统。肠道菌群按照门、纲、目、科、属分类，从粪便中检测到健康人肠道中常见的5个细菌门，即厚壁菌门（Firmicutes）、拟杆菌门（Bacteroidetes）、放线菌门（Actinobacteria）、变形菌门（Proteobacteria）、疣微菌门（Verrucomicrobia），其中拟杆菌门和厚壁菌门为肠道菌群中的优势菌门，占总菌群的90%以上。肠道菌群在健康宿主体内呈动态平衡，其稳态对人体健康起着至关重要的作用。但肠道菌群易受内外环境因素的影响，而导致菌群发生紊乱。肠道菌群紊乱与多种疾病的起始与进展相关，包括精神疾病、代谢疾病、过敏和自身免疫病等。

肠道菌群利用复杂的多糖、其他黏液成分和未消化的纤维作为能量来源，产生必需的代谢物，如生物素、短链脂肪酸和维生素K。这些菌群代谢产物是菌群与宿主沟通的媒介，对维持宿主健康生理状态尤为重要。其中，短链脂肪酸主要是由肠道菌群分解难消化的碳水化合物而产生，主要包括乙酸、丙酸、丁酸。短链脂肪酸具有较为广泛的生理作用，能够抑制促炎反应，激活免疫细胞，调节机体的免疫应答；可降低肠道pH，调控肠道菌群的平衡；加快肠道蠕动，从而促进食物的消化吸收，被认为是微生物群与免疫系统交流的介质。

（二）中药与肠道菌群之间的相互作用特征

中医素有“入腹知性”的理论，认为中药药性是客观存在且体现于临床应用的重要表征；而中医之“腹”现今多指胃肠道，人体胃肠道中存在大量菌群，是维持机体稳态与健康的重要组成部分。中药具有调节肠道菌群代谢的能力，肠道菌群亦可将中药化合物代谢成不同活性的产物。肠道微生物与中药间的相互作用，决定着中药是发挥治疗或毒性作用、疗效增强或减弱，影响着中药的药理毒理和治疗效果。目前认为，中药与肠道菌群之间的相互作用（图7-3）体现在2个方面：① 肠道菌群代谢转化中药活性成分，促进中药发挥功效；② 中药影响肠道菌群组成，改善菌群多样性，促进益生菌增殖，遏制致病菌生长，阻止细菌移位等。

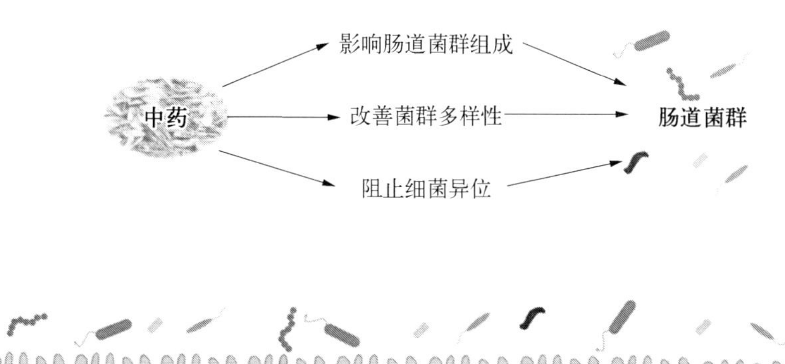

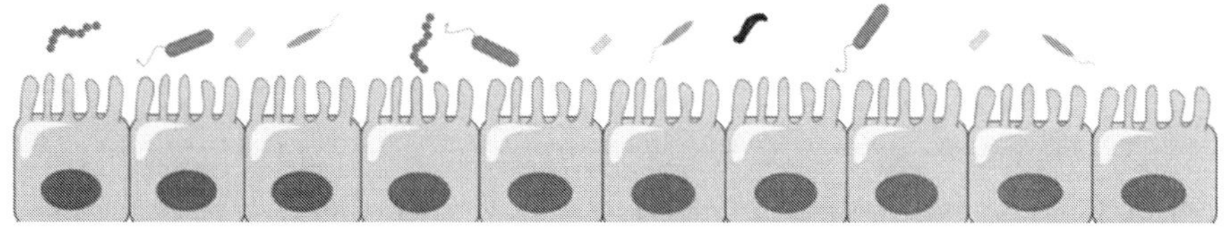

（彩图7-3）

图7-3　中药与肠道菌群之间的相互作用

1. 肠道菌群影响中药的吸收和代谢　临床上,绝大多数中药通过口服形式给药。由于中药往往包含不同结构类型的化合物,这些化合物中很多极性较大。这些大极性的化合物口服生物利用度通常很低,如植物多酚的口服生物利用度往往小于10%。虽然某些中药的有效成分口服吸收的生物利用度不高,但是中药方剂却表现出很好的疗效,这与肠道菌群的作用密不可分。中药口服后,一部分能直接被胃肠道吸收进入血液,并移行至靶器官发挥药效作用;另一部分生物利用度低的成分可与肠道菌群直接接触而发生物质转化。肠道菌群对中药的生物转化(图7-4)以水解为主,氧化和还原反应为辅。人体肠道内的细菌种类繁多,不同种类的细菌含不同的药物代谢酶,这些代谢酶参与不同类型的药物代谢。

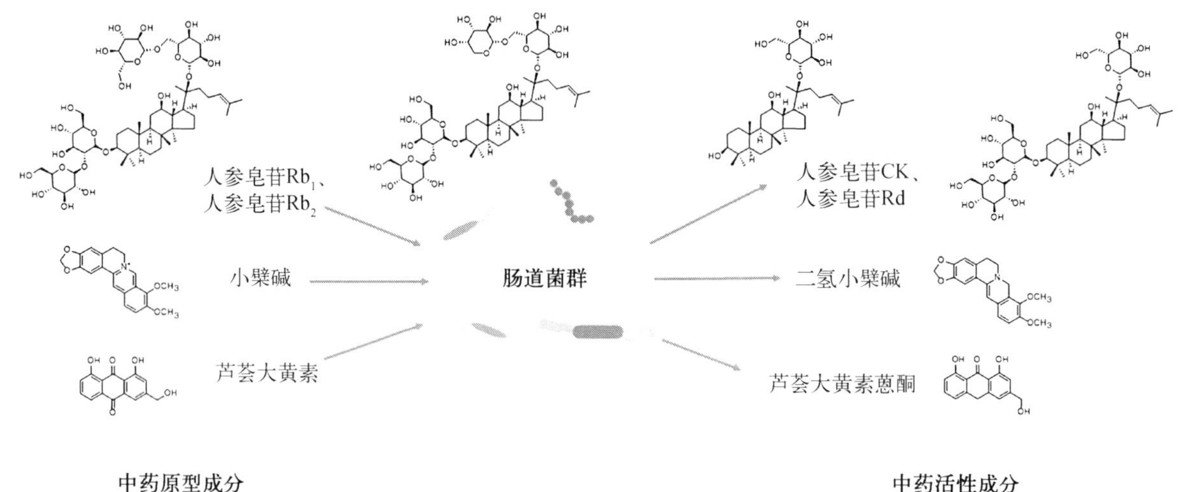

(彩图7-4)

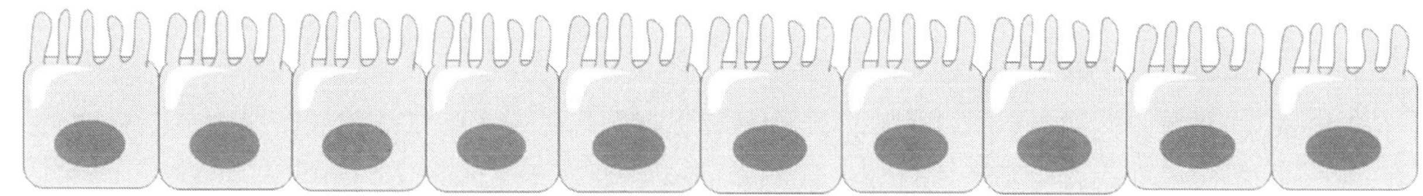

图7-4　肠道菌群对中药的生物转化

(1) 人参:是五加科植物人参 *Panax ginseng* C. A. Meyer 的干燥根及根茎,具有抗肿瘤、免疫调节、抗氧化和缓解疲劳等多种药理活性。其主要活性成分包括人参皂苷 Rb_1、人参皂苷 Rg_1、人参皂苷 Rg_3、人参皂苷 Re、人参皂苷 Rd、人参皂苷 RK_2、人参皂苷 Rh_2、AD-1 及人参多糖等。原型人参皂苷是一类可直接从人参中提取得到的皂苷成分,因其骨架上含有糖基,分子极性较大,不易被人体直接吸收,生物利用度非常低。例如,人参皂苷 Rc、人参皂苷 Rb_1、人参皂苷 Rb_2 的生物利用度仅为0.17%、0.78%和0.08%。而对于人参多糖成分,主流观点认为其极难被吸收入血。

原型人参皂苷口服后,除少量在胃酸条件下水解外,大部分在肠道菌群分泌的糖苷水解酶作用下发生脱糖基反应,进一步代谢为次级人参皂苷或苷元。原人参二醇型皂苷 Rb_1、Rb_2 和 Rc 在肠道菌群的作用下主要代谢为人参皂苷 Rd、人参皂苷 Rh_2、人参皂苷 CK、PPD 等产物,其中人参皂苷 CK 为人参代谢产物中吸收入血的主要形式,PPD 是二醇型人参皂苷逐步去糖基化而产生的最终代谢产物,也就是苷元;原三醇型人参皂苷 Re 和人参皂苷 Rg_1 在肠道菌群的作用下转化为人参皂苷 Rh_1、人参皂苷 F_1、PPT 等,其中 PPT 是三醇型人参皂苷逐步去糖基化而产生的最终代谢产物。原人参皂苷经肠道菌群转化后,不仅能更好地穿透肠壁进入血液循环,大幅度提高生物利用度,且往往表现出比原型人参皂苷更强的药理活性。如人参皂苷 CK 相比原型人参皂苷 Rb_1 具有更显著的抗结肠癌细胞增殖的生物活性,人参皂苷 CK 可通过抑制低氧诱导因子 1α(hypoxia-inducible factor-1α, HIF-1α)介导的糖酵解来诱导癌细胞凋亡。而人参皂苷 Rd 可通过阻断 NF－κB 信号通路，抑制促炎因子释放，减少炎症介质积累，延缓炎症部位浸润，抑制组织脂质过氧化，从而缓解急性炎症。人参皂苷 Rh_1 具有抗自由基作用，可显著减少老年豚鼠不同脑区丙二醛（malondialdehyde，MDA）的含量，避免神经细胞受到自由基的损伤，减轻细胞的形态学改变，降低缺氧神经元细胞的死亡率。上述代谢产物通过抑制炎症信号通路、调控糖酵解、增强抗氧化等多种机制，最终发挥比原型人参皂苷更强的药理效应。

（2）黄连：是毛茛科植物黄连 *Coptidis Rhizoma* 的干燥根茎，其主要化学成分包括生物碱类、木脂素类、黄酮类、酸性成分等。其中，小檗碱是含量最高的化合物，在胃肠炎、腹泻、痢疾等肠道感染性疾病的治疗方面疗效显著。但小檗碱口服后，生物利用度不足 1%，存在原型成分体内暴露水平与药效不匹配的问题，提示小檗碱进入体内后可能产生了其他一些具有活性的代谢产物。研究表明，小檗碱在正常大鼠中的累积排泄量低于伪无菌大鼠，而其肠道菌群特征性代谢产物（二氢小檗碱）则相反，说明肠道菌群参与了小檗碱向二氢小檗碱的转化。有研究证明，小檗碱在肠道中可以被肠道菌群所产生的硝基还原酶代谢为二氢小檗碱，随后二氢小檗碱进入肠壁，在肠壁组织中复被氧化为小檗碱，进入血液循环。因此，肠道菌群能够使不易被肠道吸收的小檗碱原型转化为二氢小檗碱，增强其水溶性并改善脂水分配系数，促进药物吸收后再通过氧化反应转变成原型，以发挥药效。

（3）大黄：是我国传统常用的中药材，药用历史悠久、资源丰富，最早记载于《神农本草经》，具有清热泻火、凉血解毒、逐瘀通经、利湿退黄之功效。大黄含有多种有效成分，其活性成分以蒽醌类化合物为主，包括大黄素、大黄酸、大黄酚、芦荟大黄素、大黄素甲醚、番泻苷 A 和番泻苷 B 等。研究发现，大黄中蒽醌类和蒽酮类化合物在人体肠道菌群影响下可以相互转化，大黄素、大黄素甲醚和大黄酚与人肠道菌群孵育代谢成芦荟大黄素。芦荟大黄素苷和番泻苷一样自身并无致泻活性，而是被肠道菌群分泌的 β－葡萄糖苷水解酶和还原酶转化为相应的蒽酮类化合物而诱发腹泻，为泻下作用的真正活性成分。具有蒽醌骨架葡萄糖苷的芦荟大黄素苷自身作为泻药是无活性的，当被厚壁菌门真杆菌属（*Eubacterium* sp.）细菌代谢为芦荟大黄素蒽酮时，才能诱发腹泻。对小鼠静脉注射番泻苷后，并无泻下作用，且口服后小肠吸收利用率较低。在体外将番泻苷与大鼠肠道细菌孵育后，发现番泻苷通过 β－糖苷酶逐步水解，产生的代谢物番泻苷元 A 和番泻苷元 B 在一定程度上可以相互转化，并进一步还原为大黄酸蒽酮，诱发腹泻。可见人体肠道菌群对蒽醌和蒽酮类化合物的代谢起着关键作用。

中药复杂成分经菌群代谢合成新的活性化合物，这些化合物或可直接作用于相关的效应细胞，产生相应的药理药效作用，对药物生物利用度、药物作用靶标和部位、作用机制研究及新药研发等均具有重要的指导价值。

2. 中药调控肠道菌群　肠道菌群是中药的直接作用靶标，同时也是研究中药作用机制不可忽视的一部分。有研究表明，中药通过保护胃肠道黏膜屏障、促进益生菌的生长和抑制病菌的繁殖，从而起到维持胃肠道微生态平衡的作用。中药在调节肠道菌群结构时，不仅可调节肠道菌群的数量，还可以同时增加和保护益生菌种类，抑制和减少致病菌，调节菌群平衡，保护肠道黏膜屏障，有效阻止肠道菌群移位，防止疾病蔓延。

许多中草药的有效成分具有益生元的作用，如人参皂苷、茯苓聚糖、白术多糖等。中草药多成分体系中含有大量具有药理作用的活性成分和营养成分，为肠道有益菌的生长提供多种营养，促进肠道乳酸菌、双歧杆菌等肠道有益菌的增长。中草药活性成分可抑制有害菌的生长和增殖，为益生菌的增殖扫清障碍，蛋白质、脂类、微量元素和维生素等营养成分促进肠道有益菌的快速增殖。因此，中草药各种成分具有药理和益生元的双重作用。

（1）人参：研究表明，长期服用人参提取物可改变肠道微生物群的组成，富集肠道粪肠球菌（*Enterococcus faecalis*），促进其产生不饱和长链脂肪酸–肉豆蔻油酸（myristoleic acid，MA）以参与机体能量代谢。粪肠球菌和 MA 可以通过激发褐色脂肪(brown adipose tissue, BAT)的产热活性和诱导米色脂肪的形成,来减少脂肪囤积,改善肥胖。

人参多糖具有免疫调节功能,能激活巨噬细胞、T 细胞和 NK 细胞。目前有研究发现,人参多糖能增强小鼠肺癌荷瘤模型中抗 PD-1 单抗的抗肿瘤效果,伴随活化 $CD8^{+}T$ 细胞增加,Treg 细胞减少。微生物组研究发现,肠鼠杆菌(*Muribaculum*)丰度显著增加。菌群代谢组研究发现,肠道菌群代谢物发生明显改变,包括戊酸增高、犬尿氨酸/色氨酸代谢变化等。联合治疗上调了上皮细胞相关保护基因的表达,同时短链脂肪酸和犬尿氨酸进一步进入血液循环,增强免疫功能,进而抑制肿瘤生长、延长生存期。人参多糖还可以显著改善腹泻等疾病。在林可霉素诱导的小鼠腹泻模型中,人参多糖可显著降低其腹泻指数,改善腹泻小鼠的肠黏膜损伤。这可能与人参多糖增加了乳杆菌(*Lactobacillus*)、乳球菌(*Lactococcus*)和链球菌(*Streptococcus*)的丰度有关。

溃疡性结肠炎是一种炎症性肠病。目前认为,肠道菌群和黏膜免疫之间的失衡导致肠道过度炎症,是溃疡性结肠炎的主要原因之一。当肠道菌群失调时,免疫系统受到破坏,肠道有害菌株分泌内毒素等,导致肠道黏膜受损,引发系统性炎症反应。人参皂苷 Rg_3 是人参的主要活性成分之一。它在多种疾病中具有显著的抗氧化应激和抗炎作用,并已被证明在某些炎症性疾病中具有治疗作用。有研究表明,人参皂苷 Rg_3 通过抑制 NLRP3 炎症小体的激活,从而增加有益菌的丰度,如普雷沃氏菌(*Paraprevotella*),并减少有害细菌的丰度,如理研菌科 RC9 菌(*Rikenellaceae_RC9_gut_group*)和 *Clostricum_sensu_stricto1*,以此逆转了溃疡性结肠炎小鼠的炎症细胞浸润、黏膜坏死、透壁炎症、溃疡和隐窝细胞丢失,最终缓解溃疡性结肠炎症状。

(2) 黄连:其主要成分小檗碱被发现可以调节肠道菌群失调,改善机体微生态环境。例如,小檗碱通过调节肠道菌群,以增加大脑中的多巴胺水平,从而改善帕金森病(Parkinson disease, PD)。PD 小鼠移植粪肠球菌或屎肠球菌,可提升小鼠大脑纹状体中的多巴胺水平并改善 PD 症状,而小檗碱是肠球菌属的酪氨酸羟化酶的激动剂,可以促进肠道中的左旋多巴产生,进一步增加大脑中的多巴胺水平。此外,小檗碱还可以通过调节肠道菌群,减轻抑郁样和焦虑样行为,通过升高拟杆菌(*Bacteroides*)、双歧杆菌(*Bifidobacterium*)、乳酸菌(*Lactobacillus*)和阿克曼菌(*Akkermansia*)等有益菌属的丰度,以增加菌群代谢产物雌马酚(具有潜在的类雌激素作用)的生成,显著改善卵巢切除大鼠的焦虑样行为。

(3) 大黄:现代研究发现,大黄可通过改善肠道菌群紊乱,恢复肠道菌群稳态,来治疗便秘。16S rRNA 基因测序和粪便代谢组学分析表明,大黄可显著改善便秘大鼠肠道菌群失调和粪便代谢谱紊乱,增加肠道有益菌乳酸杆菌(*Ligilactobacillus*)、罗伊式乳杆菌(*Limosilalactobacillus*)、普雷沃氏菌属 UCG-001(*Prevotellaceae UCG-001*)的丰度,降低条件致病菌埃希菌属-志贺菌属(*Escherichia-Shigella*)丰度;显著增加便秘大鼠的促排便代谢产物鹅去氧胆酸、胆酸、前列腺素 $F_{2\alpha}$、α-亚麻酸的含量,显著降低便秘大鼠的毒性代谢产物石胆酸的含量。相关性分析表明,鹅去氧胆酸、胆酸、前列腺素 $F_{2\alpha}$ 和 α-亚麻酸与乳酸杆菌、罗伊氏乳杆菌、普雷沃氏菌属 UCG-001 呈显著正相关,而石胆酸与埃希菌属-志贺菌属呈显著正相关。以上提示大黄可能通过维持便秘大鼠肠道多不饱和脂肪酸的稳态,来改善肠道菌群紊乱。

(4) 绞股蓝:绞股蓝皂苷是绞股蓝的主要活性成分,研究表明,长期服用绞股蓝总皂苷的代谢产物 2α-OH 原人参二醇可以通过重塑肠道微生物群,而保护小鼠免受高脂肪饮食诱导的肥胖及代谢紊乱。16S rRNA 测序结果表明,2α-OH 原人参二醇可以降低颤螺菌(*Oscillibacter*)、瘤胃梭菌(*Ruminiclostridium*)、脱硫弧菌(*Desulfovibrio*)、*norank_f_Clostridiales_vadinBB60* 及 *norank_f_Bacteroidales_S24-7* 等高表达胆盐水解酶的菌属丰度,促进肠道中牛磺酸 β-鼠胆酸钠盐(tauro β-muricholic acid sodium salt, TβMCA)的积累增加,而 TβMCA 可以诱导胰高血糖素样肽-1 的产生和分泌,调节胰岛素与胰高血糖素的分泌,以达到降低血糖、减肥的效果。此外,将 2α-OH 原人参二醇重塑的粪便微生物群移植到无菌小鼠中,也增加了肠道 TβMCA 含量,并改善了肠道 L 细胞的功能。

综上所述,中药与肠道菌存在交互影响和调控机制。肠道菌群的平衡状况与宿主的健康和疾病有着密切的关系,通过调节肠道菌群失衡的状态,纠正已经失衡的肠道菌群,实现新的平衡并达到扶正祛邪的作用,可能是中药治疗疾病的生物学机制之一。当前,基因组测序技术(16S rRNA 和宏基因组学)、生物信息学和培养基因组学的逐渐成熟,使肠道菌群在宿主健康和疾病中的关键作用机制有了突破性发现。肠道菌群拥有影响人类生理病理的功能基因和代谢产物,其通过宿主-菌群代谢、信号转导和免疫-炎症轴,作用于肠道、心、肝、肺、脑等。目前,控制肠道菌群的治疗方法越来越受到重视。

思考题

(1) 药物间接调控的媒介有哪些? 与直接作用方式相比有哪些特点?

(2) 列举中药通过间接调节作用产生药效的例子,它们可以阐释哪些中药功效的科学内涵?

(3) 对于可能存在间接起效的中药成分,在评价模型上应作哪些考虑?

第八章
基于有效成分群的研究策略

一、本策略的提出背景与内在逻辑

中药功效是在长期临床实践中对中药作用的总结与凝练，是中医临床遣药组方、治疗疾病的重要依据。大量证据显示，中药存在多效性特点。例如，当归既能补血，又能活血，还可调经止痛、润燥滑肠；血竭具有活血定痛和化瘀止血的相反功效。因此，同味药在不同复方中的药效物质并不相同，需结合其全方功效与配伍理论加以归属。另外，中药功效可能对应多个现代药效学指标。例如，宣肺与改善肺部微循环、减轻肺损伤和抗炎等指标有关；祛邪与抗病原微生物及毒性因子等有关。因此，仅凭单一成分或一类成分来阐释中药功效具有一定难度和片面性。现代研究表明，中药多成分间存在效应上的相互影响，包括促进吸收、提高生物利用度、药效协同等方面。从最终效应的贡献度角度，一系列目标相向、分工协作的中药成分群可能是发挥中药功效的物质基础。因此，寻找与中药功效对应的核心化学成分群，不仅能够揭示多成分与药效间的相互作用关系，也能为中药质量控制和新药创制提供更全面的科学数据。本章将从单味药和药对的角度阐释基于有效成分群的中药功效物质研究策略。

二、本策略的研究思路

（一）单味药有效成分群的研究思路

有效成分群是指多个有效成分的集合，它能够系统地反映中药临床应用特点、药效成分的有序组合，包括配伍组分、化学组分和信息物质组分 3 个主要方面。因此，有效成分群是可以代表中药整体的，其药效物质基础和作用机制相对清楚，具有安全、有效、稳定、可控的特点。但仍存在一些问题亟待解决：① 由于中药的复杂性，对其物质基础的具体认识还尚未统一；② 某些有效成分含量甚微，使得其体内外检测难以进行；③ 中药是一个药效物质整体，目前的一些研究只对其中 1~2 个成分进行检测与鉴定，并不能完全代表中药药效物质的整体；④ 中药是在中医理论指导下因证组方、病证结合，但在动物实验研究中，证的模型欠成熟，缺乏系统性研究。近年来，中医药研究者就中药有效成分已进行了大量卓有成效的研究，但研究思路呈多元化态势，主要是因为对中药有效成分的理解不同、研究目的不同、学科背景不同、采取的方法不同等。主要研究思路如图 8－1 所示。

1. *基于谱效关系的中药有效成分群研究*　谱效关系研究是指在指纹图谱研究的基础之上，将中药指纹图谱与中药药效结果对应起来，将指纹图谱中化学成分的改变与药效的变化联系起来，在一定程度上揭示中药有效成分。即在对中药化学成分提取、分离和鉴定的基础上，采用药理模型对得到的纯化产物进行生物活性检测，将药效结果与化学成分指纹图谱相关联。

2. *基于代谢组学的中药有效成分群研究*　众所周知，中药是通过多成分、多靶标、协同作用来发挥其药理作用的，中药有效成分研究需建立与之相适应的评价体系和研究方法学。代谢组学具有非破坏性、整体性、动态性、非靶向等特点，能够比较全面地揭示中药治疗疾病过程中生物体系内发生的一系列生物化学变化，从而发现中药及其复方发挥药效作用的物质基础。

3. *基于血清药理学的中药有效成分群研究* 日本学者田代真一最早提出了“血清药理学”和“血清药物化学”的概念,并对其进行了一系列富有成效的研究。“中药血清药物化学”由我国学者王喜军提出,传统中药多为口服给药,口服后药物成分无论经何种方式或途径代谢,其有效物质必须以血液为媒介运送至靶标而产生药理作用,给药后的血清才是真正起作用的“制剂”。

4. *基于生物色谱技术的中药有效成分群研究* 随着现代分子生物学的发展,特别是分子生物学与生物医学、药物化学的紧密结合,产生了分子生物色谱技术,即以蛋白质等具有重要生理功能的生物大分子为色谱固定相,通过药物与这些大分子之间的相互作用来分离、纯化具有活性的化合物。分子生物色谱与 DAD、NMR、MS 等联用,可直接获取活性分子的化学信息。

5. *基于亲和超滤技术的中药有效成分群研究* 该技术兼备亲和层析的高选择性与超滤技术的高处理能力,能快速进行生物特征物质的高通量筛选,具有使用样品量少、实验周期短、灵敏、特异性强等特点。

6. *基于性味归经与多成分协同增效研究* 中药药效的发挥具有多维、多元、多重、多层次的特点,根据临床用药目的的不同,其有效成分群也有所差异。因此,中药材物质基础研究应在药效研究的基础之上,兼顾药效物质与中药药性(四性、五味、升降沉浮、归经)的相关性。而中药在临床用药中多为复方,通过配伍可以达到减毒增效的目的,不同药味的配伍可能会影响其体内过程、药效作用等,同味药在不同复方中的有效成分也不尽相同。因此,复方有效成分的研究还应与配伍理论(药对、七情和合、配伍法度、量效关系)相关联。

总之,中药有效成分研究应以中医药理论为指导,以临床疗效为中心,建立可靠、可信的中医证候动物模型,同时借鉴化学和生命科学领域的现代研究方法,并联合多学科,特别是代谢组学、中药血清药物化学、系统生物学、生物信息学等学科,从不同层次、不同方面着力探索中药整体性、系统性作用的本质。

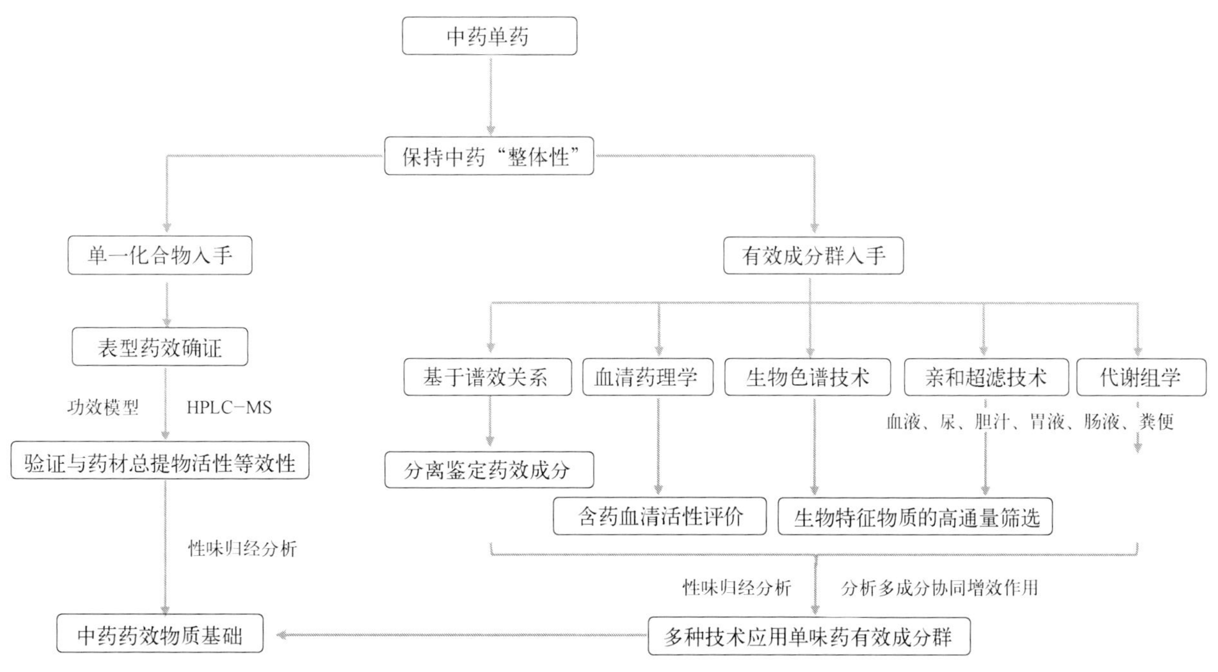

图 8-1 单味药有效成分群的研究思路

(二)药对有效成分群的研究思路

药对即两味药成对,是临床上常用的相对固定的配伍形式,是中药配伍应用中的最小单位,可以起到增强单味药的效果、减少毒副作用、配合各自的优势,或者产生与原药不同的治疗作用。经典著作《黄帝内经》基于药性论述了药对配伍原则。药性源于对中药临床实践中的作用归纳,包括寒、热、温、凉 4 种,它们两两对立;寒和凉之间、热和温之间,是程度上的不同,温次于热,凉次于寒。五味则是由味觉器官所辨别的中药味道,既辛、甘、酸、苦、咸味;味也可以源自实践疗效。中药的药性是由四气五味共同构成的,辨别须把四气和五味结合起来。主要可分为以下几种情况:① 气/味相同,作用相近。如辛温的药物多具有发散风寒的作用,甘温的药物具有补气助阳的作用。② 气/味均异,作用有别。如黄连苦寒,清热燥湿;党参甘温,补中益气。③ 气同味异或味同气异,作用有异。如麻黄、杏仁、大枣、乌梅同属温性,由于五味不同,因而麻黄辛温散寒解表、杏仁苦温下气止咳、大枣甘温补脾益气、乌梅酸温敛肺涩肠;又如,桂枝、薄荷、附子、石膏均为辛味,因四气不同,所以桂枝辛温解表散寒、薄荷辛凉疏散风热、附子辛热补火助阳、石膏辛寒清热泻火。④ 一药兼有数味。药对配伍时,以中药的药性,即四气五味为基础,结合病症,将 2 种中药配伍应用后产生的不同效应与反应归纳于"七情和合"中,其中相须、相使、相畏、相杀是有利的,临床提倡使用;而相反、相恶是不利的,不提倡临床使用。

相须、相使配伍产生协同增效作用。相须,是 2 种功效类似的药物配合应用,可以增强原有药物的功效;相使,是以一种药物为主,以另一种药物为辅,两药合用,辅药可以提高主药的功效。

相畏、相杀配伍产生减副抑毒作用。相畏,是指用一种药物制约另一种药物的性能,或者是两药之间的相互制约使之产生拮抗作用或改变其性能;相杀,就是一种药物能够消除另一种药物的毒副作用。

虽然药对均源于中医药临床直接实践,但其背后的科学原理或生物学基础仍然不够明晰。现代研究方法倾向于通过两味药中目标相向、分工协作的各自成分群,研究它们的协同作用机制或减副抑毒作用,以明确它们发挥中药药对功效的物质基础。主要研究思路如图 8-2 所示。

1. 药对用药数据挖掘　数据挖掘是运用一定的算法,从大样本方剂数据库中提取出隐含的药对配伍信息和知识的过程。通过药味所含化合物的信息,分析化合物与其表型作用相关作用通路和靶标的关系,所提取数据用作后续药对作用机制和药理活性研究的前瞻性基础。

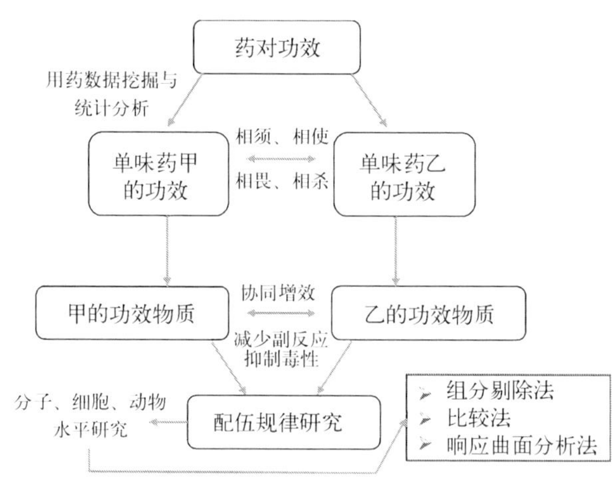

图 8-2　药对有效成分群的研究思路

2. 药对配伍作用机制实验研究模型　药对源于中医药千百年的临床实践,因此,整体动物水平研究是评价药对的主要实验方法。具体实施过程中,主要依据相须、相使、相畏、相杀的中医理论,开展单味药-药对协同增效和减毒方面的考察,同时可进一步拓展至药对中代表性成分之间的药效学比较。在整体动物水平的基础上,组织器官水平的评价和分子细胞水平的作用机制研究可以为药对配伍机制提供互为补充的实验证据。

3. 药对配伍规律研究　药对发挥配伍功效的背后主要是其所含化合物的药代、药理性质及叠加。当前,以成分群作为研究对象开展药对配伍研究主要有以下实验思路与方法。

(1) 通过组分剔除法寻找活性功效物质:分离与活性追踪相结合是寻找活性化合物的主要方法,但传统的简单分离单一化合物在大多数情况下不足以对应药对的整体效果。借鉴基因敲除的研究思路与方法,研究者通过单一成分敲除、分段敲除、成分敲入等方法来研究整体药效的变化,进而确定药对对应功效的关键成分,可以还原简化药对复杂体系,快速寻找药对协同效应的化合物基础。

(2) 通过比较法研究药对配伍规律:比较法是区别事物相同点和不同点的逻辑方法,广泛应用于药对配伍规律研究。药对的比较研究可概括为 2 个主要思路:① 横向比较单一成分-单味药、单味药-药对、单一成分-单味药-药对、单体成分-单味药-药对-方剂中化合物的变化;② 纵向比较同一药对在配伍比例、提取方法、炮制方法不同的情况下，其治疗效果或活性化合物煎出程度的变化。横向比较侧重观察单体成分、单味药、药对、方剂之间的差异取向变化，实现从点到面的分析研究；而纵向比较侧重遴选最合适的配比，探讨药对药味内在的关联关系。

(3) 通过响应曲面分析法研究药对配伍规律：响应曲面分析法是通过正交实验设计和多元二次回归方程来拟合因素与响应值之间的函数关系，对其进行分析来寻求最优工艺参数的数学统计方法。它可用于解决多变量问题，不仅可以定性和定量地得到药物协同药效规律，还可以寻找最佳阈值范围，是定量研究药物之间相互作用的有效方法。

三、研究案例

(一) 熊胆

熊胆是我国传统名贵中药材，为脊索动物门哺乳纲熊科黑熊 *Selenaretos thibetanus* Cuvier 或棕熊 *Ursus arctos* Linnaeus 的干燥胆囊(胆汁)，被誉为"药中黄金"，具有清热解毒、平肝明目、杀虫止血等功效(表 8-1)。制备熊胆的传统方法是杀熊取胆。由于野生黑熊的濒危性和动物伦理要求，目前主要采用人工养殖黑熊自体造瘘无管胆汁引流技术来获取胆汁，并进一步冻干制成熊胆粉。由熊胆粉制成的胶囊(熊胆胶囊)已收入《中国药典》。根据统计数据显示，由国家食品药品监督管理局正式批准的合法药品中，含熊胆粉的中药制剂有 243 种，如万应锭、龙泽熊胆胶囊、复方熊胆滴眼液、熊胆救心丸、熊胆痔灵栓、梅花点舌丸、麝香通心滴丸等成方制剂。尽管现有技术已极大改善了人工养殖黑熊的福利问题，使熊胆的可持续使用成为可能，但仍存在诸多不便和争议。因此，基于熊胆天然组成研制药材替代品成为行业亟须。

表 8-1　各朝代相关古籍记载的熊胆功能主治

朝　代	书　　名	成书时间	熊胆功能主治
东晋	《肘后备急方》	317~420 年	心痛
唐	《备急千金要方》	652 年	痔疮
	《新修本草》	659 年	癫病、痫证
	《千金翼方》	682 年	痔疮、蛔心痛
	《外台秘要方》	752 年	虫心痛、十年痔
宋	《太平圣惠方》	992 年	小儿恶疮蚀鼻、奶瘤、体热心烦等
	《证类本草》	960~1279 年	惊痫、热病后下部生疮
	《圣济总录》	1111~1117 年	破伤风、恶疮、肝血虚弱、目昏暗
	《太平惠民和剂局方》	1078~1085 年	小儿惊风诸证、疳证、乳食不进
元	《珍珠囊补遗药性赋》	1271~1368 年	痔、痢、瘤
明	《本草纲目》	1578 年	癫病、痫证、痔疮、翳障、蛔虫病等
	《雷公炮制药性解》	1588~1655 年	疮、痔、疳、惊痫、风痰等
	《证治准绳》	1368~1644 年	眼疾、疳、惊痫、腹胀、小儿羸瘦、小儿不能啼等
	《景岳全书》	1640 年	痔疮、眼疾、疳、惊痫、黄疸、痢等
清	《医学衷中参西录》	1909 年	癫病、痫证、热病、结核等

1. 熊胆的化学成分　熊胆中的主要化学成分包括胆汁酸、胆固醇、氨基酸、胆色素、蛋白质多肽和微量金属元素等。胆汁酸类为熊胆中含量最高的成分，主要为牛磺熊去氧胆酸(tauroursodeoxycholic

acid, TUDCA)、牛磺鹅去氧胆酸(taurochenodeoxycholic acid, TCDCA)、熊去氧胆酸(ursodeoxycholic acid, UDCA)、鹅去氧胆酸(chenodeoxycholic acid, CDCA)。非胆汁酸类成分尽管含量相对较少,却有着不可忽视的药理作用。目前,对非胆汁酸类成分的相关研究报道较少,缺少相关的限量或标准,需综合多种成分的含量指标来评价其质量。

(1) 胆汁酸类成分：为熊胆的主要成分(图 8-3),也是其重要活性成分,以结合型为主,具有保肝利胆、溶胆结石、抗癌、保护心脑组织、镇咳、平喘、祛痰等作用,对神经系统也有一定的作用,机制与抗凋亡、抗氧化和抗炎有关。天然熊胆内,TUDCA 在总胆汁酸内的占比为(51.25±11.38)%、TCDCA 为(25.45±8.63)%、UDCA 为(18.17%±0.80)%、CDCA 为(15.17±0.42)%;引流熊胆粉内,TUDCA 在总胆汁酸内的占比为(36.28±8.85)%、TCDCA 为(35.24±5.01)%、UDCA 为(17.7±4.18)%、CDCA 为(18.0±1.55)%。熊胆粉水解液中,UDCA 占比 64.4%, CDCA 占比 35.4%,两者比例接近 1.5∶1。有资料显示,UDCA 是熊胆的特有成分,然而,周博研究发现狐狸胆中同样含有 UDCA。胆汁酸类成分展现了熊胆的主要药理活性,现代化学复配或转化熊胆粉均以胆汁酸配比作为药效成分的核心物质。

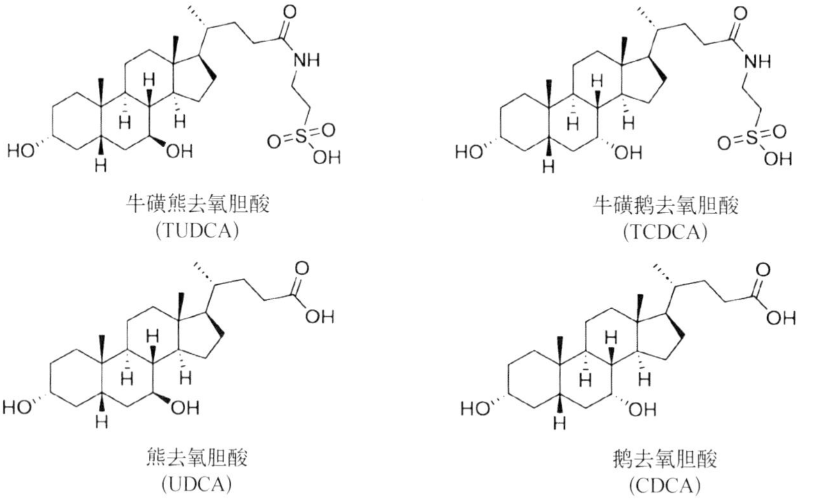

牛磺熊去氧胆酸
(TUDCA)

牛磺鹅去氧胆酸
(TCDCA)

熊去氧胆酸
(UDCA)

鹅去氧胆酸
(CDCA)

图 8-3 熊胆中胆汁酸类成分的化学结构

(2) 胆色素类成分：熊胆中的胆色素类成分主要为胆红素。胆红素属于线性四吡咯环化合物,为二烯胆素类,是血红蛋白等化合物分解代谢的中间体或产物,颜色为橙色或红棕色,有游离胆红素、胆红素钙、胆红素酯、胆红素蛋白聚合物等多种存在形式。熊胆胆红素具有抗氧化、抗炎等药理作用,可与蛋白质结合发挥一定的解毒作用,在临床上用于治疗肝炎、关节炎等多种疾病。熊胆粉内胆红素含量的高低与熊胆的来源、种类、年龄、饲料、取胆汁的次数相关。

不同动物胆汁的胆红素含量不同,猪胆汁的胆红素质量分数为 0.41%~0.44%,培植牛黄的胆红素 21.9%~41.7%。目前,胆红素是市场上紧缺的医药原料,现有酶法合成胆红素技术,即通过模拟细胞内胆红素生物合成的条件,直接以动物血液为原料,酶法合成胆红素,其纯度可达 92%以上。

(3) 氨基酸与蛋白质类成分：熊胆中含有的氨基酸种类丰富,主要有 2 类,一类是游离氨基酸,含量极少,另一类是结合氨基酸,含量较多。天然熊胆及熊胆粉内均含有 17 种氨基酸,熊胆粉中氨基酸含量略低于天然熊胆,并且受产地、饲料的影响,不同样本间也存在一定的差异。黑龙江熊胆粉中的氨基酸含量(平均 0.85%)低于四川(平均 1.71%)及云南(平均 1.67%);在饲料中添加蜂胶后,其氨基酸含量普遍增加,而影响氨基酸含量的其他因素尚无报道。

熊胆汁内蛋白质主要为白蛋白，占总蛋白量的62.05%；其次为球蛋白（α-球蛋白、β-球蛋白、γ-球蛋白），占25.61%；黏蛋白占9.74%；纤维蛋白原占2.56%。熊胆蛋白具有抗丙型肝炎病毒活性，但相关研究较少，需进一步探讨其作用机制。

（4）其他：熊胆中的矿质元素较丰富，其中重金属元素为检测的重要指标之一。熊胆粉与天然熊胆中矿质元素的种类基本相同，各类含量存在差别，但钙、镁、铜、锌、钠含量均较高。熊胆粉的测定数据同20世纪90年代相比具有较大差异性，原因可能有2点：① 熊胆粉产业的发展影响熊胆粉质量，如饲料添加剂的增加；② 检测手段的进步使检测更加完善，如电感耦合等离子体光谱仪、电感耦合等离子体质谱仪在检测中的使用。

熊胆中还含有胆固醇与脂肪酸，胆固醇是合成熊去氧胆酸的前体物质。天然熊胆与熊胆粉内的胆固醇含量相差不大，含量均较低，未见影响胆固醇含量因素的相关报道。熊胆含有的脂肪酸类成分有十四烷酸、12-甲基十四烷酸、7顺-十六碳烯酸、14-甲基十五烷酸、软脂酸、亚油酸、油酸、硬脂酸、花生四烯酸。

2. *熊胆现代药理作用*　熊胆具有清肝利胆、平肝镇惊、清热解毒、散血去积等药理作用及功效。现代医学表明，熊胆具有抗炎、镇痛、抑菌、促溶石等药理作用，这与中医的认识基本一致。

（1）清肝利胆：中医认为熊胆可清肝利胆、明目退翳，用于治疗肝胆热，如《本草经疏》"走肝、胆二经，泻有余之热……则内邪清而外障去矣"；可治疗由于湿热胆汁溢于肌肤而引发的黄疸，如《本经逢原》"为时气热盛变为黄疸之要药"；可治疗目赤翳障，湿热胆汁溢于肌肤而不散引发的恶疮痔漏，如《本草求真》"惟其平肝，所以能治目赤翳障、恶疮痔漏等症"。药理学研究也表明熊胆及其相关制剂可治疗眼科疾病与肝胆系统疾病，如肝脏炎症、急性肝损伤等。Wu等人采用非酒精性脂肪性肝病小鼠模型，发现熊胆汁治疗胆汁淤积性肝病的机制可能是通过激活AMPK通路，影响自噬基因*Beclin-1*、凋亡基因*Bcl-2*、*Bax*复合物的相互作用。CAI等人采用α-萘基异硫氰酸酯诱导的胆汁淤积小鼠模型，发现转化熊胆粉的保肝作用与抑制肝脏炎症和细胞凋亡有关。戴晨曦等人采用急性酒精性肝损伤小鼠模型，发现熊胆粉治疗急性酒精性肝损伤的机制可能与调控肝脏内Kelch样环氧氯丙烷相关蛋白1（Kelch-like ECH-associated protein 1, Keap1）/Nrf2/抗氧化反应元件（antioxidant response element, ARE）信号通路，恢复并上调由乙醇所破坏的肝脏氧化平衡有关。

（2）平肝镇惊：中医认为熊胆可治疗惊厥，如《玉楸药解》"熊胆苦寒……宁魂止惊"，《雷公炮制药性解》"熊胆……清火定惊之功，较胜诸胆。"可治疗胀满、腹痛，如《读医随笔》"肝胆之气化以鼓舞之，始能条畅而不满"。现代药理学研究表明，熊胆具有镇静、止咳、抗惊厥的作用。陈丽云等人采用氨水引咳小鼠模型，发现熊胆粉具有显著的镇咳祛痰作用。李君实等人采用戊四氮所致小鼠惊厥模型，发现熊胆能延长惊厥潜伏期。顾贤臣等人采用电惊厥小鼠模型，发现熊胆可降低电惊厥小鼠的死亡率。

（3）清热解毒：熊胆性味苦寒，具有清热解毒、软坚散结的重要功效，《本经逢原》记载"凡实热之证，用之咸宜。"熊胆可用于退热，治疗目赤、热毒、虫蚀相关疾病，如《雷公炮制药性解》"杀虫散毒，可敷恶疮及痔。"中医学认为癌早期以热毒为主，热毒瘀结在疾病的整个过程中都有着不同程度的存在，中医治疗肿瘤的方法之一是清热解毒法，因此，熊胆可用于治疗肿瘤。现代药理学研究发现，熊胆粉在抗菌、抗肿瘤等方面发挥着至关重要的作用。体外实验发现，熊胆中胆酸类成分具有抑菌的药理作用，其中UDCA的抑菌率高达24.8%，TUDCA为15.3%。ZHU等人采用LPS处理小鼠的神经炎症模型，发现熊胆粉调节G蛋白偶联受体5、Akt、NF-κB信号通路来抑制细胞炎症。ZHOU等人采用熊胆对二乙基亚硝胺诱导的大鼠肝癌模型，发现熊胆抑制大鼠肝癌发展的作用机制可能与抑制肝星状细胞活化有关。CHEN等人采用体内肝细胞癌异种移植小鼠模型，发现熊胆粉抑制肝细胞癌的作用机制与抑制信号转导及转录激活蛋白3（signal transducer and activator of transcription 3, STAT3）信号通路有关。另有研究发现,熊胆粉可通过降低血管内皮生长因子(vascular endothelial growth factor, VEGF)-A 的表达以抑制血管生成,这也可能是其抗肿瘤活性的部分原因。

(4) 散血去积: 熊胆还可用于治疗瘀血肿痛,如《跌打损伤方》"谨熊胆散血去积,消肿止痛";可治疗多种出血与跌打肿痛,如《疡医大全》"刀伤,熊胆和水调搽伤处,立刻止血定痛,不作脓"。现代医学研究表明,熊胆可用于降血脂,治疗动脉粥样硬化、血小板减少性紫癜等疾病,药理作用可能与降低胆固醇、降低毛细血管通透性等机制相关。XIONG 等人采用特异性基因敲除小鼠结合高脂饮食复制动脉粥样硬化动物模型,发现熊胆粉治疗动脉粥样硬化的作用机制与降低血清中总胆固醇、低密度脂蛋白及三酰甘油的含量有关。张庆镐等人采用脑血栓、脑缺血大鼠动物模型,发现熊胆粉可降低血液黏度,改善血栓性缺血脑组织病变程度。WANG 等人采用阿糖胞苷诱导的小鼠血小板减少症模型,发现熊胆粉可治疗血小板减少性紫癜。

3. *创新药物人工熊胆粉的研制* 庚石山课题组基于濒危药材传统功效,建立了一系列药理学模型,在此基础上阐明其化学物质的结构、含量和种类,进而揭示哪些是有效成分及其与功效的关系。再通过绿色制备技术合成药效物质,经优化配方,进而创制出替代品。

首先是如何建立药效评价体系。例如,针对清热功效,从解热、镇痛、抗菌和抗病毒 4 个模型评价;平肝,则从保肝、利胆、降糖、降脂、降血压和抗惊厥评价;明目,则是从抗菌、抗病毒、保肝、降糖、降脂、降血压评价。在此基础上,建立成分与功效的关联性。例如,TUDCA 与镇痛、抗菌、抗病毒、保肝、利胆、降血压和抗惊厥相关;TCDCA 与降糖、降脂和降血压相关;UDCA 与镇痛、抗菌、抗病毒、保肝、利胆、抗惊厥相关;CDCA 与利胆、降糖、降脂相关;牛磺酸等氨基酸与解热、镇痛相关。随后对其结构、含量、比例进行研究,弄清楚它们的构效关系、量效关系、组效关系和协同关系,从而体现中药多成分的整体观(图 8-4)。

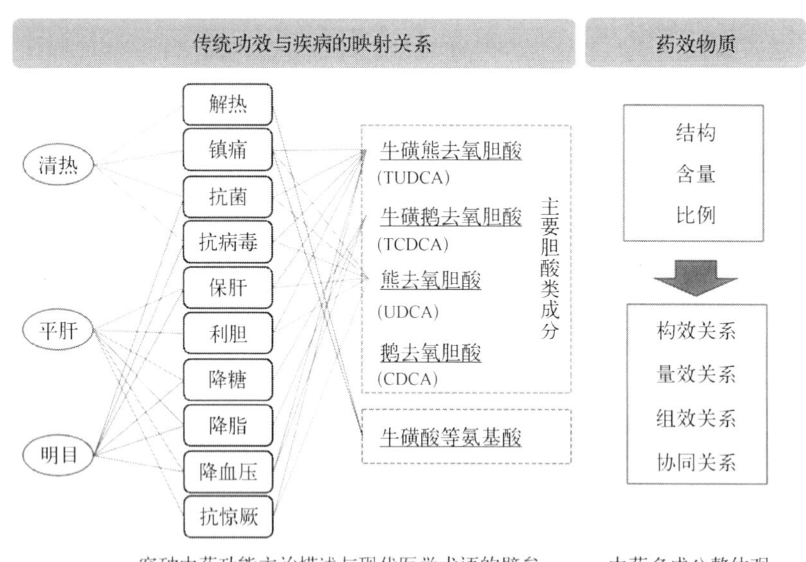

(彩图 8-4)

图 8-4 熊胆功效与活性成分及其药理作用的对应关系

人工熊胆粉创制的难题:一是如何揭示其中的药效物质;二是如何绿色制备药效物质;三是如何找出它的最佳配方。庚石山课题组通过深入研究,将熊胆和引流熊胆粉的有效成分解析清楚,发现天然熊胆中 TUDCA 的含量高于引流熊胆,TCDCA 的含量低于引流熊胆,氨基酸及微量元素的含量略有差异,最终阐明了它们的种类、结构和比例与药效的关系。在此基础上,通过化学和酶工程技术将其中 7 种胆酸和 18 种氨基酸等 25 种药效物质全部合成出来,每个化合物的纯度达到 98%以上,并清楚解析了有关物质。

在开展配方优化的过程中,发现 CDCA 的代谢产物石胆酸具有一定的肝毒性,且能增加肠黏膜的通透性而导致腹泻。而 UDCA 不易被肠道菌代谢为石胆酸，且能稳定肠黏膜，表明二者有一定的协同作用。通过正交实验，利用 11 组药效模型（解热、镇痛、降血糖、降血脂、保肝、利胆、抗惊厥、抗癫痫、降血压、抗菌和抗病毒作用）对 9 组配方进行评价，最终优化出了最佳配方，其质量稳定性等于或优于天然熊胆（图 8-5）。药代动力学实验中，发现雄性大鼠口服人工熊胆粉后，CDCA 和 UDCA 的药时曲线下面积（area under the drug concentration time curve, AUC）（0~12 h）线性增加；而 TCDCA 和 TUDCA 为非线性增加。CDCA 的吸收较快，达峰时间（T_{max}）为 5~9 min，平均驻留时间（mean residence time, MRT）约为 3~4 h；而 TCDCA、UDCA 和 TUDCA 的吸收较慢，T_{max} 为 1~3 h，MRT 为 2~7 h。比格犬口服结果显示，2 种结合型胆酸 TCDCA 和 TUDCA 在高剂量时可能存在向游离型胆酸 CDCA 和 UDCA 的生物转化。同时，比格犬与 SD 大鼠血浆中 TCDCA 和 TUDCA 的药时曲线均呈现多峰特征，提示可能存在肝肠循环。在安全性评价方面，尤其须关注鹅去氧胆酸的含量，因为其具有一定的肝毒性。在最终的优化配方中，CDCA 的含量较低，所以安全性评价优于天然熊胆。对急性毒性犬的最大耐受剂量为 4 g/kg，对大鼠为 6 g/kg；一般药理学研究显示，在 1 g/kg 剂量下，犬或大鼠未见明显的心血管系统、呼吸系统及神经活动异常；在犬或大鼠连续给药 28 d 的长期毒性研究中，无毒性作用剂量均为 1 g/kg，未见明显胃肠道反应（优于熊胆粉对照品）。在 Ames 试验（污染物致突变性检测）中，微核试验结果均为阴性，生殖毒性研究中雌鼠及其生殖功能、早期胚胎发育的无毒性反应剂量均为 1 g/kg。

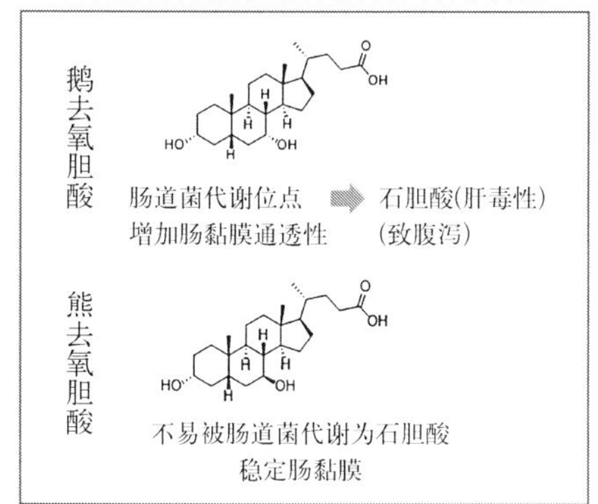

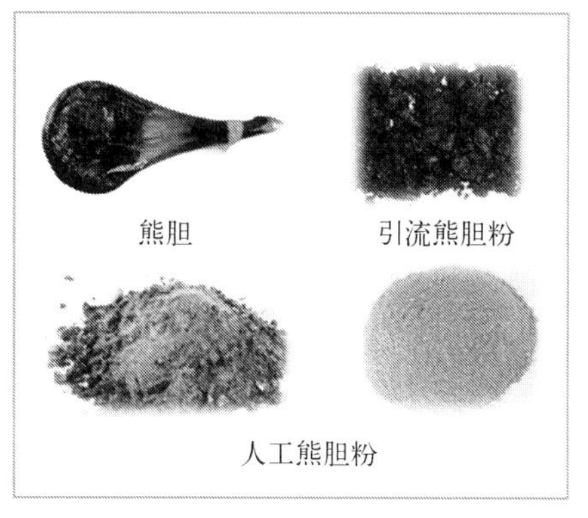

（彩图 8-5）

图 8-5 人工熊胆粉的创制

2018 年，人工熊胆粉获得临床批件，Ⅰ期临床试验结果表明其安全性良好，目前正在开展Ⅱ期临床试验。人工熊胆粉的发展经历了猎熊取胆、引流取胆和生物转化 3 个主要阶段，通过对其有效成分的全面解析、科学配对，较好地复原了天然熊胆的成分与功效，通过绿色制备技术实现了原料的持续性和稳定性。人工熊胆粉的成功创制对濒危动物保护和中医药事业的发展具有重要的社会效益和经济价值。

（二）黄柏-知母药对

黄柏（Phellodendri Chinensis Cortex）是芸香科植物黄皮树 *Phellodendron chinense* Schneid. 的干燥树皮，为清热燥湿药“三黄”之一。《神农本草经》称其为“檗木”，“黄柏”一名最早见载于《本草纲目》，作为“黄檗”的简写于民国后广泛使用。黄柏味苦，性寒，归肾、膀胱经，具有清热燥湿、泻火除蒸、解毒疗疮的功效，用于治疗湿热泻痢、黄疸尿赤、带下阴痒、热淋涩痛、脚气痿躄、骨蒸劳热、盗汗、遗精、疮疡肿毒、湿疹湿疮。

知母（Anemarrhenae Rhizoma）是百合科植物知母 *Anemarrhena asphodeloides* Bge. 的干燥根茎，为常用的清热泻火药，最早收录于《神农本草经》。知母味苦、甘，性寒，归肺、胃、肾经，具有清热泻火、滋阴润燥的功效，用于治疗外感热病、高热烦渴、肺热燥咳、骨蒸潮热、内热消渴、肠燥便秘。

1. *黄柏-知母药对及其临床使用* 依照相须的配伍原则，黄柏与知母组成药对由来已久，并在方剂中广泛运用。《本草纲目》中记载：“知母之辛苦寒凉，下则润肾燥而滋阴，上则清肺金而泻火，乃二经气分药也。黄柏则是肾经血分药。故二药必相须而行。”《药品化义》谓二者皆入肾经，凡肾阴虚火旺之骨蒸潮热、盗汗遗精皆可使用。元朝《兰室秘藏》所载的通关丸是黄柏-知母药对最早的运用，具有清热化气、滋肾通关的功效，主治下焦血分、小便不通、口不渴。其他运用了黄柏-知母药对的方剂还包括《医方考》记载的知柏地黄丸、《症因脉治》记载的知柏四物汤和知柏天地煎、收录于《丹溪心法》的大补阴丸等。

由于其传统功效及对应的药方主治糖尿病（消渴症），黄柏-知母药对常见于与西药联合治疗糖尿病及相关并发症。如 2006 年，湖北省新华医院使用知柏地黄汤加味结合西药抗糖药物，以治疗糖尿病周围神经病变 32 例，总有效率 84.51%，优于西药对照组（61.30%）。2008 年，牡丹江医学院第二附属医院使用养阴消渴汤结合西药抗糖药物，以治疗老年 2 型糖尿病 73 例，总有效率 86.30%，优于西药对照组（60.27%）。

黄柏-知母药对及其衍生方剂在其他几类疾病中也有广泛的临床运用。1997~2005 年，上海市中医文献馆中医门诊部使用通关丸治疗肝硬化腹水 42 例，显效 8 例，好转 26 例，无效 8 例，总有效率 80.95%；1998~2003 年，河南省偃师市中医院使用通关丸治疗前列腺增生症 100 例，显效 59 例，好转 27 例，无效 14 例，总有效率 86%；2021 年，上海中医药大学附属曙光医院开展知柏地黄丸治疗卵巢储备功能低下不孕疗效的临床试验，治疗组的临床总有效率为 91.11%，高于对照组（71.11%）；2020 年，天津市宁河区丰台医院开展大补阴丸治疗阴虚血热证经期延长的对照试验，治疗前后症状总评分的降幅明显优于对照组。

2. *黄柏和知母的主要活性成分及其治疗糖尿病的作用机制* 黄柏煎剂的主要成分有小檗碱、黄柏碱和木兰碱，其中小檗碱和黄柏碱是《中国药典》评价黄柏质量的标准。知母的有效成分主要分为 2 类，即氧杂蒽酮和甾体类皂苷，氧杂蒽酮类主要包括杧果苷、新杧果苷、二甲基共轭杧果苷等，甾体类皂苷主要包括知母皂苷 B_2、知母皂苷 B_3、知母皂苷 A_2、知母皂苷 A_3 等。其中，杧果苷和知母皂苷 B_2 是《中国药典》评价知母质量的标准（图 8－6）。

小檗碱和黄柏碱同属于四氢异喹啉生物碱，存在于黄连、黄柏等药材中，具有广泛的药理活性，包括抗病原微生物、抗肿瘤、降血糖、保护心脑血管、抗炎、抗阿尔茨海默病、减轻肠道疾病症状等。小檗碱已在临床上被证实可以降低 2 型糖尿病患者的血糖水平。将 192 例初发 2 型糖尿病患者随机分为治疗组和对照组，对照组予二甲双胍治疗，治疗组在对照组的基础上加以盐酸小檗碱片进行治疗。经过 6 个月疗程后，研究结果表明，盐酸小檗碱片联合二甲双胍能有效降低初发 2 型糖尿病患者的血糖、血脂、体质量，减轻患者的氧化应激及炎症反应。陈广等人通过大鼠实验证实了小檗碱既能改善靶组织的胰岛素抵抗，又能促进胰岛 β 细胞分泌胰岛素，增加胰岛素敏感性。小檗碱对高脂大鼠模型的脂代谢异常也有良好的调节作用，可降低高血脂大鼠的血脂水平，抑制肝脏脂质过氧化过程，减少肝脏损伤。胡立宏及其他课题组研究发现，小檗碱处理后的肝脏组织中，AMPK 磷酸化和 ACC 磷酸化（AMPK 作用的主要底物）水平显著升高，提示其作用机制与直接激活 AMPK 相关。后续研究认为，小檗碱可通过抑制线粒体呼吸链复合物 Ⅰ，改变 AMP/ATP 比例，从而激活 AMPK 通路。AMPK 在肝脏糖异生中起着至关重要的作用。蒋建东等人的研究表明，小檗碱在抑制 AMPK 磷酸化激活的同时，触发 TORC2 磷酸化，抑制 TORC2 的核转位，从而阻止肝脏的糖异生过程（具体内容亦参见第三章黄连研究案例）。

知母的皂苷成分包含多个甾体侧链变化的同系物，在炮制或煎煮过程中，它们之间存在相互转化（图 8－7）。20 世纪 90 年代末就有研究发现，知母皂苷对链脲佐菌素（streptozotocin, STZ）致胰岛损伤的大鼠具有治疗作用，但后续研究发现，杧果苷在相关模型上比知母皂苷化合物展现了更好的药理活

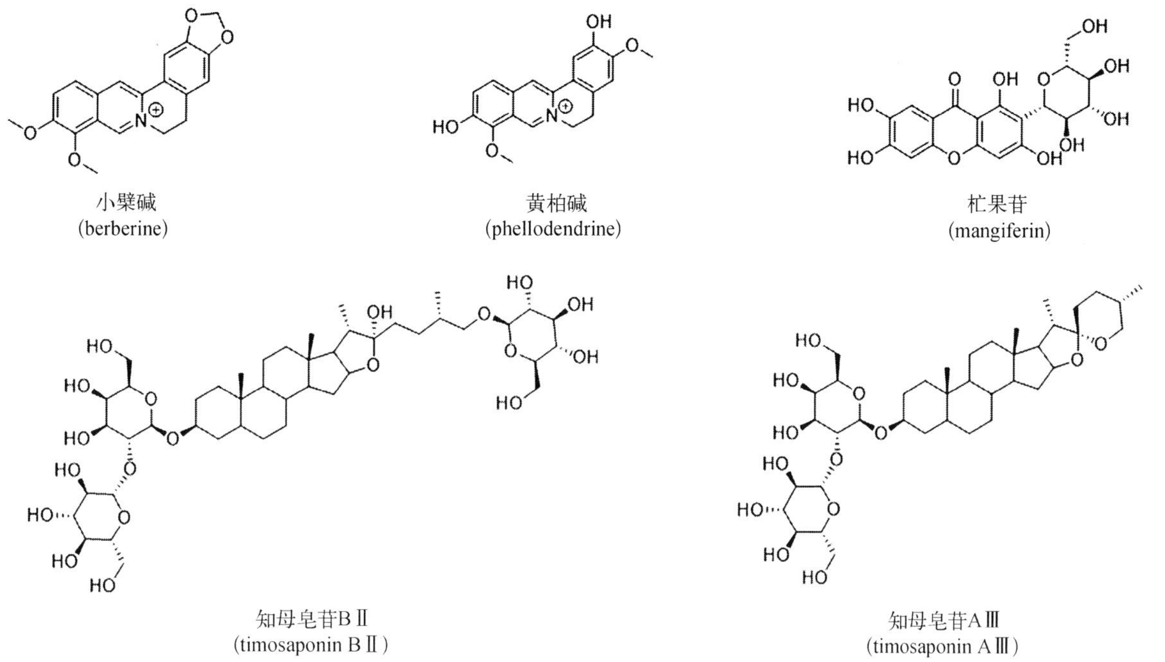

小檗碱
(berberine)
黄柏碱
(phellodendrine)
杧果苷
(mangiferin)
知母皂苷BⅡ
(timosaponin BⅡ)
知母皂苷AⅢ
(timosaponin AⅢ)

图 8－6　黄柏和知母主要活性成分的化学结构

性，因此怀疑其对糖尿病的治疗作用可能源于其抗炎和抗氧化作用。除知母外，杧果苷亦存在于杧果属植物中，同样具有广泛的药理活性，包括抗病毒、抗肿瘤、止痛、降血糖、保肝、抗炎等。普遍认为杧果苷的活性来源于抗氧化或清除活性自由基，如其可剂量依赖性地降低人外周血淋巴细胞中过氧化氢诱导的脂质过氧化，并显著增加了红细胞对 ROS 的抵抗力。杧果苷与三价铁形成复合物，可有效中和活性自由基，防止大鼠肝脏线粒体中的脂质过氧化，保护肝细胞免受自由基介导的缺氧/复氧损伤。在 STZ 致胰岛损伤的大鼠糖尿病模型中，杧果苷可以改善脂肪细胞对胰岛素的敏感性，调节脂质代谢；同时，杧

知母皂苷E
(timosaponin E)
裂解脱甲基
知母皂苷BⅡ
(timosaponin BⅡ)
脱水
脱糖/环化
知母皂苷BⅢ
(timosaponin BⅢ)
知母皂苷AⅢ
(timosaponin AⅢ)

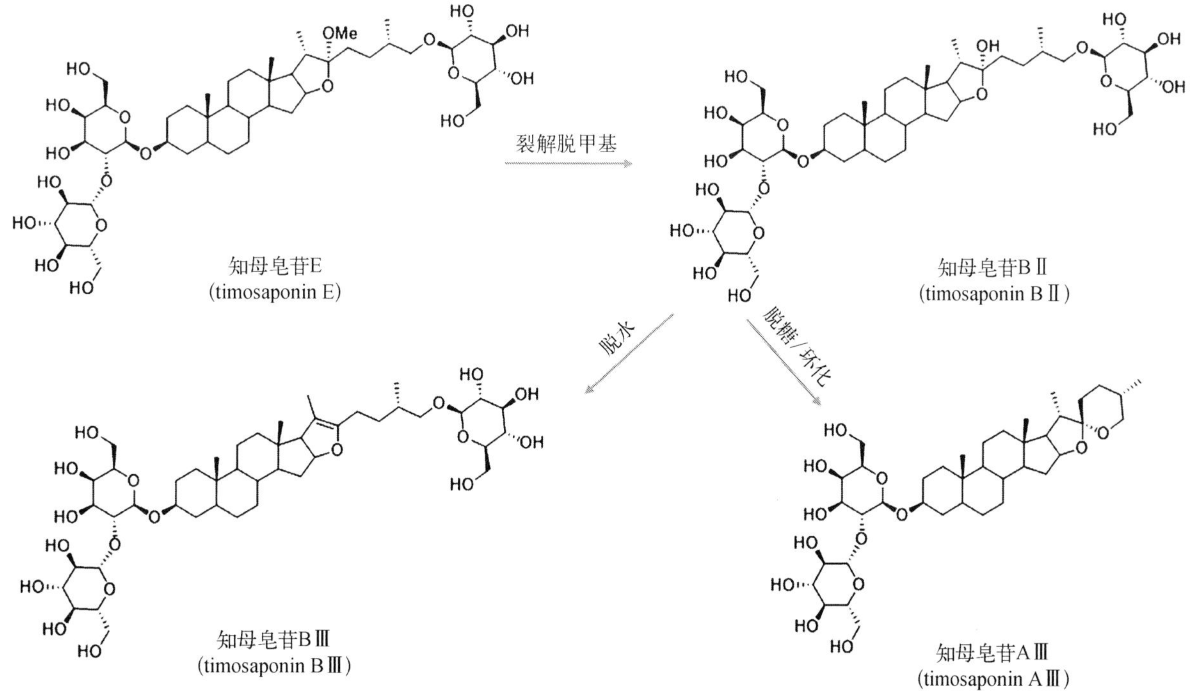

图 8－7　知母皂苷同系物的相互转化

果苷可以促进胰岛β细胞再生，以及一系列与胰岛素分泌相关的蛋白质表达水平提高。另有研究发现，知母多糖可在降低血糖的同时促进受损的胰岛细胞修复，并促进骨骼肌细胞对葡萄糖的摄取。

3. *黄柏和知母相须配伍的协同增效机制研究*　药对配伍后，可能引发煎煮过程物质溶出的变化，以及服药后体内物质基础的变化等（图8-8）。煎煮过程中，药对中的活性化学成分相互作用，促进活性成分的溶出。例如，徐福平等人对黄柏、知母单煎液及不同比例合煎液中的上述活性成分进行含量测定，发现黄柏和知母在等量合煎时，小檗碱、杧果苷等有效成分的溶解浓度最高。

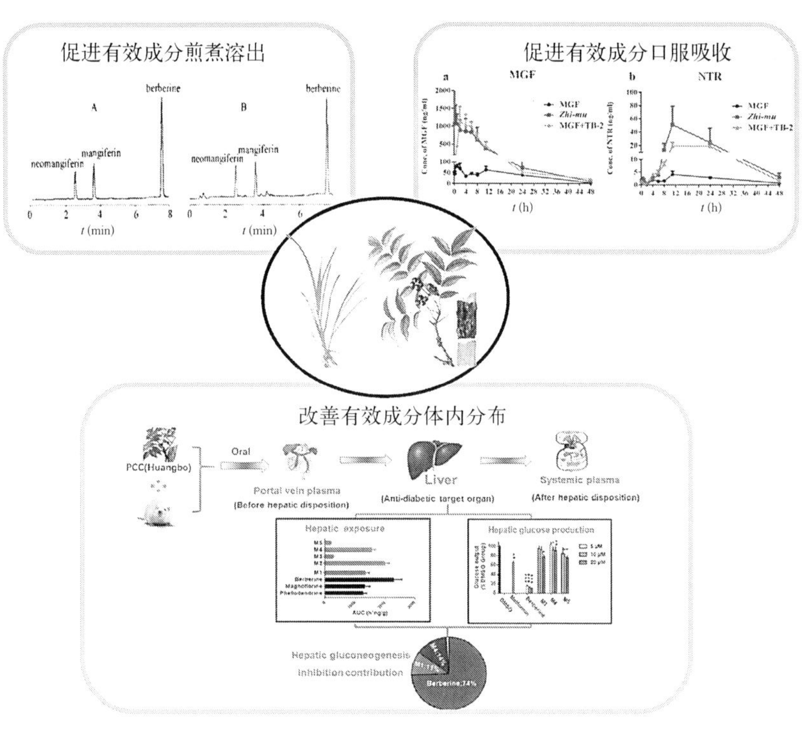

（彩图8-8）

图8-8　黄柏和知母相须配伍可能的生物学机制示意图

对于活性成分在机体内的吸收、转化、运载，直至排泄，主要通过药动学参数AUC、T_{max}、峰浓度（C_{max}）、末端消除半衰期（$T_{1/2}$）等的测量以衡量其发挥药理作用的效果。黄成钢等人对知母-黄柏药对水提物，以及大鼠灌胃后的肠道内容物、门静脉血、肝脏与外周血的原型成分和主要代谢产物进行定性定量研究，尤其是体内脏器、组织、体液中的暴露量，发现4种成分（小檗碱、知母皂苷BⅡ、知母皂苷BⅢ、杧果苷）配伍在自发性糖尿病动物上的降血糖药效显著。例如，杧果苷和小檗碱由于平面结构而导致口服吸收利用度很低，但与知母皂苷B_2同时使用可以增加10余倍的血浆暴露量，其原因：一方面是知母皂苷B_2作为胆酸类似物可提高化合物跨膜渗透，另一方面是知母皂苷B_2作为有机阴离子可转运多肽和多药耐药外排转运蛋白的底物，从而阻止了细胞外排发生。他们的研究还发现，肠道菌可致知母皂苷B_2生成在肝脏具有高暴露量的毒性代谢物知母皂苷A_3，知母皂苷A_3的毒性来源于其诱导氧化应激及抑制多药耐药蛋白2（multidrug resistance protein 2，Mrp2）等胆酸外排转运体的表达，而导致胆汁淤积产生。

综上，以上针对黄柏-知母药对治疗糖尿病的研究，明确了它们起到胰岛素增敏和糖尿病治疗作用的分子机制，并通过化合物吸收利用度分析，阐释了知母皂苷B_2对小檗碱和杧果苷的促吸收作用，对解释两者相须配伍的协同增效生物学基础做出了突出的贡献。此外，相关研究还发现了知母肝毒性的产生原因，提示了可通过对知母皂苷B_2进行结构改造，从根本上阻止毒性代谢物产生的分子基础。

（三）半夏-生姜药对

半夏（Pinelliae Rhizoma）为天南星科植物半夏*Pinellia ternata*（*Thunb.*）*Breit.*的干燥块茎，为常用的

止咳化痰药，被誉为“治痰圣药”，最早收录于《神农本草经》。半夏味辛，性温，有毒，归脾、胃、肺经，具有燥湿化痰、降逆止呕、消痞散结之功效，用于治疗湿痰寒痰、咳喘痰多、痰饮眩悸、风痰眩晕、痰厥头痛、呕吐反胃、胸脘痞闷；外治痈肿痰核。半夏中的有效成分主要为水溶性成分，包括生物碱类成分、氨基酸、多糖、半夏蛋白等，其水溶性浸出物是《中国药典》中评价半夏质量的标准。

生姜(Zingiberis Rhizoma Recens)是姜科多年生草本植物姜 *Zingiber officinale Roscoe* 的新鲜根茎，秋冬季采挖。《本草纲目》记载：“姜，辛而不荤，可蔬，可和，可果，可药，其利博矣。”生姜味辛，性微温，无毒，归肺、脾、胃经，具有解表散寒、温中止呕、温肺止咳、解毒之功效，被称为“呕家圣药”。可用于治疗风寒感冒、脾胃寒症、胃寒呕吐、肺寒咳嗽、解鱼蟹毒，可以与解表、化痰、健脾等药配伍使用。生姜中的有效成分主要分为姜辣素与挥发油2类，生姜挥发油也被称为生姜精油，具有独特的香气，由单萜烯类、单萜烯类氧化物、倍半萜烯类、倍半萜烯类氧化物4类化合物组成，姜辣素是生姜的辛辣成分，是各种辣味物质的混合物，多含有3-甲氧基-4-羟基苯基，包括姜酚类、姜烯酚类、姜酮类、姜二酮类、姜二醇类等不同类型，其中挥发油、8-姜酚、10-姜酚和6-姜辣素是《中国药典》中评价生姜质量的标准。

1. 半夏-生姜药对功效及临床应用　依据相畏的配伍原则，半夏与生姜组成药对由来已久，如《金匮要略》中的小半夏汤即为半夏与生姜配伍而成，半夏炮制品中的“姜半夏”也已广泛应用于临床。《本草经集注》记载：“半夏毒，用生姜汁、煮干姜汁并解之。”半夏为有毒之品，生姜可制半夏之毒，自属相畏配对，制其所短，展其所功。此外，半夏辛温而燥，降而不升，燥湿化痰，降逆止呕，消痞散结；生姜辛温，降中有升，温中止呕，化饮除痰。二药相伍，生姜既能辅助半夏增强其化饮止呕的作用，二者相辅相成，共成化饮、止呕的有效药对，尤适用于痰饮或胃寒呕吐。

半夏-生姜药对于现代临床中常用于缓解上消化道重建的不良反应，主要用于治疗化疗、妊娠、药物、慢性病等引发的患者的呕吐和肠胃不适。如2011年，连云港市中医院使用小半夏汤加减治疗慢性肾功能衰竭呕吐64例，总有效率93.70%，优于西药对照组(68.80%)。2013年，浙江省宁波市中医院使用小半夏汤预防顺铂化疗所致呕吐45例，化疗第5 d时的总有效率为95.00%，在化疗第1~7 d中，小半夏组的止吐有效率均显著高于西药对照组。2019年，常州妇幼保健院使用小半夏汤治疗妇科肿瘤化疗性恶心呕吐100例，服用小半夏汤可以明显改善妇科肿瘤化疗后延迟性恶心呕吐的发生及减轻恶心呕吐的程度。2020年，新疆医科大学使用小半夏汤治疗胃癌化疗性呕吐50例，呕吐控制的有效率46.00%，优于西药组(16.00%)。

除了内服外，基于半夏-生姜药对的外敷制剂也可以有效治疗呕吐。如2017年，开封市中医院使用小半夏汤联合吴茱萸穴位贴敷治疗糖尿病胃轻瘫26例，总有效率为84.61%，优于西药对照组(61.53%)。2021年，张家港市中医医院使用小半夏汤穴位敷贴治疗妊娠恶阻62例，总有效率93.55%，明显高于对照组(74.19%)，小半夏汤治疗组乏力、头晕、恶心呕吐症状的改善时间均短于对照组。2021年，徐州市铜山区中医院使用小半夏汤穴位贴敷防治肿瘤患者化疗相关性恶心呕吐50例，总有效率为96.00%，优于对照组(64.00%)。

2. 半夏和生姜功效及其抑制呕吐的作用机制　研究发现，半夏与生姜的止呕机制均与中枢和外周神经系统相关。如5-HT与神经末梢上5-HT_3受体结合后产生神经冲动，迷走神经将神经递质传递至延髓孤束核，进一步投射到脑干延髓网状结构背外侧的呕吐中枢，从而引起呕吐。国内外研究发现，6-姜酚、8-姜酚、6-姜烯酚和10-姜酚等姜辣素成分通过拮抗5-HT_3受体以发挥止呕作用，半夏生物碱是半夏止吐的主要有效部位，阻断5-HT_3受体是半夏防治化疗性恶心呕吐的重要机制之一。多巴胺与脑区多巴胺D_2受体结合可引发呕吐，有研究报道，姜辣素预处理后能明显抑制顺铂引起的中枢或外周多巴胺的升高，此外，生姜中极性较大的成分也具备良好的止呕作用，并明显降低延髓与回肠组织中的5-HT和延髓中的多巴胺，其中糖苷类化合物可能是其主要药效成分。此外，有研究发现小半夏汤止呕的机制是通过抑制 5－HT、P 物质和多巴胺的合成，下调 $5-HT_3$ 受体，NK_1 受体及多巴胺 D_2 受体的 mRNA 和蛋白表达而实现的，进一步研究表明，小半夏汤可通过调控 $5-HT_3$ 受体后的钙调蛋白（calmodulin, CaM）/钙调蛋白依赖性蛋白激酶Ⅱ（calmodulin-dependent protein kinase Ⅱ，CaMKⅡ）/ERK1/2 信号通路，以防治化疗性呕吐。综上所述，半夏与生姜均可通过阻断呕吐相关的神经递质以发挥止呕作用，从一定程度上解释了半夏与生姜配伍后止呕药效更强的原因（图 8－9）。

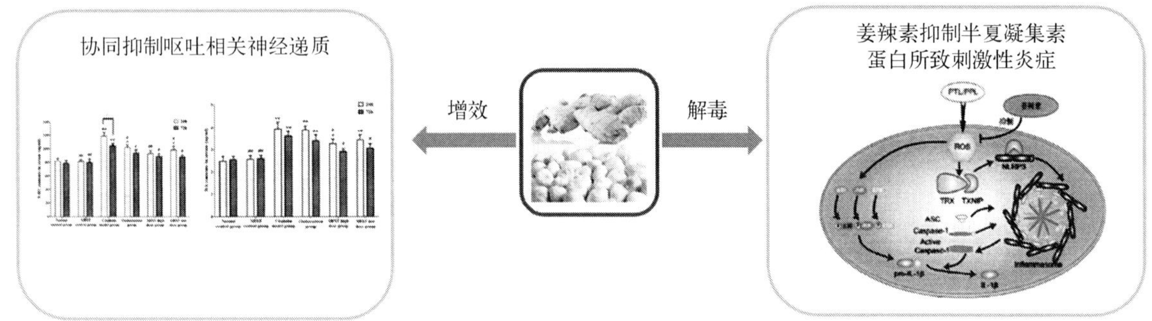

（彩图 8－9）

图 8－9　半夏生姜相畏配伍可能的生物学机制示意图

3. *半夏和生姜配伍的减毒机制研究*　生姜解半夏毒自古有之，最早用生姜来炮制半夏以解毒，记载于南齐时期的《刘涓子鬼遗方》，其后临床多用生姜解半夏中毒。20 世纪 90 年代，南京中医药大学吴皓研究发现姜汁煮半夏能显著降低其对动物的刺激性和毒性，推测可能是生姜与半夏一起加热煮制使半夏的毒性与刺激性成分发生了变化。半夏的毒性包括黏膜刺激性、肝肾毒性、妊娠毒性及遗传毒性，其中关于半夏黏膜刺激性毒性的研究受到学术界的较广泛认可。吴皓等人研究认为，半夏的黏膜刺激性毒性源于半夏草酸钙针晶刺入黏液细胞后，其附着的半夏凝集素蛋白进入细胞而引起炎症反应。使用生姜配伍后，姜制半夏中的草酸钙针晶含量最低，提示生姜成分可能具有降解半夏毒针晶的作用，但具体机制并不明确。同时，生姜中的姜辣素成分能够抑制半夏凝集素蛋白所导致的炎症反应，包括姜酚通过降低 ROS 水平及下调 NF－κB 和受体相互作用蛋白激酶 3，阻断了 NF－κB 信号通路，抑制炎症因子的释放，从而阻止巨噬细胞活化及坏死、中性粒细胞迁移和氧化应激反应等（图 8－9）。除此之外，半夏常见炮制方法“清半夏”的制备中使用明矾进行炮制，研究表明溶液中的 Al^{3+} 与草酸钙中的 $C_2O_4^{2-}$ 结合，能破坏草酸钙针晶的结构，降低半夏引起的黏膜刺激性毒性，与生姜半夏药的减毒作用具有较高的理论相似性。

半夏其余毒性的研究尚存在争议，但综合大量临床经验，认为在正常临床剂量下的半夏并无显著肝肾毒性，只有在高剂量下才会对肝肾造成一定损害，具体的毒性物质基础、作用机制和用药安全界限尚缺少系统研究。

综上，以上针对半夏-生姜药对治疗呕吐的研究，明确了两者的功效物质可阻断中枢及外周呕吐神经递质的信号传递，且具有协同作用效果；并发现半夏的黏膜刺激性毒性主要源于草酸钙针晶协同半夏凝结素刺激细胞产生炎症反应，而姜辣素成分能够抑制炎症反应过程，部分解释了两者相畏配伍的减毒增效生物学基础。

思考题

（1）根据案例内容，查阅文献总结出熊胆中有效成分群的种类、结构和比例与药效的关系。

（2）查阅文献列举出两组相使、相杀配伍的药对及其可能的生物学机制。

（3）基于有效成分群的研究策略如何应用于复杂方剂？研究思路上有无异同？

第九章
中药功效物质的靶标预测方法及其应用

一、中药活性成分靶标发现

（一）中药活性成分研究与正向药理学

中药研究是在中医药理论指导下，以历代本草学记载的药材为研究对象，着重研究其来源、采制、性能、功效、质量控制、临床应用等的研究领域。1800 年以前，世界各国传统医学所采用的药物皆取自动物、植物与矿物 3 大自然资源。1811 年，德国医生约翰·施密特(Johann Schmidt)在其遗作中首次使用“pharmacognosy”一词用于描述自然界直接取得的、未经处理的天然药物(materia medica)，并将其作为商品学的一部分。20 世纪初，以赵燏黄等人为代表的科学家首次将生药学的概念和当时的研究方法从日本引至国内，并以生药学的研究方法为指导对中药开展成分研究。20 世纪中叶以来，随着有机分子鉴定技术和分子生物学技术的突飞猛进，科学家逐渐可以从自然资源中取得纯化合物，研究药物的生理作用和衡量作用强度的方法也逐渐清晰，这些都推动着生药学学科的迅速发展。现代，国内各科研院校对中药学所采用的研究方法，绝大部分基于现代生药学的研究技术。因此，在国际上的多数学者将中药学视为生药学的分支，世界其他各国也多用生药学技术研究或推进其传统医药方法。

由于生药学的主要技术方法均为近现代出现，世界各国的传统医药均直接以患者作为研究对象，给予其天然药物进行治疗并观察临床疗效。这种经典的依托于人及其他动物整体，直接进行药效学评价的方法，被称作正向药理学(forward pharmacology 或 classical pharmacology)或基于表型模型的药物发现方法(phenotypic drug discovery)。但是现代药物难以直接在人体开展临床试验，而表型评价得到的信息不足以全面反映所评价化合物的全部性质，往往需要进一步确定其作用的具体靶标和作用机制，以期能更深入地认识化合物与生命体作用的过程，规避化合物潜在的缺点。

为了解决这一问题，科学家提出了两种不同思路。第一种思路是随着人体基因组计划和分子生物学技术的进步，科学家可以直接针对某一具体的成药靶标进行功能考察，并以此建立适合体外的筛选方法，直接对化合物库进行高通量筛选，发现先导化合物。由于这一基于靶标的药物发现思路(target-based drug discovery)与前述表型药物的发现思路相对应，故被称作反向药理学(reverse pharamcology)。需要指出的是，这一思路虽然通过前置筛选明确了药物的作用靶标和作用方式，但由于生物体整体的复杂性，化合物在生物体上的有效性需要进一步检验确证。第二种思路是继续利用表型筛选方法使用整体开展有效性筛选的优势，在对应的整体模型上使用不同方法以进一步靶标发现，补充先导化合物的具体靶标和作用机制信息。预测靶标需要开发强大的靶标发现方法，从存在于最典型的表型模型——细胞中的复杂生物分子混合物中识别一个或几个具体靶标。因此，寻找细胞靶标被认为是“大海捞针”，是基于表型药物发现研究项目中最具挑战性的步骤(图 9-1)。

中国自秦汉左右成书的《神农本草经》以来，经典文献中所描述的各味中药及其临床效果也无出其右，由各代医家口授相传临床用药经验并总结用药规律，形成了诸如四气五味、升降浮沉等描述，并将各味中药按此划分其功效，以方便临床辨证后寻规开展治疗。新中国成立以来，借由国内中西医结合方法

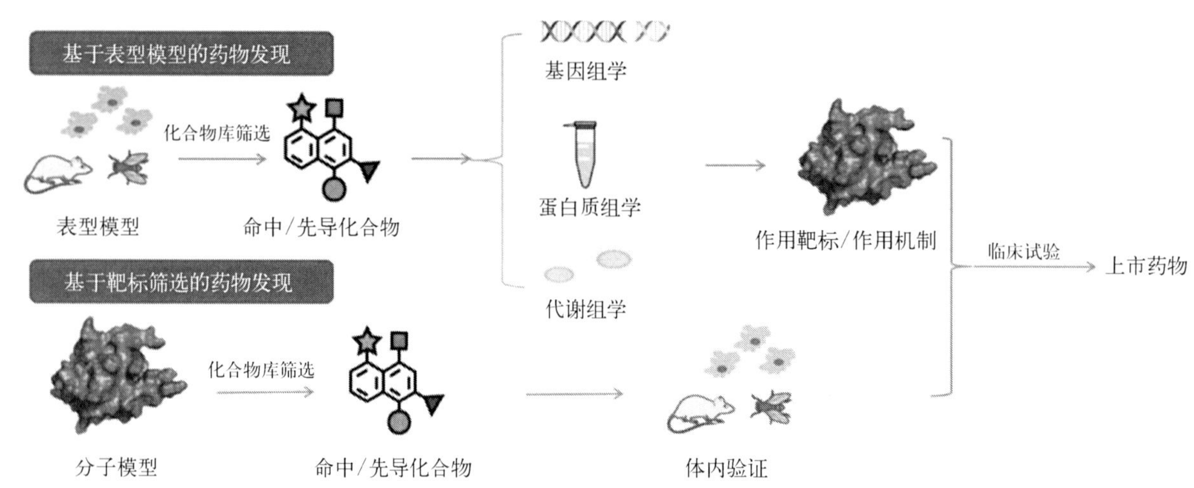

(彩图9-1)

图9-1 正向药理学和反向药理学的思路

与大规模中药临床试验等的广泛开展，许多中药也在其传统功效规律的基础上，进一步得到了其对于人体药理活性和临床效果的总结，对深入了解这些中药的表型活性产生了深远的影响。进入21世纪后，现代化学技术使得从任一味中药中得到其主要或微量的化学成分不再是难点；现今根据先导化合物的表型活性以寻找其特定的作用靶标也有了较为成熟的体系和方法。这些进步使得基于表型筛选得到的中药用药经验规律有机会被进一步地解释，也使得进一步探索中药功效表述中的普遍规律成为可能。

（二）靶标发现的重要意义

药物靶标是指存在于组织细胞内，与药物相互作用并赋予药物效应的特定分子，绝大多数为蛋白质，包括多种受体、酶等。基于表型筛选的药物研发过程中，先通过表型筛选明确化合物的整体有效性，再确定化合物的作用靶标是推动化合物最终可进入临床试验的关键步骤。而对于已在临床使用的中药，确定其所含主要天然产物的靶标，可以更好地了解其疗效的主要作用机制，科学地阐述中药功效，是中药现代化研究中必不可少的步骤。药物靶标发现的重要性主要体现在以下几个方面。

1. *药物靶标发现是产生创新药物的源头* 2006年人类基因组计划的完成，预测了500个左右的可成药靶标。但随着近年蛋白质组学和转录组学等组学技术的进步，人们普遍认为基因组的成药靶标预测并不准确。发现新的成药靶标，特别是通过活性天然化合物为探针发现新靶标是当前研发重磅药物、发现"first-in-class"药物的重要手段。例如，鞘氨醇-1-磷酸(sphingosine-1-phosphate, S1P)是高等生物中高度保守的活性鞘脂类代谢物，S1P通过结合不同的S1P受体(S1P receptor, S1PR)1~S1PR5激活下游信号通路，调节多种细胞过程，如介导淋巴细胞迁移、保持血管的完整性及产生细胞因子和趋化因子等，对免疫和心血管系统具有重要的作用。S1P信号异常会导致心血管疾病、代谢综合征、自身免疫病、癌症和肾病等多种疾病。参考汉方医药的蝉花具有清热祛风之功效，日本科学家Tetsuro Fujita等人于1994年首次从蝉花内生菌发酵产物中分离得到了多球壳菌素(myriocin，又名ISP-1)，发现其免疫抑制活性比环孢素活性强5~10倍。通过对ISP-1的结构进行简化，获得了芬戈莫德(fengolimod)，后与诺华制药联合开发上市。他们首先通过结构相似性的比对，认为ISP与鞘氨醇具有类似的结构，猜测丝氨酸棕榈酰转移酶(serine palmitoyltransferase, SPT)是ISP-1的靶标，然后在体内验证其为S1PR激动剂。芬戈莫德体内磷酸化后，拮抗S1P与受体结合而产生的免疫激活作用。芬戈莫德作为首个基于S1PR的免疫抑制剂，2010年率先在美国批准上市，用于治疗复发型多发性硬化，开创了全新的免疫抑制药物类别(图9-2)。

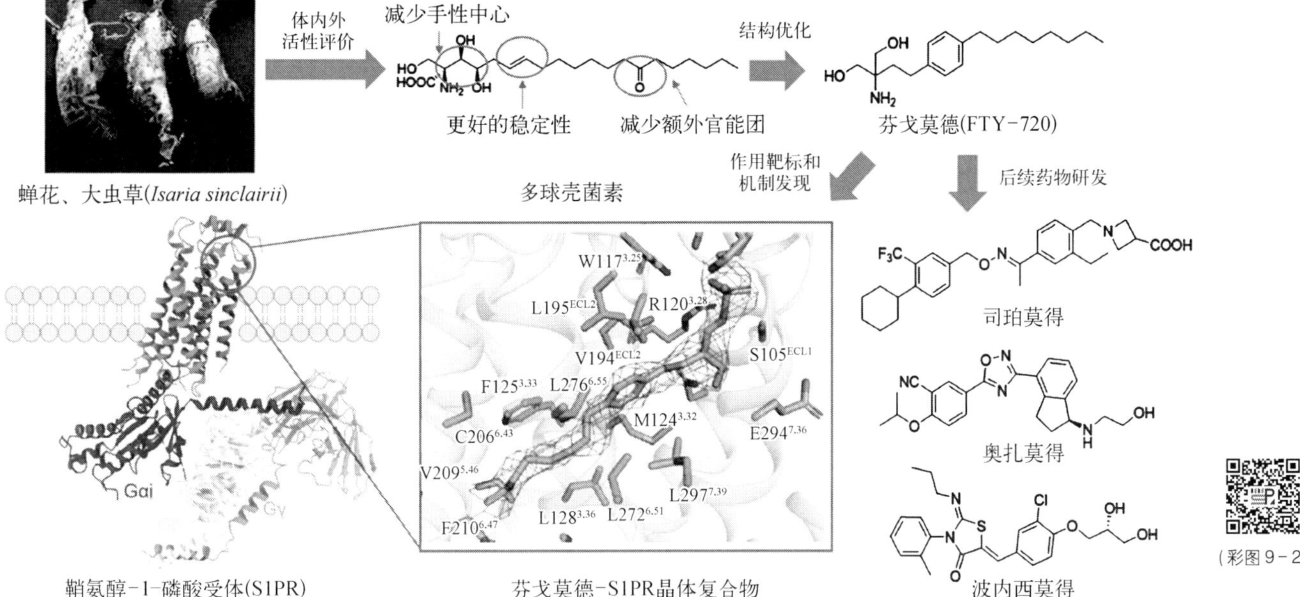

图 9-2　作用靶标和机制发现在研发新药过程中的重要性(以芬戈莫德为代表的 S1PR 调节剂药物发现为例)

2. *明确药物靶标有利于后续更优药物的研发*　作用靶标的发现不仅有利于创新药物的研发,还推动了以新发现的作用靶标作为筛选对象,开展更优药物的研发,提高了新药研发的效率。与其他的免疫抑制剂相比,芬戈莫德的药理机制在于抑制免疫细胞过度激活及其离开淋巴结,这一方式的优势在于不通过抑制免疫细胞数量来降低机体本身固有的免疫力。因此,在其成功上市之后,围绕 S1PR 又开发了多个具有调节作用的上市药物,其中西尼莫德(siponimod)、波内西莫德(ponesimod)、奥扎莫德(ozanimod)均已上市,它们比原研药物芬戈莫德具有更优的类药性和副作用,进一步推动了 S1PR 调节剂的优化进程。

3. *发现药物靶标可更好地规避副作用或发现药物协同作用*　除了药效靶标外,在靶标寻找过程中,往往也会发现化合物的次级表型。这些次级表型一方面可以是产生毒性的靶标,以评估其潜在的毒性和不适应证;另一方面也可能是增加协同机制而产生更好疗效的潜在靶标。研究发现,S1PR 具有 5 个不同的亚型,其中 S1PR1~SiPR3 在体内广泛分布,S1PR4 主要分布在淋巴和血液循环系统,S1PR5 主要分布在大脑白质和脾脏中。在不同器官组织中,这些 S1PR 具有不同的免疫调节作用。为了更好地规避副作用或提高对其他相关疾病的治疗效果,针对 S1PR 不同亚型开发高选择性的拮抗剂和激动剂是各大药物公司原创药物研发的热点之一,近 20 个候选化合物正在临床试验阶段,相关试验的适应证也从最初芬戈莫德的多发性硬化拓展到银屑病、克劳恩病、特异性皮炎、类风湿性关节炎等诸多免疫相关疾病及肿瘤。这一系列由 S1PR 和 ISP-1 发现所引起的免疫系统创新药物开发,如同之前发现革命性天然产物环孢素和雷帕霉素(药名:西罗莫司)一样,不断带动生物医药技术进步和人类健康事业发展。

(三)靶标发现对中药活性成分研究的价值

对于中药成分来讲,除了前述靶标发现的重要意义,还具有以下特殊价值:

1. *明确中药活性成分的靶标,有助于认识中药疗效的作用机制及毒副作用*　源于中药活性成分的药物在新药研发及临床用药中占据重要地位,已在临床应用于各类疾病,如免疫性疾病、心血管疾病和恶性肿瘤等。中药活性分子与细胞内靶标相互作用,是其发挥功效的基础。明确中药活性成分中具体分子的作用靶标,有助于阐明它们的疗效作用机制及毒副作用,从而对其进行针对性的优化改造,以提高药物的安全性及有效性,推动中药的国际化与现代化。例如,中药雷公藤在临床中具有抗炎、免疫抑制、抗肿瘤等多重活性，萜类天然产物TP是其中的主要活性化合物。由于其结构中含有多个活性基团，对其探针化的同时保留其原有的生理活性相当困难。结合前期的蛋白质组学文献，约翰霍普金斯大学刘钧课题组利用同位素标记的核苷酸和氨基酸，系统地研究了TP对细胞核内DNA复制、RNA转录和蛋白质翻译的调控作用，并发现其通过RNAPⅡ抑制RNA转录。随后，通过探针标记发现TP共价结合通用TFⅡH的XPB大亚基的342位半胱氨酸，阐释了TP抗癌和抗炎作用的主要靶标分子机制。以上发现为以TP为先导化合物，开发创新药物和临床规避TP的毒性提供了重要参考。

2. *中药活性成分靶标发现有助于以科学语言精准描述中医药* 传统医药普遍存在多成分、多靶标的特点，其复杂成分与疾病治疗之间众多的研究盲点导致了传统医药在世界范围的边缘化，乃至逐渐消亡。只有能够运用现代科学语言阐述中药活性成分的作用机制、明确中药疗效的科学内涵，才能确保其被真正的推广应用和在世界范围被接受。基于中药活性成分发现的新靶标和基于该靶标产生的创新药，是国际主流医药行业认可的一种方式，如抗疟药蒿甲醚、抗急性早幼粒细胞白血病的砒霜。

（四）靶标发现常用方法的分类

当活性化合物在体内发挥生物学效应时，与各种不同的生物大分子相互作用。这些相互作用包括了复杂的物理和（或）化学变化，以及它们所引发的大分子构象和功能的改变。重要的是，与化合物所结合的靶标大分子不仅包括其药效靶标，还包括其他与药效靶标直接相关的上下游生物大分子、存有潜在次级表型作用的脱靶蛋白，以及参与化合物运输和修饰的蛋白。依据解决化合物与靶标结合过程中所采取策略的具体出发点，常用的靶标发现方法可如下分类（图9-3）。

1. *基于已有知识的靶标发现方法* 基于已有化合物的结构信息和文献或经验中已知的结合靶标信息，通过比对待寻靶化合物的结构、其引起的细胞表型变化和上下游关键节点蛋白变化等，根据生物信息学的相似性信息来推测待寻靶化合物的靶标（主要方法参见本章二、基于已有知识的靶标发现方法）。

2. *基于结构相似性的靶标发现方法* 基于亲和力的方法侧重于从待寻靶化合物本身的性质出发，通过鉴定其与生物大分子结合后引起的大分子物理或化学性质的改变，从而发现与化合物结合的大分子（主要方法参见本章三、基于蛋白质组学的靶标发现方法）。

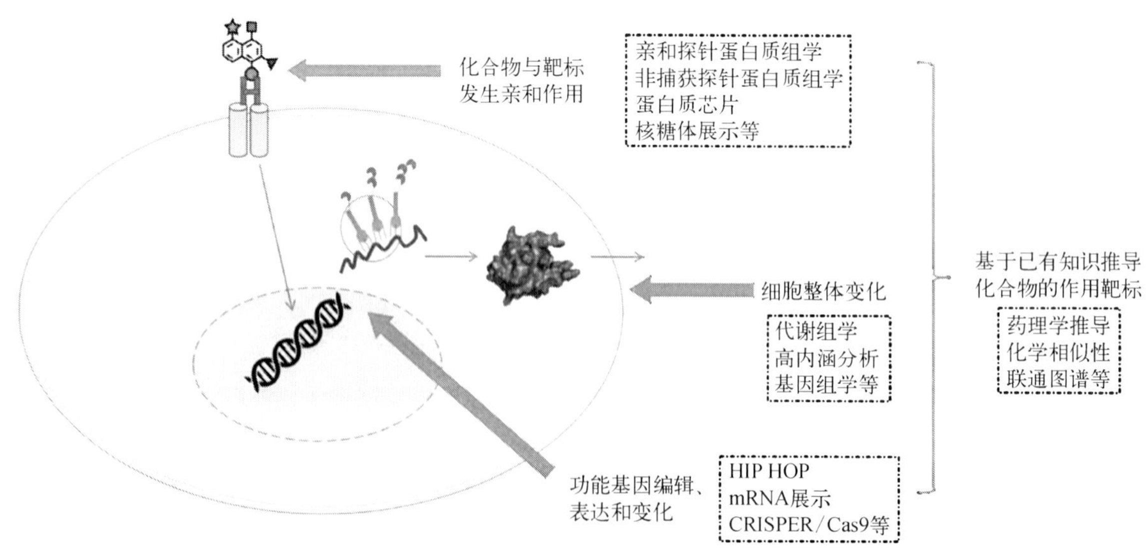

（彩图9-3）

图9-3 现有主要的靶标发现方法（以靶标发现过程中所采取的策略进行分类）

注：HIP为单倍剂量不足（haploinsufficiency）；HOP为纯合子分析（homozygous profiling）；CRISPR为成簇规律间隔短回文重复序列（clustered regularly interspaced short palindromic repeats）；Crisper相关内切酶9（Crisper-associated endonuclease，Cas9）

3. 基于基因及表达变化发现靶标　通过系统性地改变表型模型中遗传和基因组功能，筛选出与化合物引起表型变化及复合效应相关的基因，进一步判断此基因直接表达或相关的生物大分子作为待寻靶化合物靶标的可能性(主要方法参见本章四、基于基因组学的靶标发现方法)。

4. 基于细胞整体变化发现靶标　综合检测待寻靶化合物引起的细胞层面变化，包括基因组变化、多维组学(代谢组/转录组/蛋白质修饰组等)、细胞毒性分析等，推导待寻靶化合物引起这些变化可能的靶标。

最后，以上几类方法均需进一步依赖于文献、经验和近年来流行的虚拟计算等方法进行综合判断，以求所确定的靶标能够与待寻靶化合物结合后而引起表型变化，提高靶标发现的准确性。

二、基于已有知识的靶标发现方法

在运用众多的靶标发现方法预测化合物作用靶标的过程中，无论使用何种方法，都不可避免地要通过查阅文献或其他已有知识，来推证寻找靶标的过程是否合理、发现的靶标是否为真结果、靶标与表型活性之间是否能建立联系。实际上，在众多的靶标发现方法被开发前，均是依靠已有知识逆向推理的方式来预测化合物靶标的；同样的，在众多新方法出现后，基于已有知识的靶标发现依然是要首先介绍的。

(一) 从表型到靶标的药理学研究

在正向药理学研究中，无论是基于临床的，还是基于动物的，甚至是基于细胞模型的，表型活性发现均是其中重要的起始点。一旦在表型中检测到由于条件改变(多是通过加入待研究化合物实现)导致模型中有失去功能或得到功能的现象发生，往往接下来就要开展机制的研究。顾名思义，机制研究基本上就要深入到信号通路，通过因果关系和相互作用的反复论证，形成一个从化合物发挥作用到表型功能获得/丧失的严密证据链。在这个过程中，如果明确了化合物发挥作用所直接结合并干预其功能的生物大分子，也就明确了化合物的作用靶标，完成了从表型到靶标的完整推理。这种推理主要依托已有知识(包括文献、专利、数据库等信息)对于分子机制的描述，特别是上下游调节因子之间相互关系的阐述，从而一步步进行验证。

1. 从表型到靶标药理学研究的关键节点

(1) 信号通路：作为与表型直接联系的研究对象，信号通路往往处于从表型到靶标药理学研究的最前端。确定与化合物治疗表型效果有关联的信号通路有很多方法，其中最为主要的就是通过已有文献报道或已知经验。例如，待寻靶化合物的表型是促进细胞自噬，那么与自噬最直接相关的信号通路，诸如 PI3K - Akt、AMPK -哺乳动物雷帕霉素靶蛋白(mammalian target of rapamycin, mTOR)、ERK - MAPK 等文献描述的主要经典信号通路就是要首先进行排除或确认的。从表型向信号通路过渡的过程中，需注意有的化合物并非通过单一信号通路来执行其功能，需要在研究过程中区分主次，特别是明确对表型产生治疗效果的化合物浓度和作用时间范围内，化合物所能干预的信号通路。近期的研究中，除了基于已有文献知识的主流经典信号通路，很多情况下，也通过不同组学和芯片分析以确定信号通路研究对象从表型到靶标药理学研究主流方法的描述。

(2) 关键节点：信号通路在信号传导过程中，总是存在进行关键作用的节点大分子(一般是各种蛋白)。如在 TGF - β - Smad 信号通路中，TGF - β 与 TGF 受体结合传导细胞外信号至细胞内，可以称为此通路的上游；Smad 家族蛋白作为转录因子，通过磷酸化发挥功能，移至细胞核内与靶基因的 DNA 结合，可以视为中游；靶基因被激活，在核糖体表达、内质网组装、胞吐中发挥功能，是此通路的下游。所以在寻找靶标的过程中，要通过广泛的分子生物学干扰手段，对这些关键节点进行研究，以确定化合物所影响的具体信号通路传导阶段，进一步缩小化合物靶标的可能范围。

(3) 主导因素：确定了化合物可对关键节点分子产生的影响后，需要进一步明确产生此影响的主导因素。这里的主导因素可以简要分为 2 个层次：① 直接对关键节点的功能产生影响的主导因素；② 间接对关键节点在细胞内含量产生影响的主导因素。在前一个层次中，可以考虑关键节点的功能(如磷酸化/去磷酸化、泛素化/去泛素化、预组装前的肽段剪切等)被影响是不是与其状态的直接变化有关，诸如在后文绞股蓝皂苷 NPLC0393 研究的例子中，化合物既对 Smad2/3 蛋白的磷酸化产生影响，也影响了 Smad2/3 入核执行转录功能。在后一个层次中，往往要考虑关键节点的含量变化是不是由于表达过程受到了调控。众所周知，关键节点蛋白在细胞内的表达是受中心法则控制的，所以要明确其含量变化的原因是出在 DNA 到 RNA 的转录阶段(如 DNA 修饰、组蛋白修饰等)，还是出在转录后的翻译阶段(如 miRNA 降解、可变剪切等)。

(4) 靶标分子：在了解了待寻靶化合物具体是通过何种主导因素调控关键蛋白后，可以把靶标分子缩小至可以干预此主导因素的过程。通过使用穷举法或 pulldown 等方法，进一步缩小待寻靶化合物所直接干预的大分子，然后使用相关的靶标验证方法开展验证。验证的过程往往也要通过整体和局部 2 个方式进行交叉，既验证化合物对靶标整体的结合能力和完整表型功能的影响，又验证化合物的结合口袋和关键位点变化的影响。

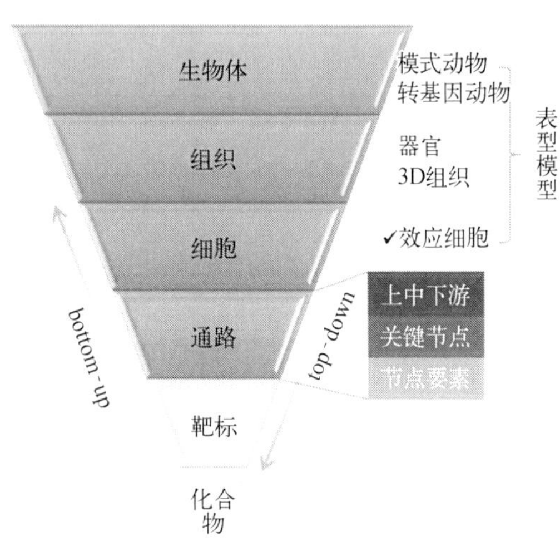

图 9-4 从表型模型到作用靶标的药理学研究思路

以上从表型→通路→关键节点→主导因素→可能靶标的药理学研究，可以发现一个待寻靶化合物的主要作用机制，是目前最为常用的化合物寻靶方法。但是这种方法需要建立在已有知识的基础上，如果某一环节并非为文献等报道，就缺乏了推理链条，无法实现最终的靶标发现。另外，在具体的寻靶过程中，可能每一个步骤并非像上述所列举的一样顺利，因此也就诞生了下述手段，以求更好地帮助每个步骤的顺利推导(图 9-4)。

2. 从表型到靶标药理学研究的主要手段 以上从表型到靶标的研究方法中，第一步需要明确与表型最直接相关的信号通路，但是细胞通路非常复杂，涉及表型调控的相关文献对通路的描述也并非非 A 即 B，往往形成复杂的调控网络。作为整个研究过程的起点，确定信号通路也同样是研究的主要难点。目前的相关研究主要以表型模型作为研究对象，使用组学手段通过整体地探讨给药组别之间的差异，凝练出最直接相关的信号通路，甚至于关键节点蛋白。常见的组学手段包括蛋白质组学、代谢组学和 RNA 转录组学，以及生物信息学富集分析等。如在后文绞股蓝皂苷 NPLC0393 寻找非经典信号通路靶标的例子中，就采纳了蛋白质组学方法进行了这样的转化。这种使用组学进行从上到下研究的过程，将其称为 top-down 研究。

与之对应的是 bottom-up 的研究手段，网络药理学是这种研究手段的典型代表。其特点在于从小分子及文献报道的已知靶标开启研究，从靶标逐一上推至信号通路和表型模型。针对特异性相对较好的单一化合物(如杂环小分子药物)，通过结构相似性分析，可以从文献中总结的信息中预测它们的靶标，完成 bottom-up 的研究(图 9-4)。但对于中药成分，即使是单味中药也存在含有化合物数量众多、天然化合物靶标特异性关系差等问题，即使通过网络药理学也会发现涉及过多的通路，而无法顺利开展此研究手段。香港浸会大学卞志祥等人在开展《伤寒论》所载麻子仁丸的作用机制研究中，通过结构相似性分析[亦参见本章二、(二) 基于结构相似性的靶标发现方法]，得出选择其复方中存在的代表性天然化合物，然后再开展网络药理学分析其作用靶标，开展 bottom-up 的作用机制研究，并预测麻子仁丸可调控乙酰胆碱、雌激素、前列腺素、大麻素、嘌呤代谢这 5 条信号通路，以此起到治疗便秘的作用。其选择中药中具有代表性天然结构作为研究对象的思路,与胡立宏提出的量丰特征性天然产物研究不谋而合。

从表型到靶标的药理学研究,以单一化合物或 2~3 个化合物组合的研究较为成熟,虽然上述例子开展了中药复方研究,但也须以缩小所研究的化合物总数量为前提,在这些复杂情况下,单纯一种研究手段可能依然无法凝练出合适的研究思路,这时可以考虑通过 2 种研究手段,从研究对象的两头进行靠近,在某一关键节点找出可以汇聚的位置,从而串联起从表型到靶标的研究。

3. 从表型到靶标药理学研究的典型案例

（1）忍冬苷通过抑制果蝇 *Zeste* 基因增强子人类同源物 2(enhancer of zeste 2 polycomb repressive complex 2 subunit, EZH2)调控巨噬细胞炎症小体 NLRP3 的自噬降解：忍冬苷是忍冬及枳实等多种中药中含量最高的黄酮类成分,已有文献报道,忍冬苷能够通过抑制 NF－κB 信号活化来减少炎症因子,如 TNF－α 和 IL－6 的分泌,并且对一些炎症性疾病,如类风湿性关节炎、急性肺损伤等具有良好的改善作用。虽然已经发现忍冬苷具备抗炎作用,但是其作用的靶标及作用机制目前并不清楚。溃疡性结肠炎是一种慢性免疫介导的结肠炎症性疾病。流行病学调查显示,在世界范围内,溃疡性结肠炎的发病率正逐年增加,目前国内溃疡性结肠炎的发病率高达 1. 16 人/万人。胡立宏等人在溃疡性结肠炎动物模型的研究中发现忍冬苷具有良好的治疗效果。

NLRP3 是一种重要的模式识别受体,位于细胞质中,在外界 PAMP 和内源 DAMP 的刺激下,可以通过凋亡相关斑点样蛋白质(apoptosis-associated speck-like protein containing a CARD, ASC),招募 pro-caspase－1 形成 NLRP3 炎症小体,炎症小体活化之后可以介导 caspase－1 的活化,进而促进 IL－1β 及 IL－18 的成熟和分泌,破坏肠道黏膜屏障,引起结肠组织的炎症损伤,加重溃疡性结肠炎的进展。在确定了化合物对动物模型的整体治疗效果后,分离结肠上皮细胞和结肠巨噬细胞,发现忍冬苷选择性抑制溃疡性结肠炎活动期结肠巨噬细胞中 caspase－1 的裂解和 IL－1β 的释放,这意味着结肠巨噬细胞中 NLRP3 炎症小体的激活被阻断,是忍冬苷产生治疗效果的主要信号通路。体外实验也通过刺激剂活化不同的炎症小体亚型,明确了忍冬苷仅对 NLRP3 炎症小体具有作用,是一种选择性抑制剂。

为了了解化合物对 NLRP3 活化过程的影响,发现低浓度下忍冬苷显著促进 NLRP3 蛋白降解,抑制 NLRP3/ASC/pro-caspase－1 复合物的组装,而对 NLRP3 活化的上游 NF－κB 信号影响不大。此外,溶酶体抑制剂 3－甲基腺嘌呤(3－methyladenine,3－MA)而非蛋白酶体抑制剂 MG－132,显著阻断了忍冬苷降解 NLRP3 蛋白的作用。提示 NLRP3 蛋白的溶酶体降解过程可能是忍冬苷下调 NLRP3 蛋白水平的关键节点,从而导致其对炎症小体组装的抑制。通过免疫印记和荧光定量 PCR 实验,发现在忍冬苷作用下,溶酶体自噬相关蛋白 5(autophagy related 5 protein, Atg5)的 mRNA 表达升高,是促进 NLRP3 自噬降解的关键环节。

mRNA 表达的提升一般与表观遗传具有较大的关联性,于是假设表观遗传的变化是 Atg5 提升的主导因素,率先对 DNA 甲基化和组蛋白修饰开展了推理验证。结果显示,忍冬苷并不能影响 Atg5 和 Atg7 启动子区域的 DNA 甲基化修饰过程。但是,忍冬苷却能呈浓度依赖性地抑制 Atg5 启动子区域的组蛋白 H3 的 27 号赖氨酸三甲基化修饰(trimethylated histone H3 at lysine 27, H3K27me3)修饰。鉴于 EZH2 是调节组蛋白 H3K27me3 修饰的关键酶,立刻检测了忍冬苷对这个甲基转移酶的活性。幸运的是,发现化合物对 EZH2 具有 μmol/L 级别的抑制活性,与化合物的表型活性所需浓度对应。随后,一系列生物物理和生物化学实验验证了化合物可与 EZH2 催化口袋的多处氨基酸残基结合,进而抑制 EZH2 的催化活力。体内过表达 EZH2 极大地逆转了忍冬苷对溃疡性结肠炎的治疗作用,进一步验证了 EZH2/Atg5/NLRP3 是忍冬苷缓解溃疡性结肠炎的关键作用机制,为含有忍冬苷中药治疗溃疡性结肠炎的原理提供了合理的解释(图 9－5)。

（2）绞股蓝皂苷 NPLC0393 通过激动蛋白磷酸酶 2Cα(protein phosphatase 2Cα, PP2Cα)抑制

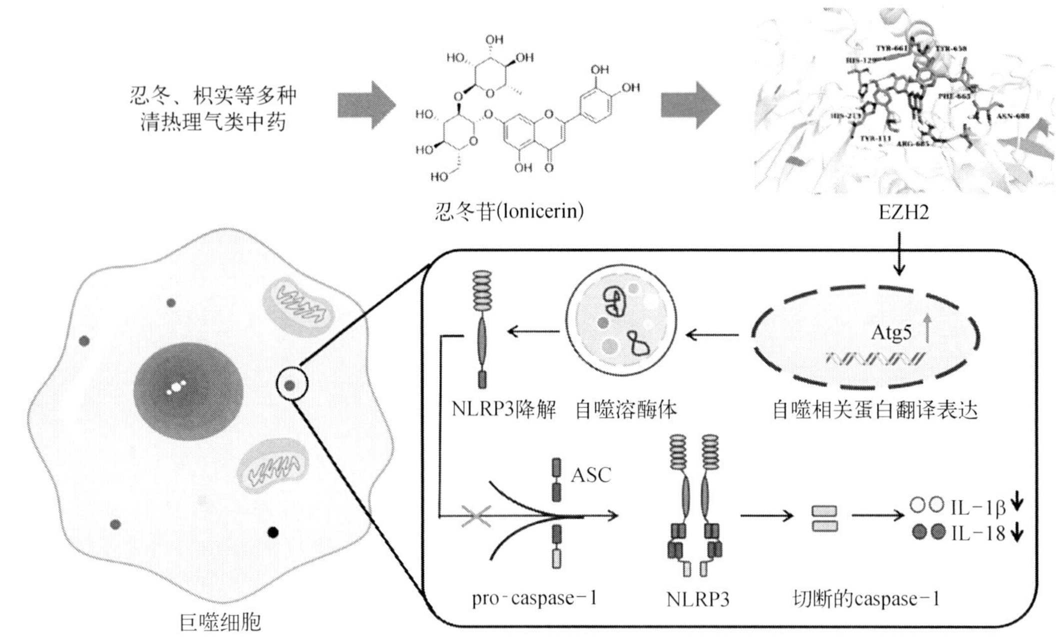

(彩图9-5)

图9-5 忍冬苷靶向EZH2调控巨噬细胞炎症小体NLRP3自噬降解的作用机制

TGF-β通路调控的肝星状细胞激活和肝纤维化:绞股蓝 *Gynostemma Pentaphyllum* 是葫芦科绞股蓝属草质攀缘植物,又名七叶胆、五叶参等,具备保肝、抗肿瘤、调节血脂、降血糖、延缓衰老等作用。达玛烷型三萜皂苷是绞股蓝的主要活性成分,迄今已报道了200多种绞股蓝皂苷,结构多样性复杂。已报道的药理研究中,局限于使用降脂、降糖或肝保护等整体动物模型进行活性评价,且研究对象多为绞股蓝总皂苷提取物,尚缺乏对于具体特定的绞股蓝皂苷的靶标和作用机制研究。胡立宏等人在系列研究中首先发现了陕西省安康产的绞股蓝皂苷粗提物具有良好的抗肝纤维化效果,从中进行了活性跟踪分离,并开展了靶标和作用机制研究。通过构建 CCl_4 诱导的肝损伤动物模型,验证了PP2Cα是纤维化过程TGF-β通路的负调控因子,它可以使核心节点蛋白Smad2/3碳末端SXS残基去磷酸化,阻止它们与Smad4形成复合物入核。通过构建高通量筛选模型,发现了绞股蓝皂苷NPLC0393(以下简称为393)是PP2Cα的激动剂,从而抑制TGF-β介导的炎症因子的转录,乃至后续的肝星状细胞激活增殖和肝纤维化过程。在这个发现过程中,按照表型到靶标的方法,开展bottom-up的作用机制研究,在明确了PP2Cα在 CCl_4 肝损伤表型模型的调控效果后,通过筛选发现了活性化合物393(图9-6)。

随着对393进一步的实验开展,发现Smad复合体入核可能并非能完整覆盖其作用机制,于是又对393干预肝纤维化的表型模型开展了top-down的作用机制研究。以 CCl_4 肝损伤模型为研究对象,对对照组、模型组和给药组的肝组织进行无标记定量蛋白质组学分析。发现在模型组和对照组之间,507种蛋白质(占所有鉴定2 953种蛋白质的17.2%)发生了显著变化,通过模糊c均值(fuzzy C-means, FCM)聚类分析将所有差异表达的蛋白质分配到4个聚类。其中,模型组簇2(144个蛋白质,显著降低)和簇3(66个蛋白质,显著升高)在给药组处理后恢复到正常水平,因此将目光聚焦于这共计210个蛋白质的变化分析。通过蛋白质相互作用(protein-protein interaction, PPI)网络分析,结果发现簇3中SAM代谢过程是其中的核心通路。有研究发现,肝细胞生长因子(hepatocyte growth factor, HGF)、表皮生长因子(epidermal growth factor, EGF)等生长因子可诱导培养肝细胞和肝外癌细胞中MAT2A的mRNA转录和蛋白表达,该实验结果也表明TGF-β诱导激活的肝星状细胞中,MAT2A表达水平与SAM浓度呈负相关。鉴于已发现393与TGF-β通路的密切联系,于是将MAT2A作为393抑制SAM代谢通路研究的关键节点。接着建立了MAT2A过表达小鼠模型,观察到MAT2A过表达可充分诱导肝纤维化,而393可以

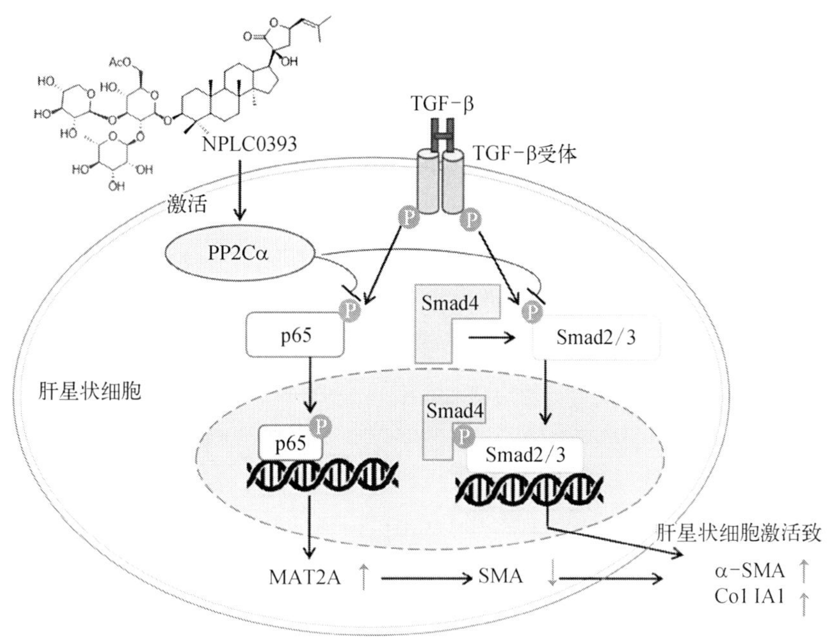

（彩图9-6）

图9-6　绞股蓝皂苷393抑制肝星状细胞激活和肝纤维化的作用机制示意图

注：MAT2A为甲硫氨酸腺苷转移酶2A（methionine adenosyltranferase 2A）；SAM为*S*-腺苷甲硫氨酸（*S*-adenosyl-methionine）；α-SMA为平滑肌肌动蛋白α（smooth muscle actin α）；Col IA1为胶原蛋白Ⅰ（collagen Ⅰ）

对这个过程起到逆转作用，再次验证了MAT2A在393抑制肝纤维化所发挥的关键节点作用。NF-κB p65亚基磷酸化激活起始MAT2A转录，在蛋白质组学数据中也观察到纤维化肝组织中的p65亚基上调，393逆转此过程，因此假设p65在MAT2A的变化过程中起到主导作用。开展相关实验后发现，小鼠肝组织中总p65蛋白的表达水平与对照组和给药组的变化不大，但其磷酸化水平（活化的p65蛋白）在这3组中的变化更显著；磷酸化p65被TGF-β刺激后在细胞中显著上调，393可抑制此过程。PP2Cα是广泛调控细胞众多生命活动的磷酸酯酶，可以多种蛋白结合使其去磷酸化，其中即包括p65及NF-κB通路，鉴于393已在前置研究中确定为PP2Cα的小分子激活剂，因而认为PP2Cα激活后抑制p65磷酸化，从而降低了MAT2A的转录和表达是化合物除抑制Smad入核外的另一个主要作用机制。

（二）基于结构相似性的靶标发现方法

中药主要使用天然资源作为治疗载体，其中90%以上具有药理活性的化合物来自植物和微生物等所产生的次生代谢产物。次生代谢产物的产生过程中，由于按照基本结构单元和固定的生物合成途径，因而最终产生的骨架类型有限；但不同生物体有着各自特异化的修饰酶系统，所以同一生物体或进化趋同的生物体往往产生结构相似的次生代谢产物。从生物大分子与配体微观结合的角度考虑，结构相似的次生代谢产物往往具有相似的功能，因此可以通过与已有药物或文献报道已知作用靶标的化合物的结构进行比较，来推断结构具有相似性化合物的作用靶标和机制。

1. 结构相似性预测靶标的基本原理和方法

（1）结构与功能的一致性原则：传统的药物设计遵循结构相似的化合物具有相似的药理活性的设计原则，大量的数据库结构与生物活性分析也证实具有某些特定亚结构的分子往往会表现同一生物活性。诸如药物化学中，生物电子等排体的概念就源自将最外层电子排布相同原子相互替换的化合物会在一定程度保持其药理活性的原则。

Johnson等人提出相似性性质原理，即具有相似结构的小分子配体通常具备与同一生物大分子结合的能力,可执行相似的生物学功能。根据这一原理,对于某一生物活性未知的分子,如果它与已知靶标的某个化合物具有相似的结构,那么可以推测这2个结构相似的分子具有相似的生物功能,既可能结合同样的靶标,它们的治疗效果或所治疗的疾病也应一致。它们之间的相似度值越高,则具有相同靶标的可能性越大。而从药物功能的角度来看,某些药物作用靶标的结构与功能相似,那么它们的治疗效果或所治疗的疾病也相似。

(2) 结构描述因子: 经典的相似性方法可以利用结构描述因子,又称分子描述符,即将药物分子的结构等信息数字化,然后用一串可以进行比较的数字来描述1个分子,从而计算2个分子间的相似性。从描述符的特性来看,描述符可以分成以下几类。① 一维分子描述符: 从化合物自身的特性出发,如表示分子理化性质的油水分配系数(log P)、摩尔折射率(R)等;② 二维分子描述符: 从二维分子图形或结构片段中得到的信息,如拓扑指数,2D分子指纹,连接表、图(或子图),(子)结构描述符等;③ 三维分子描述符: 分子形状、分子总表面积和电压(U)等。此外,还有描述分子结构变化的描述符[如电离、酸性解离常数(pKa)]或替代性实验测量的推导(如log P)。描述符和分析方法具有从描述符空间到几何空间的特征反推的特性,以生成便于从计算机处理到直观的空间结构模型,也方便根据模型来优化结构。

(3) 相似性计算方法: 随着人工智能技术的进步,已经可以从一级序列预测蛋白的空间结构,所以现在判断化学结构相似性都是使用计算机程序来处理。基于结构相似性的靶标预测方法包括相似性计算、预测分析、结果检验等步骤,其中相似性算法有多种。经典的相似性算法中,分子结构被转化为数字描述符,然后再对其进行比对。

化学相似性系综合法(similarity ensemble approach, SEA)是目前常见的二维化学相似性计算方法。它通过比较给定的2个靶标所能结合的配体其集合的整体结构相似性,来进行2个靶标的相似性计算。该算法的发明者进一步研究后提出,通过SEA可以对小分子与靶标配体集合的结构相似度进行计算与比较,从而判断该小分子是否可与这个靶标相互结合。

三维化学相似性计算方法常用的有快速化学叠加(rapid overlay of chemical structure, ROCS)。该算法不使用分子描述符来对分子的结构与特征进行比较,而是直接比较2个分子的三维形状与药效团。通过比较2个分子是否在三维空间具有相似的形状与静电结构,来判断它们是否可能结合到同一蛋白的结合口袋而产生相似的生物学活性。

2. 通过计算机辅助开展结构相似性靶标预测　虽然有很多结构相似性发现作用靶标的研究,如红曲中发现洛伐他汀案例中羟甲基戊二酰辅酶A(hydroxy methylglutaryl coenzyme A, HMG－CoA)还原酶抑制剂的发现,便是出于直观的结构观察。但现在越来越依靠计算机辅助的方法开展结构相似性研究,特别是围绕中药成分的结构特点,还产生了网络药理学等综合靶标预测方法。其中,主要的步骤包括数据整合、相似性计算、靶标预测分析、结果评价或检验4步。

数据整合包括药物成分结构数据、药物相对应靶标信息、靶标与蛋白质相互作用信息等。目前,常见的数据整合方式是从现有的药物相关数据库,如PubChem、DGIdb、DrugBank和ChEMBL等,获取药物相关信息,并通过数据整合形成分析用数据库。

相似性计算主要是基于前述"结构与功能的一致性原则"及"结构描述因子",对药物之间的相似性进行计算。较为经典的相似性计算方法有基于分子指纹,利用Tanimoto系数进行相似性计算,基于整合药物副作用出现的频率的相似性以计算它们之间共享蛋白质的概率,还可以整合多种药物之间相似性的计算方法,以及蛋白质之间相似性的计算方法,进行药物靶标预测,将此称为混合方法。近年来,整合使用多种机器学习方法也被运用于预测药物靶标。

预测结果分析主要包含: 一种是基于药物靶标网络的预测分析方法,根据蛋白质相互作用网络和药物相似性网络(基于药物化学成分、基于药物的功效或副作用),再通过相关数据库的检索以获得某些蛋白质与药物的对应关系，从而形成药物靶标网络，最后通过复杂网络相关分析方法以预测药物靶标；另一种是利用机器学习相关的方法，来预测药物与靶标之间的相互作用，常见的有通过结构相似性或距离函数来合并预测药物-药物和靶标-靶标的相似性，还可以基于药物的药理学相似性和蛋白质序列的基因组相似性，以及现有药物和蛋白质靶标的大部分网络的拓扑特性，来定义相似性/距离函数。例如，使用高斯核函数对药物与靶标蛋白质的关系进行预测分析，或者根据药理学信息，建立基于核函数回归方法的回归模型来进行药物靶标预测分析。

结果评价或检验通常需要根据统计方法或指标进行检验，包括使用多次随机、交叉验证的方法对结果进行评价，或者与目前已有的药物靶标数据库进行比对。如在基于药物副作用相似性预测靶标的方法中，结果检验使用的是药物相似度的分布，或者在建立回归模型进行药物靶标预测的方法中，使用在药物和基因之间额外加入的新兴相似性度量进行结果评价；对不同药物靶标预测方法的结果进行评价。交叉验证主要用于估计一个预测模型在实际应用中的准确度，它是一种统计学上将数据样本切割成较小子集的实用方法，即取出一小部分已知药物的靶标对应关系，通过一些常用的评价指标，如准确率、召回率等，来对结果性能进行评价，或是对不同的数据集进行交叉验证，形成准确率召回率曲线（precision-recall curve，PR－Curve），从而通过直观的曲线图来分析方法的性能。

当然，以上预测主要基于计算机辅助的方法开展，最终化合物与所预测靶标的结合，仍然需要酶动力学、热力学等实验方法进行验证，并需获得化合物靶标的结合力的具体度量值，如结合常数（K_d）、IC_{50}等。还要进一步验证化合物对靶标生物学功能的影响，如下游效应蛋白和生物学通路的变化，以验证结构相似性靶标预测方法的可靠度［参见本章（五）网络药理学技术］。

3. 基于结构相似性发现靶标的典型案例

红曲米的降脂药效物质发现与他汀类降脂药物的研发：红曲米是以籼稻、粳稻、糯米等稻米为主要原料，经红曲霉菌发酵而成的棕红色或紫红色米粒。唐代徐坚所著的《初学记》中就明确记载有红曲。明代宋应星的《天工开物》中，对红曲的制作方法做了较为完善的记录。红曲米味甘，性温；归肝、脾、胃、大肠经；具有活血化瘀、健脾消食的功效，主治饮食积滞、脘腹胀满、赤白下痢、产后恶露不尽、跌打损伤。

20世纪60年代，临床证据证明冠心病发病率与高胆固醇水平密切相关，芬兰人与日本人相比，血液胆固醇水平偏高，其心脏病发病率是日本人的14倍。通过胆固醇体内合成的生化实验，发现胆固醇肝脏自身合成是人类胆固醇的主要来源，HMG－CoA还原酶是自身合成的关键步骤。1970年左右，日本第一三共制药公司科学家远藤章受弗莱明从真菌中发现青霉素的启发，假设真菌在生长的过程中会受到细菌的侵袭，那么真菌为了阻挡细菌的侵犯，就会产生某种物质来阻断细菌必需物质胆固醇的合成。他尝试了6 000多种真菌，最终于1972年在京都一家杂粮店收集的大米样品中分离出来的*Penicillium citrinum* Pen－51中，发现了一种可以抑制胆固醇合成的化合物——美伐他汀。美国默沙东公司的科学家阿尔伯茨受远藤章工作的启发，也同时在土壤真菌中寻找同样能抑制HMG－CoA还原酶活性的化合物，1978年，他们从曲霉菌和红曲霉中提取到一种类似的物质——洛伐他汀。1979年，远藤章又从红曲米中的培养液中提取出一种特异性更强的物质，并将其命名为莫纳克林K，其结构为开环洛伐他汀。但由于日本公司的战略决策存在失误，使洛伐他汀后来居上，成为第一个批准上市的他汀类降脂药物（图9－7）。

从真菌中分离特异性的HMG－CoA还原酶抑制剂开始，科研工作者们逐步认识到3*R*，5*R*－二羟基戊酸或其己内酯前体是他汀类药物的主要药效团，疏水片段并非要固定为六氢萘环。通过合成结构相似性的类似物，美伐他汀和瑞舒伐他汀拥有不同的骨架结构，但是三维构象较类似，它们与靶标HMG－CoA还原酶的关键作用相同。先后近10个他汀类药物上市，也促成了他汀类药物成为20世纪末到21世纪初全世界销售额最大的重磅药物。红曲米作为传统药物资源，是古人可以接触到的唯一天然他汀类结构的来源，目前从红曲中分离得到的他汀类化合物约有39个。它们的结构高度相似，均是结构相

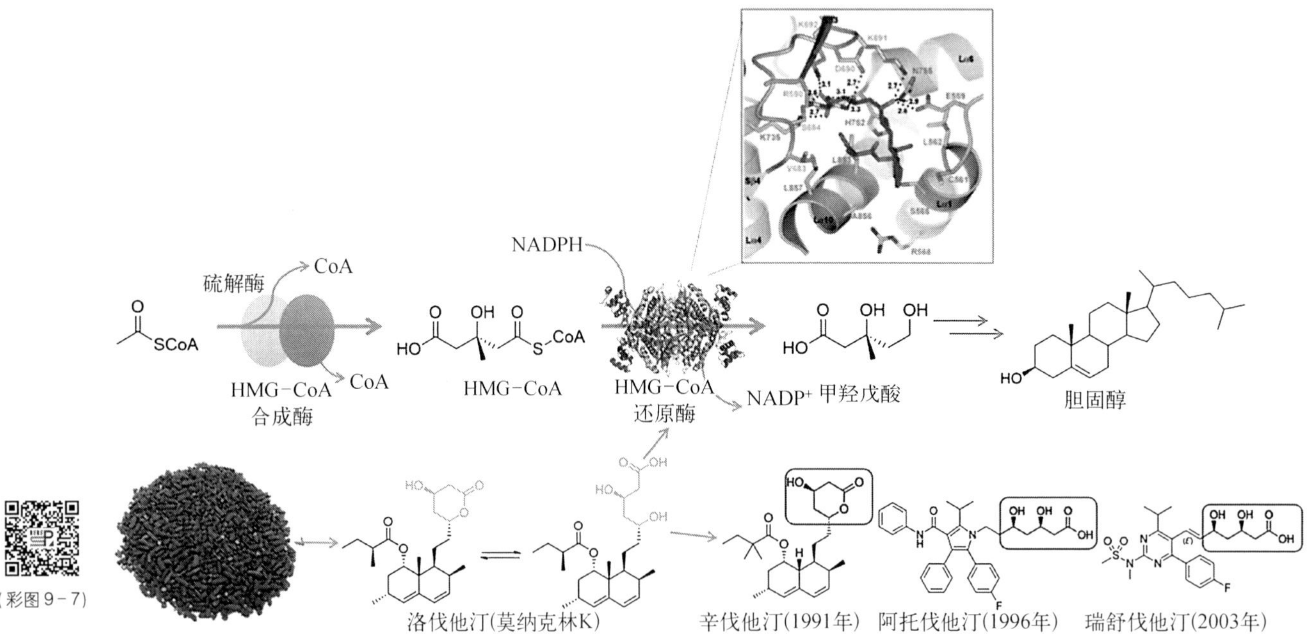

(彩图9-7)

图 9-7　红曲、他汀类药物和 HMG-CoA 还原酶

注：NADPH 为还原型烟酰胺腺嘌呤二核苷酸磷酸(reduced nicotinamide adenine dinucleotide phosphate)；NADP$^+$ 为烟酰胺腺嘌呤二核苷酸磷酸(nicotinamide adenine dinucleotide phosphate)。复合晶体图中，美伐他汀为紫色，如彩图 9-7 所示与 HMG 结构相似的亲水性片段部分进入 HMG-CoA 还原酶的结合口袋

似的 HMG-CoA 还原酶抑制剂，由此科学地阐述了红曲活血化瘀、健脾消食之功效与其降低胆固醇、改善心血管疾病的现代药理活性之间极强的关联性。

（三）联通图谱

在生物医学发展的早期过程中，建立疾病的基因特征与药物作用之间的相互关系一直是重大挑战，这些挑战随着基因测序技术的迅速发展而逐渐不再是限速步骤。2000 年，Hughes 等人首次提出使用基因表达谱对小分子引起的基因变化进行功能注释，他们使用含有 300 个不同突变的酵母菌基因文库以测定小分子对这些基因表达谱的影响并建立数据库，顺利地鉴定了抗真菌药物达克罗宁的新靶标。于是在 2006 年，美国博德研究所(Broad Institute)首次测定不同小分子处理特定人类细胞而引起的基因表达变化，并将其总结成数据库，即第一代联通图谱(connectivity map)数据库。与之同时，还建立了用于挖掘数据相匹配的软件，可使用相似性原理查找与已知靶标化合物所引起基因表达变化的匹配度，从而推断待寻靶化合物的作用靶标。现在，博德研究所已将联通图谱数据库更新为第二代，引入了一种新的低成本、高通量 L1000 算法，扩充了数据库中小分子数量、遗传干扰类型及细胞系类型；扩展后的联通图谱可用于发现小分子的作用机制，对疾病基因的遗传变异进行功能注释，并为临床试验提供信息。2021 年，北京大学谢正伟等人在 L1000 的基础上，构建了基于深度学习算法的疗效预测系统，可根据疾病基因表达谱的变化，推测以相关机制为靶标的小分子对目标疾病治疗的有效性。

联通图谱技术的基本原理是，利用 RNA 芯片对待寻靶分子处理后其样本中的 RNA 表达进行测定，通过生物信息学比较样本与数据库中已有 RNA 表达图谱的差异，进行作用靶标和机制的推断。由于它的数据分析方法采用基于秩次的非参数模式匹配策略，即将 RNA 表达谱数据分为上调基因和下调基因列表输入数据库，其分析结果所显示的得分范围为-1~1。0~1 的得分可认为待寻靶化合物与参照药物之间存在潜在关联，而负分则被认为可能其与参考药物不存在潜在关联或反作用。在实际研究中，通常根据数值对待寻靶化合物与参照药物的相似性进行排序，再根据排序高低进行靶标的验证(图 9-8)。

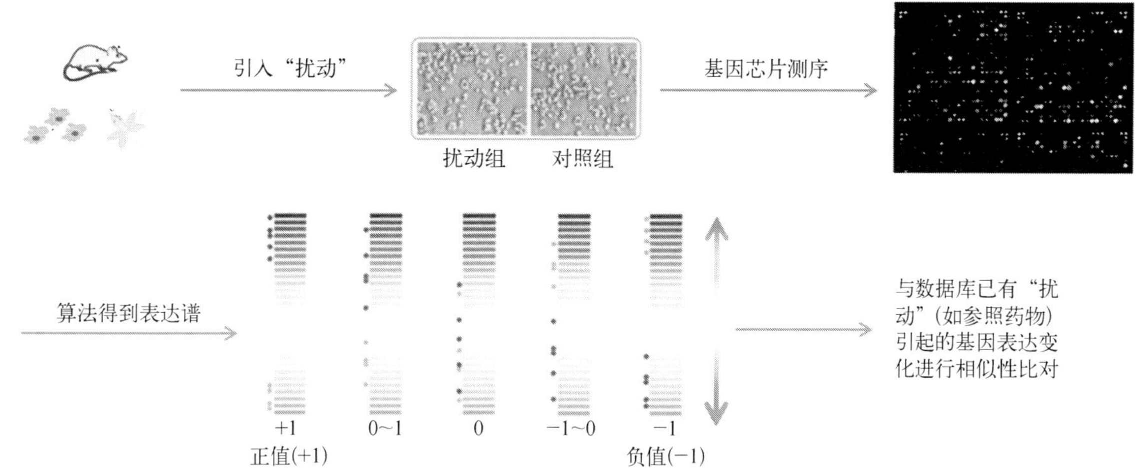

(彩图 9－8)

图 9－8　联通图谱原理示意图

1. 联通图谱的应用思路

(1) 发现小分子化合物的作用靶标和作用机制：由于绝大部分已上市药物对 RNA 表达的影响信息均已被收录在联通图谱数据库中，因此，如果待寻靶化合物与上市药物具有相同或相类似的作用机制，可以利用此数据库快速归纳出它们的作用机制。美国纪念斯隆-凯特琳癌症中心(Memorial Sloan-Kettering Cancer Lenter)的 Ladanyi 等人通过筛选发现苄基-4-哌啶酮化合物可抑制尤因肉瘤(Ewing sarcoma)细胞，为了寻找这类化合物的作用靶标，他们对其中 2 个化合物开展了联通图谱分析，发现它们与蛋白酶体抑制剂 MG－262 的联通图谱特征高度一致，从而确定 19S 蛋白酶体是其靶标。

联通图谱可以用于快速识别已上市药物的新适应证，促进老药二次研发。荷兰伊拉斯姆斯大学的 Brumde 等人在对人源间充质干细胞向成骨细胞分化的通路进行联通图谱 RNA 表达分析，发现驱虫药帕苯咪唑(parbendazole)所引起的 RNA 变化与此分化过程的变化相匹配，并进一步使用联通图谱鉴定出帕苯咪唑通过上调骨形态发生蛋白 2(bone morphogenetic protein 2, BMP－2)活性来诱导成骨分化。另外的典型例子，还包括发现抗病毒药物金刚烷胺可用于干扰髓系白血病细胞系的单核-巨噬细胞样分化等。

(2) 挖掘疾病的潜在治疗药物：联通图谱除了用于寻找化合物靶标，还可用于挖掘疾病治疗的潜在药物。具体来说，检测疾病模型状态下 RNA 表达谱系的变化，然后通过数据库反向查询，或根据直接和间接治疗该疾病有效的已知药物，评价新的治疗方法。美国霍普金斯大学的 Hung 等人利用生物信息学方法评估了 IFN－γ 抑制宫颈癌细胞株 SiHa 和 Hela 的潜在用途，表达谱分析表明 IFN－γ 主要诱导细胞周期阻滞和凋亡，这与宫颈癌患者的不良临床预后相关。进一步通过联通图谱挖掘发现，芹菜素(apigenin)可以通过靶向周期蛋白依赖性激酶 1(cyclin-dependent kinase 1, CDK1)以增强 IFN－γ 对 HeLa 细胞的抑制效果。结直肠癌是一种高转移性的恶性肿瘤，德国德累斯顿工业大学的 Koch 等人对比了结直肠癌早期非转移和中后期转移的表达谱差异，通过联通图谱分析发现它们之间有 71 个相关基因表达上调、57 个相关基因表达下调。通过反向搜索对这些基因表达产生影响的药物，锁定了抗抑郁药西肽普兰(citalopram)、抗真菌药恩康唑(enilconazole)、糖尿病药物曲格列酮(troglitazone)可以通过 TGF－β 信号通路来抑制结直肠癌转移，其中西肽普兰在小鼠结直肠癌肝转移模型上被验证。

通过检测表型模型中 RNA 表达谱系的变化，可以反向查询具有直接或间接治疗该表型模型效果的已知药物。与此同时，也可以将此表达谱系的变化设置为评价标准，用于筛选不同化合物库以发现潜在治疗药物。哈佛医学院的 Ozcan 等人前期研究发现，4-苯基丁酸具有提高内质网功能、增强瘦素敏感性的效果，于是他们分析了 4-苯基丁酸给药组的小鼠与内质网应激相关表达谱系变化，确定了上调和下调的基因。通过使用这些基因制备的基因芯片和联通图谱的评分标准，对天然化合物库开展了筛选，发现了 Cel 与目标基因调控具有最高的相符性，体内外实验证实它可以增加动物对瘦素的敏感性、抑制食物摄入、增强能量代谢等。

2. 联通图谱在中药靶标研究中的应用　中药具有多成分、多靶标的复杂机制，传统研究方法难以快速确定其主要活性成分和作用靶标及通路，联通图谱在这一方面具有特殊的优势。使用该技术能够快速、准确地辨别中药对疾病模型中基因表达的主要影响，从而推断其与上市药物的相似度，便于对中药进行分类和活性成分鉴别，较之传统的药理学一个化合物一验靶的方法，联通图谱具备整体性、高通量等优势。在前述已有小分子化合物的运用思路基础上，主要有以下几种运用方式。

（1）中药成分靶标发现：与前述小分子化合物作用靶标的研究方法一样，中药成分的靶标发现也是通过对比其对 RNA 表达的变化与数据库已有数据，确定其是否与已有药物具有相同的作用机制。中国人民解放军海军军医大学的张卫东等人建立了包含 102 个中药单体化合物对乳腺癌细胞 MCF7 的 RNA 表达谱影响，结合联通图谱数据库，鉴别了氯化两面针碱（nitidine chloride）为拓扑异构酶Ⅰ/Ⅱ抑制剂和 α 受体拮抗剂。除此之外，他们还发现丹参中的 4 个主要化学成分丹酚酸 A、丹酚酸 B、原儿茶酚醛、丹参素ⅡA 在心血管保护中具有协同作用。

（2）中药活性成分挖掘：中药的成分复杂，其有效成分不清晰，通过传统的植物化学方法鉴别中药化合物容易，但锁定活性成分的可行性不高。基于前述使用联通图谱挖掘疾病潜在治疗药物或筛选活性化合物的方法，将中药方剂中的化合物看作化合物库，可较为准确地利用联通图谱技术以鉴别有效成分。广东药科大学陈超等人采集了人体内动脉粥样硬化性颈动脉组织和组织学正常组织的基因表达数据，通过将微阵列显著性分析筛选出的差异表达基因导入联通图谱数据库，以鉴定丹参滴丸中的有效成分，发现其中 7 种化合物具有显著的负富集评分，表明这些化合物可以反向调节病理组织的基因表达谱。他们进一步基于相似化学结构具有相似活性的假设，通过结构比较，得到 10 种丹参滴丸的候选活性成分。播娘蒿种子提取物用于治疗咳嗽、哮喘和水肿，韩国东方医学研究所 Kim 等人使用葶苈苷（helveticoside）和播娘蒿种子的乙醇提取物处理人肺癌细胞系 A549 后，通过联通图谱数据库比对，发现播娘蒿中的量丰天然产物葶苈苷与娘蒿种子乙醇提取物结果高度相似，初步确定了葶苈苷即是播娘蒿的主要生物活性成分，能加速代谢性调节和疾病的发展进程。如果以联通图谱发现活性成分为依据，结合中药特征总提取物的指纹图谱，可从整体上提高中药内在质量的评价标准。

（3）中药复方作用机制研究：中药方剂常以多味药材组合入药，其作用机制难以通过简单方法进行明确。联通图谱检测给药前后模型中整体基因表达水平的变化，结合大规模的微阵列和生物信息学分析方法，无须事先确定给药是否为单一化合物，因而也适合中药复方作用机制研究。

2011 年，美国国家毒理研究所就率先使用联通图谱研究了四物汤与人乳腺癌细胞 MCF－7 之间的关系，利用通路分析药物处理后的基因表达图谱，发现四物汤处理后的细胞基因表达与雌二醇处理具有较高的相似性，表明四物汤的整体作用机制可能主要是通过其中的植物类雌激素成分来发挥药理作用。上海中医药大学的苏式兵等人通过分析气虚血瘀证患者服用扶正化瘀胶囊前后白细胞 RNA 表达的差异，明确了扶正化瘀胶囊具有降血糖、降血脂、抗低血压、抗炎等作用，其短期调节机制主要涉及 Ca^{2+} 通道及相关通路，其长期作用机制与雌激素受体相关。

开发中药新品种或发现中药复方的新适应证十分困难，而联通图谱可以根据基因表达模式的相关性，比较正常/疾病状态和给药/对照状态下样本的基因表达图谱差异，发现与疾病状态相反的基因表达模式，为这些发现提供重要线索。广州中医药大学的曹立幸等人以子宫内膜异位症作为研究对象，从二百三十一味中药中找出了排序最高的二十味进行分析，京都基因和基因组数据库（Kyoto encyclopedia of genes and genomes，KEGG）和基因本体（gene ontology，GO）分析显示它们对疼痛相关的 61 个基因具有缓解作用，其中所含的化合物对17个靶标具有治疗作用，这些靶标也是西药治疗子宫内膜异位症的主要靶标。进一步对联通图谱数据库搜索可致上述基因回调的化合物，发现库中6个天然产物可产生治疗效果，如果采用富含这些天然产物的药材，可能组成新的中药方剂或天然化合物组合疗法。

综上，联通图谱技术基础是基于上市单体药物的基因表达差异，数据库存储的模型信息目前主要包括肿瘤、感染等疾病，因而在中药机制研究方面尚存在较大的缺陷和局限性，不能涵盖中药优势领域，诸如炎症、代谢等疾病的基因表达图谱。因此，以联通图谱技术的发展作为蓝图，利用生物信息学分析方法及基因分析等分子生物学手段，开发适合中药作用特点的数据库和比对手段，代表着未来中药现代化的一个重要方向。

三、基于蛋白质组学的靶标发现方法

本节总结了目前用于小分子靶标识别的蛋白质组学相关方法。该类方法是目前最主流的靶标发现方法，这些方法以整体表型模型为研究对象，从化学角度出发预测待寻靶化合物的靶标。在下述主要技术方法的介绍和讨论中，将结合代表性的中药成分寻靶案例，具体说明这些靶标发现方法的应用价值。

（一）亲和探针技术

虽然化学生物学技术的进步使得识别靶标预测取得了很大进展，但目前还没有建立任何一种普遍适用的方法，或是允许成功地应用于大多数情况的通用靶标发现工作流程。其主要原因在于待寻靶化合物的化学性质不同（杂环、碳环、碳水化合物等）、目标靶标的性质不同（膜结合蛋白、胞质蛋白、核酸等），以及潜在作用靶标在细胞内的丰度差异巨大。与前述基于已有知识方法的模糊性和后续基于遗传学方法的复杂性相比较，亲和探针下拉结合定量蛋白质组学分析的寻靶方法，其普适性更好、操作更方便、目的性更明确，是目前首选，也是实际运用最为广泛的靶标预测策略，已成功发现了众多知名化合物的作用靶标。

1. 亲和探针技术的基本原理　亲和探针技术与钓鱼具有异曲同工之处，因此，很多文献也将其比喻为钓靶标。如图9－9所示，亲和探针（等同于鱼线）至少应具有两亲性，一端连接待寻靶化合物（等同于鱼钩），另一端连接可以与固定相（等同于鱼竿）相结合的分子（也可以直接固定在固定相上）。将其暴露在蛋白质提取物（如细胞裂解物）孵育过程中，化合物与靶蛋白亲和，随后通过洗涤方式去除与探针和固定相非特异性结合的蛋白质。利用化学（与固定相有更高亲和力的分子洗脱）、生物（酶切断）或物理（加热）的方式释放结合蛋白质，然后通过十二烷基磺酸钠-聚丙烯酰胺凝胶电泳（sodium dodecylsulfate-polyacrylamide gel electrophoresis，SDS－PAGE）法、胰酶消化和质谱-质谱（mass spectrometry-mass spectrometry，MS/MS）法以分析鉴定结合靶标。

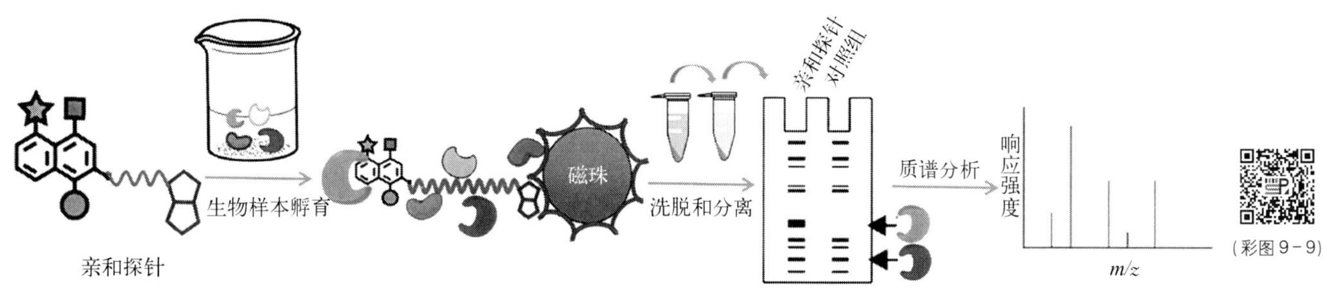

图9－9　亲和探针靶标发现的原理示意图

2. 亲和探针　基本结构如图9－10所示，至少需要包括待寻靶化合物、连接链、功能标签3个亚单元组成部分。

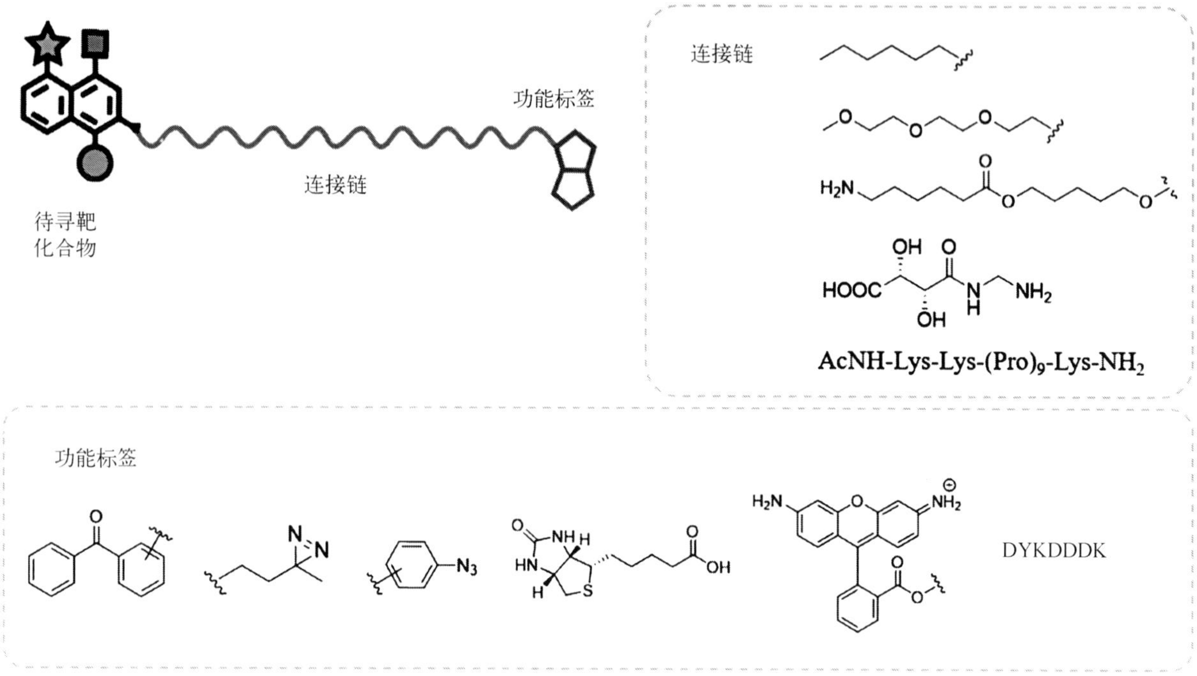

（彩图 9－10）

图 9－10　亲和探针组成部分示意图

（1）待寻靶化合物：下拉实验需要亲和探针与固定相连接，所以首先应对待寻靶化合物进行结构修饰，通过总结其初步构效关系，选择合适锚定连接链的位点。构效关系总结应使修饰后的化合物与靶蛋白的结合不受损害，或仅在可容忍的程度上受到损害（活性降低在半个数量级以内）。由于此时并不知道靶标为何种蛋白，所以活性筛选方式应使用筛选待寻靶化合物所使用的表型活性模型。考虑到如使用较为泛泛的表型筛选（如细胞毒、生长抑制等），修饰后的化合物可能与母体化合物活性一致，但作用机制不一致的情况，建议应采用具有特异性的表型或多维正交筛选，以明确修饰后的化合物与母体具有相同机制。例如，连接在环磷酸鸟苷（cyclic guanosine monophosphate，cGMP）和 cAMP 的 2 位或 8 位的探针可以分别下拉出不同的结合蛋白，即反映了化合物亲和探针的具体结构影响了其与蛋白的结合性质。

（2）连接链：是连接待寻靶化合物和功能标签的部分，基本设计思路是通过柔性链以保证待寻靶化合物与靶标的自由结合，避免功能标签和靶标蛋白的空间干扰。已报道的连接基团有烷基、聚乙二醇、多肽、氨基己酰胺等。连接链的选用以对亲和探针活性的影响最小为原则。由于疏水性烷基连接物可能倾向于更多的非特异性结合并降低亲和探针的溶解度，通常亲水性的聚乙二醇是首先被选用的。少数情况下为了增加连接链的刚性，可采用立体构型为棒状的多聚脯氨酸连接，相较而言，这类连接物更长、更稳定，能够与较大体积的蛋白质相结合。还有一些情况下，由于功能标签与基质结合紧密、难以洗脱（即使是使用 SDS 煮沸的条件），或者功能标签本身就会结合较多的非特异性蛋白，而增加了后续样品处理步骤和 MS 分析过程中样品的复杂性，因此，一系列可选择性断裂的连接链被设计开发。其包括通过亲电试剂、亲核试剂、还原、氧化、酶促等多种不同条件下，从连接链中部选择性裂解以释放与待寻靶化合物部分相结合的靶标，而非特异性结合到功能标签、固相基质的蛋白质不被释放。

（3）功能标签：为了实现探针分子成功下拉目标生物大分子，功能标签至少应包含可与固相基质相作用，以纯化目标生物大分子的特征分子（纯化标签），或是可以实现连接纯化标签的反应官能团。胺、醇、硫醇和羧酸等官能团可直接通过共价键连接到活化的基质（如 *N*-羟基琥珀酰亚胺或环氧活化的琼脂糖）上。探针分子结合到基质后，使用缓冲液灭活基质上未经修饰的活化官能团，防止孵育过程基质与生物大分子的非特异共价结合，然后即可与裂解液等共同孵育用于钓靶。

更为常用的组合为生物素-链霉亲和素。每个链霉亲和素可以结合 4 个生物素分子，其 K_d 为 10^{-15}～10^{-14} mol/L，是已知最强的非共价相互作用。生物素本身很少干扰被标记成分，且不受极端 pH、温度和变性环境等影响，因此被广泛应用在许多不同的蛋白质和核酸检测方法中，如免疫组化、酶联免疫吸附试验和蛋白质纯化。探针设计中，一般将生物素作为功能标签使用，利用生物素-链霉亲和素系统将下拉探针固定在固体表面，并最终分离目标蛋白。生物素-链霉亲和素之间的高亲和相互作用往往需要非常苛刻的条件以从固相中释放结合蛋白，一般是通过在含 SDS 的缓冲液中进行热变性或高浓度的未经修饰的化合物，来洗脱靶标蛋白。一些无法充分洗脱蛋白的情况下，就需要考虑采用前述可断裂链，或将生物素变为脱硫生物素或乙基生物素，以减少与基质的亲和力。探针连接生物素，也可以对生物素抗体等在靶标检测和确认阶段实现多功能化，用于表面等离子体共振、均相时间分辨荧光、成像和免疫印迹等实验。

FLAG 标签是序列为 DYKDDDDK 的八肽，可以通过与附着在基质上的 FLAG 抗体的亲和作用，以下拉目标生物大分子。FLAG 标签具有体积小、亲水性高等优势，可由单个寡核苷酸编码，此外，该标签还自带赖氨酸位点，使它在蛋白酶作用下能起到可切断链的作用。礼来公司的 Saxena 等人使用了泛激酶抑制剂双吲哚马来酰亚胺（bisindolylmaleimide Ⅲ，Bis－Ⅲ）和 FLAG 标签组成亲和探针，在细胞裂解液中不仅垂钓到已知的 Bis－Ⅲ靶标，还识别了以前未识别的靶标蛋白。该方法中，他们也兼容了前述的蛋白酶特异性切断 FLAG 技术进行洗脱。

接下来，介绍可以为探针分子赋予其他功能的标签。首先是共价结合标签，它们的作用是在待寻靶化合物与靶标结合后，通过物理或化学方法激活探针，以共价键的方式与靶标发生共价连接，主要为防止待寻靶化合物与靶标亲和力不足的情况下的脱靶（图 9－11）。光激发产生卡宾的官能团时是该类标签的主要形式，其中最常用的有双吖丙啶、二苯甲酮、苯基叠氮等，它们可以在紫外光诱导下产生卡宾，然后与靶标的 NH、OH、CH 发生插入反应。例如，在对抗凝血药达比加群（dabigatran）的靶标研究中发现，N-核糖基二氢烟酰胺醌还原酶 2（N-ribosyldihydronicotinamide quinone reductase 2 gene，NQO2）可被具有光亲和标签的达比加群探针所捕获。

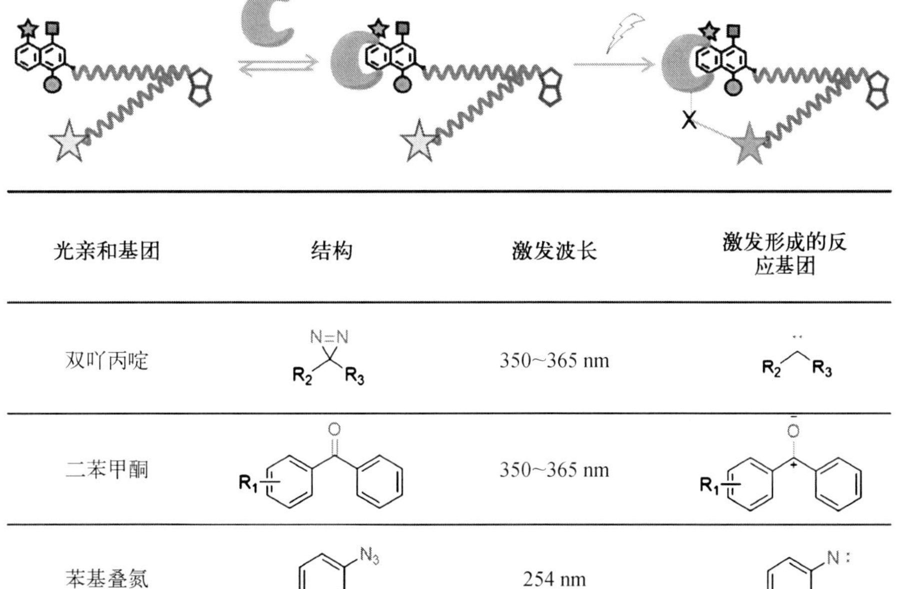

光亲和基团	结构	激发波长	激发形成的反应基团
双吖丙啶	N=N, R_2, R_3	350~365 nm	R_2, R_3
二苯甲酮	O, R_1	350~365 nm	O, R_1
苯基叠氮	N_3	254 nm	N:

图 9－11　光交联共价结合标签在亲和探针设计中的运用

（彩图 9－11）

荧光基团是另一大类常用的功能标签,纯化标签(如生物素)与荧光团的组合可以使目标大分子在分离过程中被实时监测和检测,已经成功地应用于蛋白的荧光标记。这种方法显著促进了蛋白质的鉴定,因为其只分析少数的条带,而不是分析整个通道或整个蛋白质混合物。使用这种方法的前提条件是探针与靶蛋白具有共价连接,使探针在SDS-PAGE变性条件下得以保持。所以荧光基团不单独用作标签,往往作为多功能标签的一部分;另外一种更为常见的变通方式是在探针上预留可发生点击化学反应的基团,主要是叠氮、炔基、四氮唑等。这些预留的反应基团可以通过环加成等反应,与功能标签的反应基团在水相高选择性地生成共价键,允许在探针与靶标孵育步骤结束后进行特异性的功能标记,从而克服功能性标签透膜性不佳、影响探针与靶标空间结合等致命缺陷。典型的有如在焦土霉素(showdomycin)亲和探针的设计中预留了炔基基团,成功地使用上述荧光和纯化标签发现其抑制金黄色葡萄球菌的靶标UDP-N-乙酰氨基葡糖烯醇式丙酮酸转移酶(UDP-N-acetylglucosamine enolpyruvyl transferase, MurA)亚型1和2。

多功能标签探针是同时使用上述标签的方法。例如,常见的三功能探针预留点击化学的末端炔键,化合物首先与活细胞或细胞裂解物孵育;接下来,通过一价铜催化的[3+2]环加成反应,将纯化标签和荧光标签连接到探针上。这类多功能探针可轻易地实现多种目的,如生物素纯化标签可促进靶蛋白的富集,荧光标签允许在凝胶上将可见的荧光带选择切除等。新加坡国立大学的Yao和暨南大学的李正球等人将光交联基团和炔基结合在一起,构建了结构极简的多功能探针,使得小分子的改造简洁化且不会影响小分子本身的活性,同时实现了蛋白质组学研究、活细胞成像等。

3. 使用亲和探针下拉靶标

(1) 孵育环境:待寻靶化合物的绝大部分作用靶标为蛋白质,因此一般使用来自组织或培养细胞的蛋白质提取物作为与化合物孵育的主要环境,通常是使用与化合物表型活性一致的筛选模型作为蛋白质来源,如对目标化合物敏感的细胞系(也可能需要刺激后产生的模型效果),以确保目标蛋白的存在。细胞裂解液是首先考虑的孵育环境,制备过程须避免因过度变性或残留酶活而产生目标蛋白失活。在许多情况下,探针与细胞裂解液的孵育足以“提取”结合蛋白,不需要使用活细胞,如果从裂解液中不能分离出可验证的靶蛋白,则应该考虑使用完整的细胞。例如,天然产物倍癌霉素SA(duocarmycin SA)的亲和探针与活细胞孵育时,比裂解液孵育时,与其作用靶标乙醛脱氢酶A1明显更强,这意味着裂解条件可能会破坏靶标与化合物的结合。

对裂解液进行预分离,可以通过降低裂解液的复杂性和背景,以增强MS鉴定到的蛋白质数量并减少寻靶过程中的非特异性结合。更多的情况是,通过不同手段富集特定的亚细胞部分,尽管需要大量的蛋白质提取物以供预分离,但如果目标蛋白是膜蛋白、核蛋白或存在于特定的色谱馏分中,可为专属结合的探针提供更好的孵育条件。具体实践中,可考虑使用含有荧光功能标签的探针以预先了解专属探针与结合蛋白的细胞定位。例如,在普拉地内酯B(pladienolide B)靶标的发现过程中,先通过荧光功能标签确定了其在细胞核的定位,然后使用核提取物进行作用靶标的鉴定。此外,内源性的生物素或被生物素修饰的蛋白质可能利用链霉亲和素基质富集,这将导致更高的背景,因此,在蛋白质与探针孵育完成后,应按照下述步骤去除非特异性结合蛋白。

(2) 非特异性结合:高亲和力配体将优先结合细胞裂解液中的靶标,并与其他亲和力较低的蛋白质相互作用;然而在下拉实验中,蛋白质提取物暴露于局部高浓度的亲和探针,这使得低亲和力蛋白也能够结合,尤其是在目标蛋白质浓度较低时;可以通过减少基质上亲和探针的量来克服该缺点,因此,高亲和力通常是成功鉴定靶标不可或缺的条件,应选取具有纳摩尔或至少是低微摩尔亲和力的探针,这就需要大量的结构-活性关系研究。然而,值得注意的是,细胞活性可能源于目标化合物的多药理学特性,这可能源自对多个靶标的低亲和力之和,而不是对单个蛋白质的高亲和力。

在已报道的靶标鉴定成功案例中，大多数使用的高亲和性探针和（或）所鉴定靶标为细胞内浓度较高的蛋白。对于配体亲和力低，尤其是丰度低时，靶标可能在前述的洗涤步骤中丢失，从而导致高丰度背景蛋白被鉴定出来；可以通过对不同探针的下拉实验进行统计分析来识别频繁出现的背景蛋白，或测定易与常用基质结合的非特异性蛋白质（“黑名单”），也有助于在后续鉴定中区分这些假阳性结果。但是必须要指出，很多情况下列入所谓“黑名单”的非特异性结合物也可能是待寻靶化合物的真正靶标。

（3）洗脱和对照：为了去除非特异性结合的蛋白质，需要使用一定离子强度的缓冲液进行大幅度的洗涤，洗涤强度取决于化合物与靶蛋白的亲和力。如果待寻靶化合物可以共价结合（或含有光激活共价标签）到其靶标，则显然可以应用非常苛刻的洗涤条件；而对于非共价结合物，需要精细地对洗涤步骤进行控制。例如，通过 SDS－PAGE 等手段对不同批次的洗涤液进行比较，但这种手段比较耗时且易导致样品损害，只适合摸索洗涤条件，不适合继续使用同一批样品进行 MS 分析。

在去除非特异性结合物后，富集在固体相上的蛋白质通过加热变性或特异性洗脱以释放。① 用 SDS 等变性剂加热洗脱可以释放所有特异性及非特异性结合到下拉探针或基质表面上的蛋白质，这一方法会产生复杂的混合物，但当化合物与其靶标共价结合，且探针不包含可裂解的连接链时，这可能是释放结合蛋白的唯一方法。② 可裂解的连接链能使与探针结合的蛋白质被特定地释放出来，而不释放与基质表面附着的蛋白质，但在探针合成和洗脱过程添加了额外步骤。③ 非共价结合也可以使用高浓度过量的待寻靶化合物本身以进行特异性洗脱，这个步骤可以在温和的条件下释放蛋白质。但是高浓度的待寻靶化合物在水相缓冲液中的溶解度可能存在限制，更适用于水溶性的结构，如与 ADP、cAMP、鸟苷二磷酸（guanosine diphosphate，GDP）和 cGMP 特异性结合的蛋白质。

为了区分特异性结合蛋白和非特异性结合蛋白，使用亲和探针寻找靶标时必须进行对照实验（图 9－12）。最简单的对照实验是直接用不连接化合物的基质材料，这种方法仅可排除非特异性结合到基质本身的蛋白质，并已经成功用于鉴定各种靶蛋白。为了识别非特异性结合到连接链或待寻靶化合物类似结构的蛋白质，可以将单独的连接链，或使用无表型活性但与待寻靶化合物的结构类似的阴性探针作为对照。结构类似阴性探针是在结构、分子大小、疏水性和电荷方面与待寻靶化合物非常相似的类似物，常见的是在初步构效关系时所发现的抑制表型活性的药效团位点连接相同的连接链和功能标签。理论上最理想的阴性对照探针，应为与活性探针具有相同平面结构但立体化学相反的非活性化合物

使用亲和探针垂钓靶标时产生非特异性结合的蛋白质

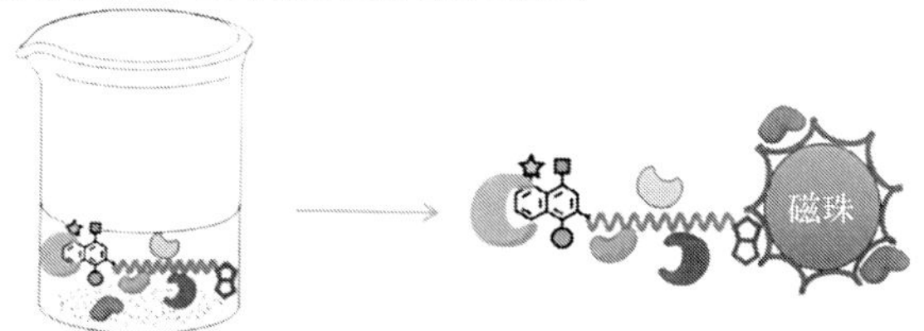

A. 仅使用固相基质或连接链作为对照　　C. 使用待寻靶化合物干扰探针结合作为对照

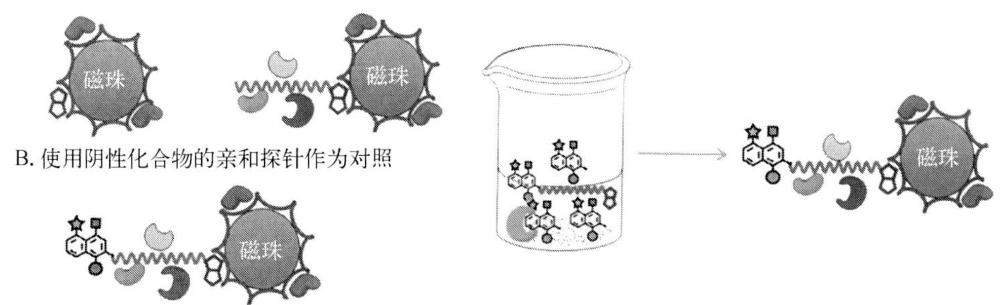

（彩图 9－12）

图 9－12　使用亲和探针寻找作用靶标时，去除非特异性结合蛋白的对照策略

（对映体），这种策略已成功被用于识别 centrocountin 的靶标。但值得注意的是，以上所提到的阴性探针虽无法显现与待寻靶化合物同样的表型活性，但也不一定完全不与相同的靶蛋白结合，只是由它的亲和力低而造成，可能导致活性和阴性探针鉴定出相同的假阴性结果，应在实验中具体排除。

另外一种重要的对照策略（也可用于靶标验证）是采用游离待寻靶化合物与探针竞争性结合。该方法在下拉实验前向蛋白质混合物中添加过量的待寻靶化合物，其可以与亲和探针竞争结合靶蛋白，以观察下拉实验中竞争结合过程中缺失的蛋白。该策略可与 SDS－PAGE 法相结合，为了确定最合适的竞争条件，应使用不同浓度的目标化合物。基于类似策略，还发展了连续亲和层析（serial affinity chromatography）的靶标鉴定方法。该方法中，将固定了探针的基质暴露于蛋白质裂解液中，孵育完成后将同一裂解液再与新鲜的固定了探针的基质孵育，重复多次后鉴定每一次被基质所吸附的蛋白；预计首次实验中将会富集特异性结合蛋白，而非特异性结合的蛋白质会以类似程度被第一次之后的实验所重复富集。

过滤器辅助样品制备（filter-aided sample preparation, FASP）方法虽然可以快速地从基质释放的复杂蛋白混合物中识别推定靶标，但通常还会在释放后优先进行 SDS－PAGE 分离。电泳后用不同的方法对蛋白质进行染色，灵敏的蛋白质染色方法使目标蛋白质在凝胶上可视化，从而获得初始信息，如表观分子量。通过使用前述的对照策略，可以在蛋白质染色后检测分离蛋白质的差异（定量、定性），如只有活性探针结合而非无活性探针结合的蛋白质其凝胶条带将被视为潜在靶标；而在竞争性实验中，在竞争对手存在时，蛋白质条带的消失（或其数量的减少）则为潜在靶标。对于竞争性实验应该考虑的是，即使存在过量的未修饰活性化合物，也不会完全释放所有靶蛋白，使目标蛋白仍可能与固定化亲和探针结合，从而导致其被仍能被 MS 检测到，致使假阴性结果，因此，建议使用定量蛋白质组学检测分离蛋白质的相对丰度，并进行足够的重复以确保结果有意义。

4. 蛋白质组学 MS 分析方法　近 10 年来，蛋白质组学 MS 分析方法的快速进展已经使蛋白鉴定不再是靶标发现的瓶颈步骤，这主要与定量蛋白质组学技术的日益成熟有关。定量蛋白质组学需要蛋白样品量更少（25 μg）、灵敏度更高（ng 级）、通量也更高（单次分析可鉴定和定量超过 5 000 种蛋白），其已经逐渐替代传统用于靶标鉴定的双向差异凝胶电泳（two dimension difference gel electrophoresis, 2D－DIGE）分析。同时，使用定量蛋白质组学可选择将活性和非活性探针鉴定出的不同蛋白质进行差异性比较，以更高效地排除非特异性标记。除了标记试剂价格较为昂贵和操作过程相对烦琐（可考虑送样至专门从事组学研究的委托研究公司），定量蛋白质组已经成为开展化学蛋白质组学靶标发现的必备方案（图 9－13）。

采用质量不同但化学性质相同的稳定同位素标记，是进行蛋白定量的理论依据，同位素标记可以通过代谢或化学 2 种主要途径进行。南丹麦大学的 Mann 等人首先建立了使用同位素氨基酸喂养条件下细胞培养氨基酸稳定同位素标记技术（stable isotope labeling with amino acids in cell culture, SILAC）。其依据哺乳动物细胞培养过程中的必需氨基酸（如蛋氨酸、精氨酸、亮氨酸、赖氨酸），通过 ^{13}C、^{15}N 标记为“重”氨基酸，然后经过至少 5 轮细胞分裂后，重标氨基酸完全进入细胞的蛋白质组。不同的裂解物分别用于与活性探针和对照探针下拉实验，2 组平行实验的洗脱蛋白经整合、处理后通过 MS 学进行分析。由于肽对的保留时间相同，分子量相差为固定值（取决于使用多少 ^{13}C、^{15}N），“重”和“轻”肽段相对数量可以由离子强度之比得出，从而能够通过 SILAC 比率分离弱结合物并确定靶标的优先顺序。除了用于小分子寻靶，SILAC 标记的方法已被广泛运用于各种层次模型的代谢标记、基因组功能发现，甚至于完整生命体过程研究。

尽管其功能强大，SILAC 标记需要“活”模型，不适用于无法进行稳定代谢和传代的模型，如原代细胞培养、收获的组织和人体体液等。化学标记法应运而生，它是一种体外标记定量技术，通过使用含有活性反应位点的轻重标报告基团，对胰酶处理后水解的肽段样品进行标记。来自不同样品的同一肽段

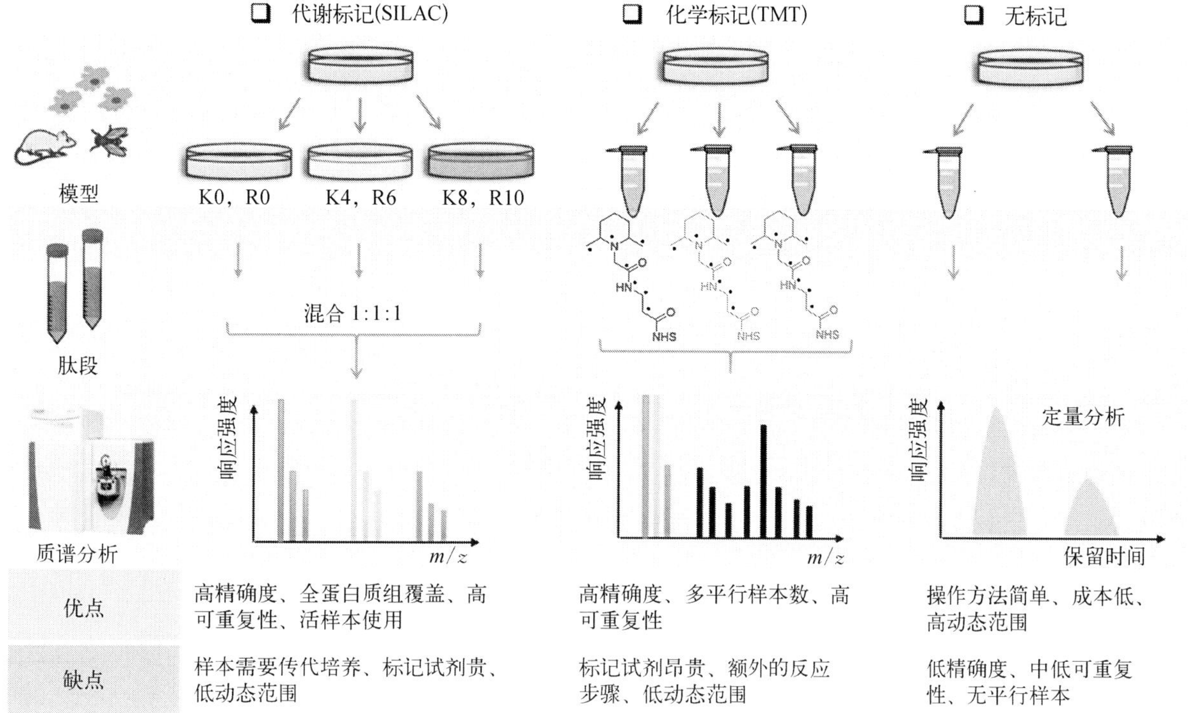

(彩图 9－13)

图 9－13　不同蛋白质组学定量方法的比较

经报告基团试剂标记后具有相同的质量数，并在一级 MS 检测中表现为同一个 MS 峰。当此 MS 峰被选定进行碎裂后，在二级 MS 检测中，不同的报告基团被释放，它们各自 MS 峰的信号强弱代表着来源于不同样品的该肽段及其所对应的蛋白质表达量的高低。结合数据库对比分析，可获得不同样品间相同肽段的定量信息。目前，常用的方法有串联质谱标签（tandem mass tag，TMT）、等重同位素标签相对和绝对定量技术（isobaric tag for relative and absolute quantitation，iTRAQ）、二甲基标记等，其中 TMT 标记由于可对至多 11 个平行样品进行不同标记，应用最为广泛；而二甲基标记虽然仅可标记平行样品 3～6 组，但其价格便宜、处理方便是巨大优势。

除了使用代谢和化学标记方法外，部分研究还采用了蛋白无标记（label-free）定量法。无标记定量使用在不同的 LC－MS/MS 实验中每个多肽完整的 MS 学信号积分，来对该多肽进行定量，定量方法并不精确，但其成本更低且操作简便（不需要通过喂养或额外的反应以实现标记蛋白或多肽），也是鉴别靶标的可选方法之一。

5. 运用亲和探针发现靶标的典型案例

（1）穿心莲内酯亲和探针发现其抑制 NF－κB 通路的蛋白靶标和作用机制：穿心莲 *Andrographis Paniculata* 的原产地为南亚，相传随佛教传入中原，具有祛热解毒、消炎止痛之功效。研究表明穿心莲具有抗肿瘤、抗菌、抗炎、抗病毒、抗纤维化、抗肥胖、免疫调节和降血糖等多种生物活性，对细菌性与病毒性上呼吸道感染及痢疾有特殊疗效，被誉为天然抗生素。穿心莲内酯是穿心莲的主要有效成分，自从 1951 年被首次发现以来，就以广泛的药理活性受到了众多关注。近年的研究中，对穿心莲内酯的药理学靶标报道大量涌出，显示其体内可能具有多靶点的结合性质。

2004 年，耿建国等人首次发现穿心莲内酯可通过共价结合 p50 的还原半胱氨酸 62 来抑制 NF－κB 活性。研究过程中，他们首先通过化合物筛选发现穿心莲内酯可剂量依赖地抑制 NF－κB 活性（IC_{50}约为 15 μmol/L），MS 分析显示穿心莲内酯与 NF－κB 的 p50 亚基存在直接结合。为了深入了解其作用机制，作者将穿心莲内酯与生物素进行缩合反应，得到穿心莲内酯探针，使用此探针可亲和下拉野生型

p50 蛋白,却很少无法下拉 p50 的 62 位半胱氨酸突变体,表明穿心莲内酯的不饱和双键与 p50 的 62 位半胱氨酸存在共价结合。由于 NF－κB 转录过程参与调控的靶基因众多,在炎症反应、细胞增殖、细胞分化、细胞凋亡和肿瘤发生均有涉及,这与穿心莲内酯广泛的生物活性相对应。2014 年,新加坡国立大学 Lin 等人将基于 iTRAQ MS 分析技术与多功能亲和探针方法结合,用于分析穿心莲内酯的靶标蛋白。先前的构效关系研究表明,穿心莲内酯衍生物在 C－14 位羟基上引入官能团并不影响其药理作用。因此,作者在 C－14 位置引入了炔键构建亲和探针,并通过表型筛选确定其与母体化合物穿心莲内酯活性相当。随后,将此探针标记的蛋白质组与连有叠氮基团的荧光分子 Cy3 进行点击化学反应,然后,在 SDS－PAGE 上进行荧光检测。检测过程中,研究者使用 C－14 位为酯键的化合物(酯键连接具有不稳定性)作为阴性对照,从细胞中发现了 291 个可能与穿心莲内酯结合的蛋白。通过异常值识别和剔除肽段专属性仅为 1 的蛋白,最终鉴定出 75 个蛋白,其中 NF－κB 和 β－肌动蛋白具有最高的差异比例。考虑到这 2 种蛋白潜在的结合作用,作者选择对这 2 种蛋白进行进一步验证。首先,用下拉法验证穿心莲内酯与它们的直接相互作用,然后通过重组 NF－κB p50 蛋白进行体外标记实验,结果均证明穿心莲内酯与 NF－κB p50 存在特异性结合。最后,他们探索了 p50 亚基与穿心莲内酯的确切结合位点,识别出包含 62 位半胱氨酸的肽段 YVCA * EGPSHGG－LPGASEK,再次验证了穿心莲内酯的结合靶标及具体的作用机制(图 9－14)。

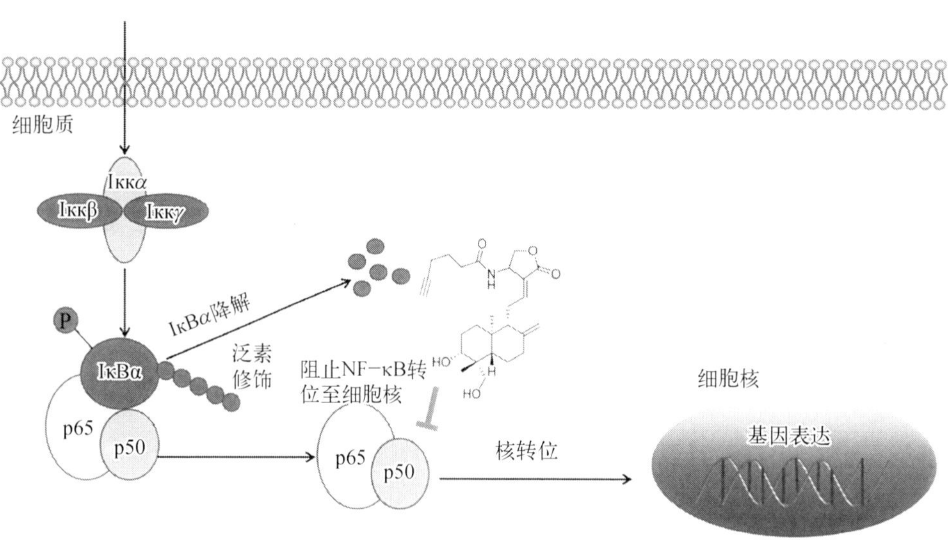

(彩图 9－14)

图 9－14 使用穿心莲内酯亲和探针发现其抑制 NF－κB 的蛋白靶标和作用机制

(2) 二甲双胍亲和探针发现其激活 AMPK 的蛋白靶标和作用机制：山羊豆 *Galega officinalis* 是原产于欧洲的豆科植物,中世纪欧洲人发现它具有缓解尿频的作用。1656 年,英国植物学家兼医生卡尔佩珀(Culpeper)在一篇论文中首次描述山羊豆在降血糖、治疗多尿症等方面的抗糖尿病作用。此外,山羊豆也被广泛地认为是一种动物催乳剂(Galega 是希腊语中"牛奶刺激剂"的意思),在 1891 年便被当作牧草引入了美国。美国的牧民很快发现,吃过山羊豆的牛羊会出现肺水肿、胸腔积液、低血压、麻痹等各种症状,严重可致死。1918 年,科学家在分析了这种牧草的化学成分后发现,山羊豆碱(galegine,又称异戊烯胍)的降血糖活性最高。经过结构优化,毒性降低而降血糖活性得以保持的二甲双胍于 1922 年首次获得,并在 1957 年在法国首先上市。

二甲双胍作为天然产物山羊豆碱的衍生化合物,不仅是 2 型糖尿病治疗的一线药物,而且临床发现其能降低糖尿病人的体重、减少肝脏脂肪含量,并降低糖尿病引起癌症的风险。在果蝇和小鼠实验中,二甲双胍还能延缓衰老、延长个体寿命。对于二甲双胍的作用机制,这 100 年来的研究提出了多种候选理论,其中它参与调节 AMPK 代谢稳态的机制获得了较为广泛的承认。通常认为,二甲双胍可作用于肝脏、肾脏和肠道,在转运入细胞后主要通过 AMPK 信号通路来发挥降低脂肪含量、降血糖等重要生物学功能,它发挥作用的分子靶标一直未确定。

2016 年,厦门大学林圣彩团队首次提出,二甲双胍可能通过溶酶体途径来激活 AMPK 蛋白。2022 年,他们的继续研究发现,给予小鼠临床剂量的二甲双胍就可以促使小鼠的肝脏细胞的 AMPK 激活,通过免疫印迹来分析 AMPKα 及 ACC 的磷酸化水平显著上升,而 AMP/ATP、ADP/ATP 的比率保持不变。在细胞模型上,低浓度的二甲双胍(5 μmol/L)可以抑制溶酶体上的液泡 V 型 ATP 酶(V－ATPase),从而激活 AMPK 而不改变 AMP 或 ADP 的浓度,至此,研究团队完成了表型模型的确认。

接下来,研究团队构建了 2 种以二甲双胍为活性区域、双吖丙啶为光亲和基团、炔基为预留接头的功能探针(Met－P1、Met－P2)。表型活性验证发现,Met－P1 可以抑制 ATP 酶活性,而无活性的 Met－P2 可作为阴性对照探针。使用探针对裂解液孵育后,通过紫外线照射促进双吖丙啶潜在靶蛋白共价结合,然后使用点击化学反应连接含有生物素的纯化标签。之后对下拉实验得到的蛋白质进行 MS 分析,分析结果确定了有 1 881 种可能与二甲双胍进行结合蛋白。由于二甲双胍激活 AMPK 得经过溶酶体,他们从中挑出了 367 种存在于溶酶体上的蛋白质,进一步通过逐一验证这些蛋白质和二甲双胍的相互作用,再次将范围缩小到 113 种具有特异性结合的蛋白质。然后,作者使用短发夹 RNA(short hairpin RNA, shRNA)沉默技术分别敲低了小鼠胚胎成纤维细胞(mouse embryonic fibroblast, MEF)中的这 113 种蛋白质,观察到只有在早老素增强子 2(presenilin enhancer 2, PEN2)被敲除后,二甲双胍对于 V 型 ATP 酶抑制和 AMPK 激活的表型活性丧失,从而验证了 PEN2 为低浓度二甲双胍的作用靶标。在作用机制的确定上,研究人员通过免疫沉淀方法鉴定出 ATP6AP1 为 PEN2 的相互作用蛋白,溶酶体 PEN2 在与二甲双胍直接结合后,被募集到 V 型 ATP 酶复合物的 ATP6AP1 亚基上,从而抑制 V 型 ATP 酶,激活溶酶体 AMPK,使得低浓度的二甲双胍可以 AMP 非依赖性地实现 AMPK 激活(图 9－15)。

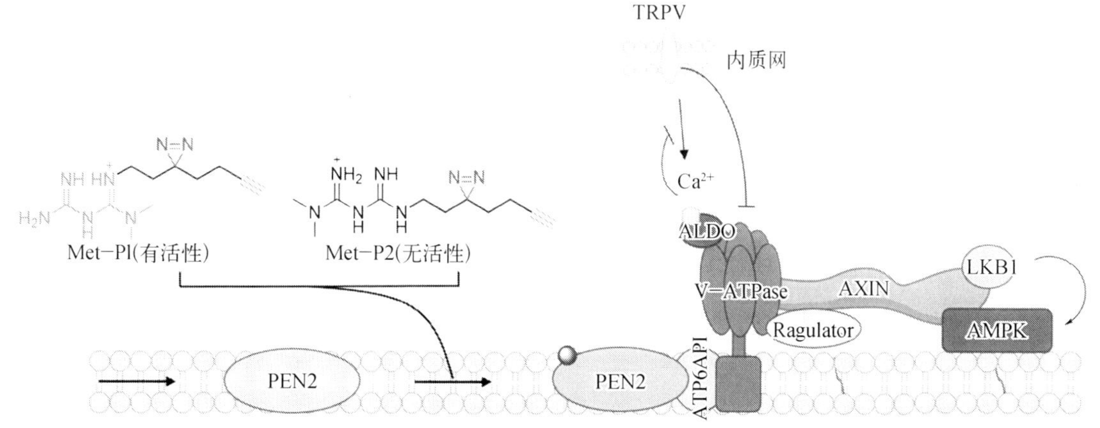

(彩图 9－15)

图 9－15　使用二甲双胍亲和探针发现其激活 AMPK 的蛋白靶标和作用机制

注: ALDO 为醛缩酶(aldolase);ATP6AP1 为 H^+ 转运型 ATP 酶,溶酶体辅蛋白 1(ATPase H^+ transporting accessory protein 1);AXIN 为轴蛋白(axin);Ragulator 为晚期内小体/溶酶体表面的膜蛋白复合物(late endosomal/lysosomal adaptor, MAPK and mTOR activator 1);TRPV 为瞬时受体电位阳离子通道 V(transient receptor potential cation channel subfamily V)

(二) 基于蛋白质表达丰度变化的靶标鉴定方法

通过表达蛋白质组学分析对靶标进行功能鉴定的方法(functional identification of target by expression proteomics, FITExP)由 Zubarev 等人于 2015 年提出。该方法通过定量分析由同一种药物处理的不同细胞系及不同药物处理的同一细胞系蛋白质组,解卷积得出药物靶蛋白。可用于由表型筛选获得药物的靶标鉴定和机制分析，FITExP 已被用于抗肿瘤药物 5－氟尿嘧啶（5－fluorouracil，5－FU）的研究，且成功发现其靶标蛋白为胸苷酸合成酶（thymidylate synthetase，TYMS）重组蛋白。和普通的定量蛋白质组学研究相比，FITExP 应用于抗肿瘤药物的靶标发现和机制研究有其独特的优势，可以过滤掉常见细胞死亡相关蛋白，去除细胞凋亡引起的显著蛋白质表达量变化所带来的干扰，帮助发现药物的靶标，并揭示药物作用机制。

基于扰动的蛋白质组学相关性分析（perturbation-based proteomic correlation profiling，PPCP）作为一种靶标反卷积方法，与 FITExP 一样被用于基于表型药物发现研究中生物活性小分子靶蛋白的鉴定，该方法首先通过改造探针的亲和纯化鉴定出几个候选靶蛋白，然后利用基因沉默（如 siRNA）来改变候选靶蛋白表达量，分析化合物在不同条件下结合活性的差异，以确定与化合物结合的靶标。化合物 DS71281182 通过作用于 TGF－β 信号通路以抗纤维化发生，Kubota 等人应用 PPCP 方法成功发现其作用靶标是羊毛甾醇合酶。

（三）基于蛋白质稳定性变化的靶标鉴定方法

亲和探针技术虽然应用广泛，但仍有一定的局限性。探针合成需要引入报告基团、反应基团等外源修饰，当被研究的天然产物分子结构缺乏合适的修饰位点或现有合成方法难以在修饰位点引入目的基团时，探针就无法合成；此外，外源修饰基团可能干扰待研究化合物与靶蛋白的相互作用，从而导致靶标鉴定结果的不准确。为了应对这些问题，多种基于蛋白质空间结构稳定性的非修饰靶标发现方法被建立。活性蛋白质在溶液中往往通过分子内的非共价相互作用折叠形成一定的空间构象，这种立体结构不是一成不变的，而是处于动态变化中。蛋白质的折叠和未折叠状态相互转化，在外界条件不变的情况下，两者形成动态平衡。蛋白质折叠稳定性的改变会影响蛋白质的化学修饰速率、聚集沉淀和降解等行为，而化合物与其靶蛋白结合后可以改变靶蛋白的空间结构和稳定性。因此，观察引入或不引入配体时，蛋白质在不同物理化学条件处理后丰度、稳定性等的变化，可以发现配体的相互作用蛋白（图 9－16）。

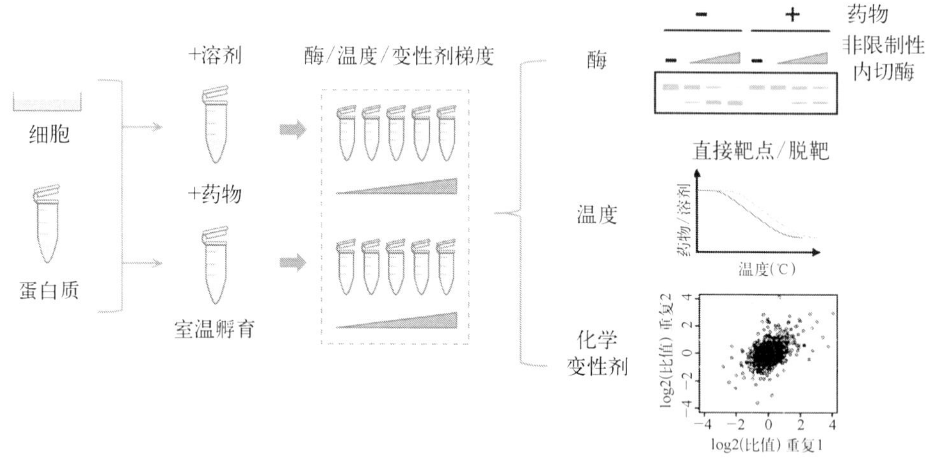

（彩图 9－16）

图 9－16 基于蛋白质稳定性变化的靶标鉴定方法

1. *酶解敏感性* 在蛋白质组学实验中，常常需要在变性条件下对蛋白质进行彻底水解，暴露于溶剂面的外围残基和柔性环容易被酶切水解，而被折叠包裹在核心区域的肽键较难被水解。因此，限制性蛋白水解（limited proteolysis，LiP）早先主要被用于研究处于天然状态蛋白质的空间结构，或是研究配体、pH、化学试剂诱导的蛋白质构象变化。当蛋白质与配体（包括靶蛋白与天然产物）相互作用时，蛋白质与配体结合的区域因蛋白酶可及性降低，水解受到限制，所以可通过分析有无配体结合时蛋白质水解产生肽段的差异，来定位配体结合肽段和蛋白质信息。基于此原理，衍生了一系列酶切相关的非修饰化合物靶标发现方法。

（1）脉冲蛋白水解（pulse proteolysis，PP）：最早由 Chiwook 和 Susan 在 2005 年提出，他们利用嗜热菌蛋白酶（thermolysin）水解处于不同变性剂浓度中的蛋白质，蛋白质的解折叠程度随着变性剂浓度的增加而升高，解折叠的蛋白质更容易接触到蛋白酶而被水解，因此，在相同的酶比例和媒介条件下，变性剂浓度越高，剩余的蛋白质越少，通过测量 12 个变性剂浓度条件下剩余折叠蛋白的量可以作出一条 S 形曲线，并计算蛋白质在一半解折叠时变性剂的浓度（C_m）。当出现其他影响蛋白质稳定性的条件时，C_m 就会发生变化。该方法能够有效分析蛋白质稳定性变化，已被证明能够研究大肠杆菌核糖核酸酶 H 及其突变体的稳定性，监测麦芽糖与麦芽糖结合蛋白的相互作用。根据其原理可知，PP 既可用于研究蛋白质的解折叠动力学，也可用于研究小分子与蛋白质的结合。

（2）药物亲和反应靶标稳定性（drug affinity responsive target stability，DARTS）：最早出现于 2009 年，由 Brett 等人开发（图 9－17）。该方法的原理是小分子化合物的结合能够降低靶蛋白对蛋白酶酶切的敏感性，使用非特异性蛋白酶酶切与溶剂/药物共孵育的蛋白质混合物，酶切产物通过蛋白质电泳分离，潜在靶蛋白存在于对照和化合物处理组的差异蛋白质条带，最后通过 LC－MS/MS 分析鉴定差异条带中的潜在靶蛋白。该方法已经被用于多种药用植物有效成分靶标的发现工作。例如，清热解毒药穿心莲的主要活性成分穿心莲内酯的靶蛋白动力相关蛋白（dynamin-related protein 1，DRP1），以及清热解毒药白桦皮中白桦脂酸的靶蛋白葡萄糖调节蛋白 78（glucose regulated protein 78，GRP78）都是通过 DARTS 方法发现的。

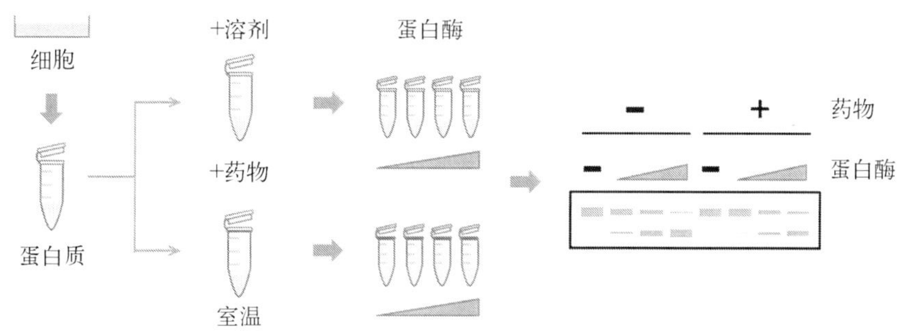

（彩图 9－17）

图 9－17　DARTS 方法的流程

（3）限制性蛋白水解－质谱（limited proteolysis-mass spectrometry，LiP－MS）：限制性蛋白水解与 MS 定量方法结合在早期的应用中多被用来研究蛋白质的空间结构，直到 2016 年，Roger 等人将 LiP－MS 应用于复杂系统中小分子和蛋白质相互作用的研究，并系统性分析了 T 细胞中 *L*－精氨酸的相互作用蛋白。2020 年，Ilaria 等人建立 LiP－Quant 方法，并利用该方法发现了杀菌剂 BAYE－004 的 2 个未知的潜在靶蛋白。

2. 氧化稳定性　通过氧化速率检测蛋白稳定性的方法最早在 2008 年由 Fitzgerald 等人提出，命名为蛋白氧化速率稳定性方法，其简称为 SPROX（stability of proteins from rates of oxidation）。该方法建立的基础是，处于解折叠状态时蛋白质的甲硫氨酸残基更易于在溶剂中暴露并被氧化。SPROX 技术利用不同浓度的化学变性剂（如盐酸胍、尿素）使蛋白质发生不同程度的解折叠，再加入过氧化氢氧化甲硫氨酸中的硫原子，通过测量变性剂浓度与甲硫氨酸氧化速率的对应关系，来计算蛋白稳定性的热力学参数（如亲和力）。靶蛋白与化合物结合后，其空间结构在相同浓度的化学变性剂中倾向于更稳定，解折叠速度变慢，在实验结果中表现为甲硫氨酸残基氧化速率降低。在后续的开发改进中，SPROX 方法还能通过检测赖氨酸残基或色氨酸残基来评估蛋白质折叠自由能、蛋白质－配体解离常数等，联合使用不同修饰方法可提升 SPROX 的靶蛋白鉴定能力。此外，Lorrain 等人将蛋白质组选择反应监测（selected reaction monitoring，SRM）技术与 SPROX 结合，开发出靶向 SPROX 方法，大大降低了实验中蛋白的用量。在 SPROX 技术中应用等质量标签 TMT 或 iTRAQ 定量,则可以显著提升定量准确度和测序深度。最新的 SPROX 方法改进将变性剂浓度与化合物剂量结合形成“OnePot 2D”模式(将梯度变性带来的解折叠变化合并成“一锅”,并以药物浓度梯度作为第二维变化条件来观察药物对靶标蛋白稳定性的影响),相比于只针对变性剂浓度这一个维度检测的分析,分析时间增加的同时,蛋白质覆盖率得到显著提升,由此能够鉴定更多的潜在靶蛋白。DeArmond 等人应用 SPROX 技术鉴定到白藜芦醇的一个已知靶标和多个未知的潜在靶标;在应用 SPROX 方法鉴定免疫抑制剂环孢素 A 的蛋白靶标实验中,Graham 等人发现 10 个潜在靶标,其中 2 个是已经被验证的靶标(图 9-18)。

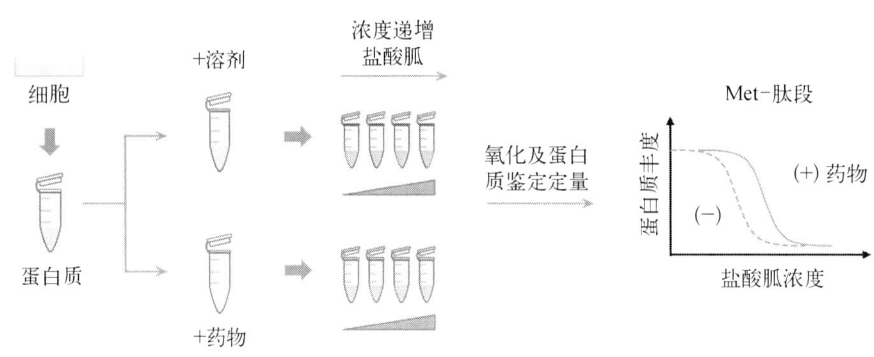

(彩图9-18)

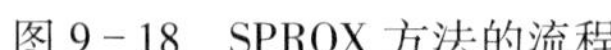
图 9-18　SPROX 方法的流程

3. 热稳定性　蛋白质的热稳定性可被与其相互作用的小分子配体改变的现象在 20 世纪 50 年代就已被发现,相应蛋白质的热熔曲线在与小分子相互作用后会发生位移,热位移分析(thermal shift assay, TSA)可用于测量蛋白质在不同条件下的稳定性,如药物浓度、缓冲液、常用于靶标已知情况下化合物的高通量筛选。Molina 等人于 2013 年在 TSA 的基础上建立了细胞热位移分析(cellular thermal shift assay, CESTA)方法,用于在细胞或组织中评估药物与靶蛋白的结合能力。但 CESTA 依靠蛋白质免疫印记进行定量,通量低且仅适用于检测验证化合物与其已知作用靶标的亲和力。Seung 等人利用 CESTA 方法,发现苔藓抑素 1 可能靶向蛋白质激酶 C(protein kinase C)以发挥抗肿瘤作用。2014 年,Savitski 等人报道了将 CESTA 方法与定量蛋白质组学技术结合开发的热蛋白质组分析(thermal proteome profiling, TPP)方法(图 9-19)。TPP 在 MS 定量结果的基础上,通过拟合蛋白质热熔曲线计算蛋白质的熔化温度(T_m),再根据拟合曲线质量、T_m 值变化来筛选潜在靶蛋白。该方法既可用于细胞裂解液也可直接应用于活细胞,其重现性高、假阳性率低,目前已成为常用的无修饰靶标发现方法。Mathias 等人

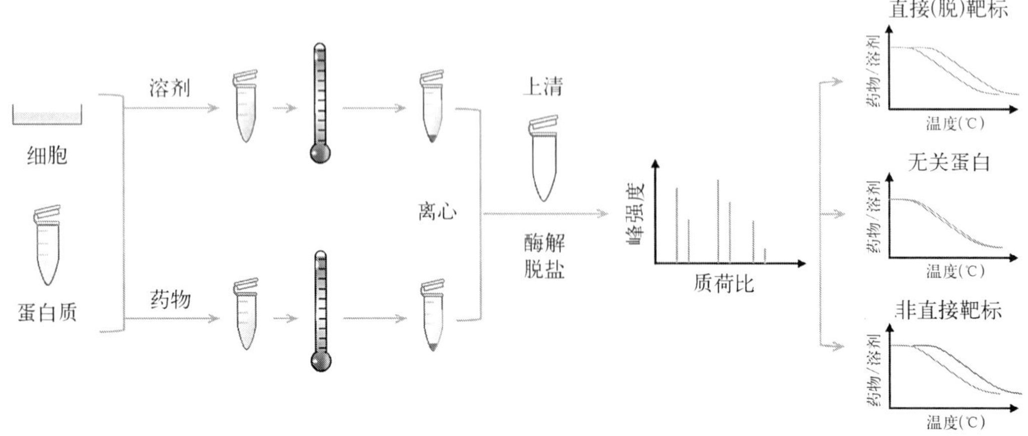

(彩图9-19)

图 9-19　TPP 方法的流程

采用 TPP 方法不仅成功鉴定了毒毛旋花苷(ouabain)的已知靶标钠钾 ATP 酶亚基 α1、β1 和 β3,还鉴定到与其功能相关的潜在靶标溶质载体家族 12 成员 2(solute carrier family 12 member 2, SLC12A2)。

在 TPP 方法中被定量检测的是加热后残留在上清中的可溶性蛋白,鉴于蛋白质总量一致,沉淀中蛋白质量的变化应与可溶性蛋白相反,那么定量沉淀蛋白质同样可以分析筛选潜在的靶蛋白。因此,2020 年,叶明亮等人提出了微粒辅助沉淀筛选(microparticle assisted precipitation screening, MAPS)方法,原理与 TPP 相同,不同之处在于定量分析的目标是热处理后发生变性沉淀的蛋白质,该方法用于星形孢菌素靶标鉴定时,成功检测到了 32 个激酶。

4. 化学稳定性　化学试剂可以改变蛋白质在水溶液中的折叠状态,蛋白质与配体小分子相互作用后其空间构象发生改变,在化学变性剂中的稳定性也随之发生改变,通过分析有无小分子化合物的蛋白质稳定性在梯度变性剂中变化的差异,或固定变性剂条件下不同化合物浓度处理后蛋白质含量的变化,即可筛选出化学稳定性受到小分子调节的蛋白质。常用蛋白质沉淀剂可分为高浓度盐、去污剂及有机溶剂等,其中盐酸胍、尿素、甲醇、丙酮、乙醇等是常用的蛋白质沉淀剂。Fitzgerald 等人在 2018 年提出了化学变性和蛋白质沉淀(chemical denaturation and protein precipitation, CPP)方法,该方法使用盐酸胍作为蛋白质变性剂,在盐酸胍作用下部分蛋白质发生解折叠并聚集沉淀,随着盐酸胍浓度的增加,可溶性蛋白逐渐减少,而蛋白质与其配体化合物结合后在相同浓度的盐酸胍作用下更易保持折叠状态,因此,通过分析配体诱导的蛋白质折叠自由能变化可以识别药物的靶蛋白,该方法成功应用于发现免疫抑制剂环孢素 A 的蛋白靶标亲环素(cyclophilin)。2021 年,叶明亮课题组提出可以将丙酮∶乙醇∶乙酸以 50∶50∶0.1 的比例混合作为蛋白质沉淀剂,通过定量分析相同比例沉淀剂作用下药物孵育后可溶蛋白的变化来鉴定蛋白靶标,其建立的方法被命名为溶剂诱导的蛋白质沉淀(solvent-induced protein precipitation, SIP),该方法成功鉴定了星形孢菌素的 9 个激酶靶标。Gygi 实验室在 SIP 方法的基础上,结合基于 TMT 的定量蛋白质组学技术和 TPP 分析方法,建立了溶剂蛋白质组分析(solvent proteome profiling, SPP)方法,该方法能够根据定量信息绘制溶剂诱导的蛋白质变性曲线,并计算曲线溶点差异,以鉴定药物靶标,同时还开发了能够通过定量曲线下面积分析蛋白配体相互作用的蛋白质组整体溶解度改变(proteome integral solubility alteration, PISA)方法,因该方法鉴定的是累积差异,并且可以在一组定量实验中设置多个药物浓度条件或生物重复,所以可能能够更准确地发现 SPP 方法鉴定不到的靶蛋白(图 9－20)。

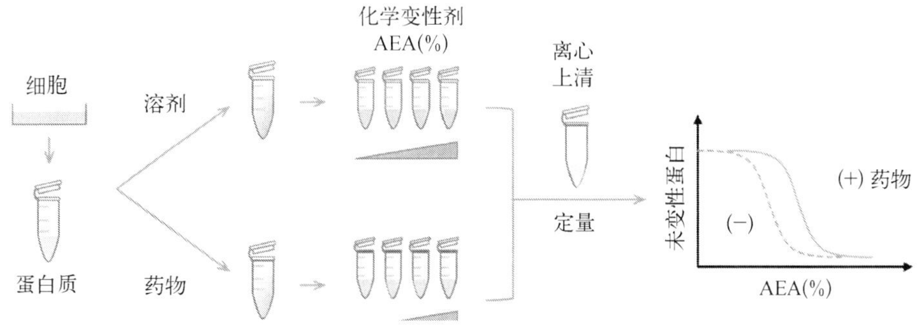

(彩图 9－20)

图 9－20　SPP 方法的流程

AEA 为丙酮、乙醇、乙腈组成的有机溶剂混合物

5. 折叠稳定性　细胞中某些蛋白质的正确折叠需要分子伴侣的协助,在加入分子伴侣的抑制剂后,这些蛋白质的折叠和与小分子的相互作用自然受到影响,因此,Blake 等人于 2020 年提出一种通过检测加入或不加入分子伴侣抑制剂时蛋白质的稳定情况,来分析化合物与小分子的结合的方法——热

休克蛋白抑制蛋白稳定性测定(heat shock protein inhibition protein stability assay, HIPStA)。该方法采用热休克蛋白90(heat shock protein 90, HSP90)的抑制剂诱导与其相关蛋白质趋向不稳定,而加入靶蛋白配体后,靶蛋白的稳定性将提升,因此可以帮助鉴定与HSP90相关的靶蛋白。

(四) 蛋白质芯片技术

蛋白质组芯片在药物靶标筛选中具有以下优势: ① 芯片上每个蛋白点相互独立,筛选到的靶标蛋白为直接结合蛋白;② 在细胞核组织中不同蛋白质表达丰度差异很大,前述的基于亲和探针和蛋白质稳定性的靶标发现方法较难发现低丰度的靶蛋白,而蛋白质组芯片上固定的蛋白能够保证足够的相互作用丰度,更易发现潜在的低丰度靶标;③ 实验周期短、假阳性率低、高通量。

三氧化二砷在治疗急性早幼粒细胞白血病中非常有效,同时在其他肿瘤中也显示出治疗效果,虽然其在急性早幼粒细胞白血病中的作用机制已经较为清楚,但其广泛抗肿瘤作用机制仍待研究。陶生策实验室利用人类蛋白质组微阵列技术鉴定了360种特异性砷结合蛋白,其中比较关键的己糖激酶2(hexokinase 2, HK2)在多种肿瘤中高表达,可能是砷广泛抗肿瘤作用的靶标。梁广等人采用人类蛋白质组微阵列发现了蛇床子素(osthole)在三阴性乳腺癌中的靶标为STAT3,以及Cel在心血管疾病中的靶标为STAT3。

四、基于基因组学的靶标发现方法

基于靶标的筛选方法是发现候选化合物的一种重要方法,然而,这种方法发现的化合物通过临床前研究和临床研究的比例较低,这是由于该方法中靶蛋白是确定的,高通量筛选一般在体外进行,而体外有效的化合物很少能在体内达到低剂量和高特异性。基于靶标的筛选方法还限制了疾病新靶标的发现,因此,药物开发的另一重要途径是利用合适的表型模型进行筛选发现。而化学遗传学(chemical genetics)在2个途径中均能发挥作用,既可用于鉴定某种疾病发生过程中起重要作用的基因或蛋白质,为新药研发提供靶标;又可用于筛选特异性作用于某基因或蛋白质的小分子化合物。

化学遗传学利用化学小分子干预来研究生物系统。在任何生物系统中,可穿过细胞膜的选择性小分子均可通过时间及剂量控制,以快速、可逆和可调控地干扰蛋白质功能。因此,化学遗传学采用化学小分子研究细胞中的蛋白质功能、蛋白质-蛋白质相互作用、信号转导、基因转录等,可在全基因组范围内增加或减少基因表达,并监测化合物诱导的表型变化。经典的遗传学可分为正向遗传学和反向遗传学,化学遗传学也可类似地划分为正向化学遗传学(forward chemical genetics)和反向化学遗传学(reverse chemical genetics)。正向化学遗传学使用化学小分子处理细胞,诱导表型变化。反向化学遗传学从基因或蛋白质与小分子化合物的相互作用出发,研究基因或蛋白质对表型的影响,从而确定这些生物大分子的功能。单倍剂量不足分析(haploinsufficiency profiling, HIP)、纯合子分析(homozygous profiling, HOP)和多拷贝抑制分析(multicopy suppression profiling, MSP)是常用的化学基因组学技术,此外,还有噬菌体展示技术、mRNA展示技术、CRISPR基因编辑筛选等。其优势有: ① 不局限于可溶性蛋白质;② 可以区分直接和间接相互作用。

(一) 单倍剂量不足/纯合子分析和多拷贝抑制分析基因组分析技术

HIP/HOP属于发现小分子效应的表型筛选方法,在细胞水平直接测量复杂环境中的药物作用,可以对候选化合物的活性和脱靶作用进行早期评估。与基于靶标的化合物筛选方法相比,这种方法更有利于发现新的治疗靶标。首先采用HIP/HOP方法,在大型化合物库的基础上筛选出能够引发所需表型的活性化合物,用化合物库中不同化合物分别处理细胞,通过扰动不同的细胞通路来模拟特定的疾病状态,最终使细胞呈现相应的表型反应。然后,利用MSP来确定该化合物的蛋白质靶标(图9-21)。

HIP指一个等位基因突变或缺失后,另一个等位基因正常表达,翻译后的蛋白质水平只有正常的

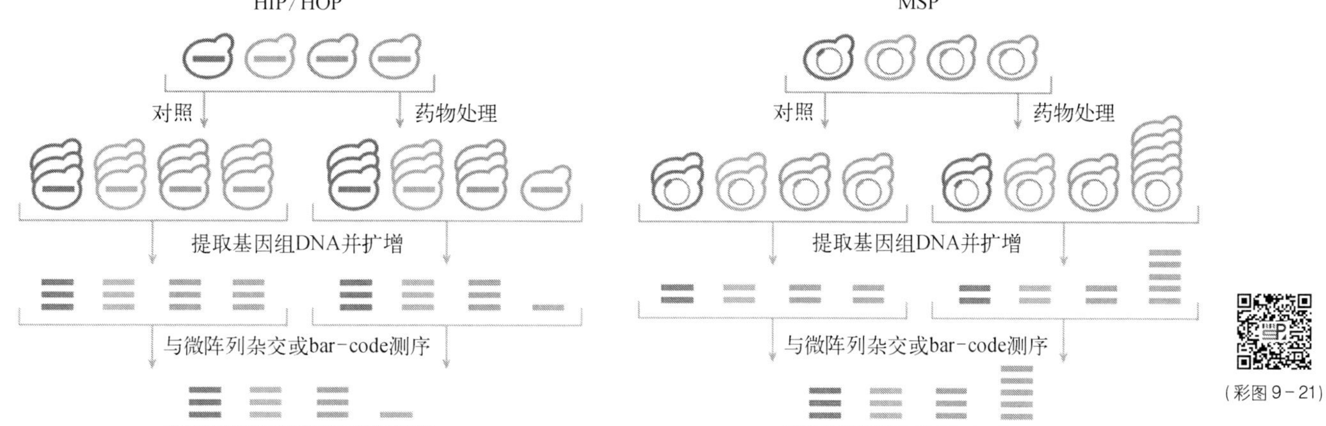

图9-21　HIP/HOP和MSP基因组分析技术的流程

50%，不足以维持其正常的生理功能，而导致特定表型的出现。HIP分析通过观察杂合缺失菌株的生长速率或适应度（聚合酶链式反应和DNA微阵列常用于检测菌株丰度），来衡量对药物特异性敏感的菌株，并据此推测化合物靶标。HIP方法成功鉴定到抗心绞痛药物吗多明（molsidomine）的靶标毛甾醇合酶，西立伐他汀和衣霉素的抑制靶标HMG-CoA还原酶和UDP-N-乙酰葡糖胺磷酸转移酶。HIP检测的是药物-靶标结合产生的生长表型，如果药物靶标不影响生长，则不能被识别，该方法表达缺失的基因为菌体生长所必需，筛选出的潜在靶标包含药理作用的直接靶标和脱靶。

HOP与HIP互补，其检测的靶标是菌体生长非必需，但在化合物存在时是生长必需的（如参与DNA损伤反应的基因在标准生长条件下不是必需的，但在DNA损伤剂处理的条件下是生存必需的），在单倍体或二倍体菌株中完全删除非必需基因，通过微阵列信号强度来观测药物处理下菌株相对生长速率，对药物敏感的菌株随着时间的推移产生与HIP中一样的变化，因此可以用于推测药物靶基因和靶途径。

MSP与HIP/HOP正好相反，利用携带随机插入基因片段的高拷贝质粒的酵母菌筛选化合物，过表达靶标蛋白的酵母菌在高抑制浓度的化合物处理后仍能继续生长，通过对这些菌株的检测可以识别化合物的靶标，该方法在雷帕霉素靶标发现研究中成功鉴定到了TOR蛋白。

（二）噬菌体展示技术

噬菌体展示（phage display）技术是将外源编码多肽或蛋白质的基因通过基因工程手段插入噬菌体外壳蛋白结构基因的适当位置，使外源多肽或蛋白质能正确表达并与噬菌体的衣壳蛋白形成融合蛋白，且随子代噬菌体的组装展示在噬菌体表面，同时保持相对的空间结构和生物活性。噬菌体展示可用于化合物靶标的鉴定，利用靶蛋白与化合物小分子的亲和相互作用，筛选分离及富集特异性结合于化合物的噬菌体，最终鉴定化合物的靶蛋白。噬菌体展示技术可根据使用噬菌体的不同，分为M13、T7和λ等展示系统。

（三）mRNA展示技术

mRNA展示（mRNA display）技术又称为mRNA-蛋白质融合体展示技术，是一种体外筛选多肽和蛋白质的技术，可用于生物分子配体的鉴定和相互作用的分析。mRNA展示技术实现的基础是，1997年，杰克·绍斯塔克（Jack W. Szostak）和理查德·罗伯茨（Richard W. Roberts）发现的嘌呤霉素诱导形成mRNA-蛋白质复合物。嘌呤霉素是一种蛋白质合成抑制剂，具有与酪氨酰-tRNA末端相似的结构，能与氨基酸结合，干扰蛋白质的翻译，导致翻译产物的过早释放。通过寡核苷酸连接子连接嘌呤霉素与mRNA的3′端，以带有嘌呤霉素的mRNA为模板，于体外在核糖体进行蛋白质翻译时，嘌呤霉素会与氨酰化的tRNA竞争结合氨基酸并进入核糖体的A位点，通过结构上的*O*-甲基酪氨酸与新生肽链C端氨基酸形成稳定的酰胺键，也即形成了 mRNA -肽复合物。利用固定的化合物小分子与靶蛋白亲和力来筛选纯化结合的复合物，逆转录并扩增复合物中 mRNA，重复上述筛选过程 4~10 次，即可富集与化合物有高亲和力的多肽序列。

（四）基因敲除技术

RNA 干扰（RNA interference，RNAi）、条形码开放阅读框（open reading frame，ORF）和 CRISPR/Cas9 文库筛选技术都是常用的化学遗传学技术，能够通过系统有效地干扰细胞全基因组范围的基因表达，监测配体诱导的表型变化，分析筛选与疾病或特定表型相关的基因。2019 年，国际杂志 *Nature* 上报道了利用 CRISPR 文库在 324 种细胞中针对 18 009 个基因的高通量筛选研究，该研究发现了 1 459 种癌症相关基因，并且通过深度分析挖掘列出了部分有望成为肿瘤治疗靶点的蛋白质。

五、基于信息学的靶标发现方法

随着工业化革命的不断推进，人类从早期的机械化，过渡至电气化、自动化，然后过渡至信息化，近年来又过渡到智能化时代。1956 年的达特茅斯会议上，首先提出了人工智能（artificial intelligence，AI）的概念，当这一概念被提出后，相继取得了一批令人瞩目的研究成果，如机器定理证明、跳棋程序等，掀起了 AI 发展的第一个高潮。随着近年来科技的进步，感知数据和图形处理器等计算平台推动，以及神经网络为代表的 AI 技术飞速发展，大幅跨越了科学与应用之间的“技术鸿沟”，在图像分类、语音识别、无人驾驶等领域，AI 实现了“不能用、不好用”到“可以用”的技术突破，迎来了爆发式增长的新高潮（图 9－22）。目前，AI 作为计算机科学的一个分支，被认为是近 10 年的颠覆性技术之一。

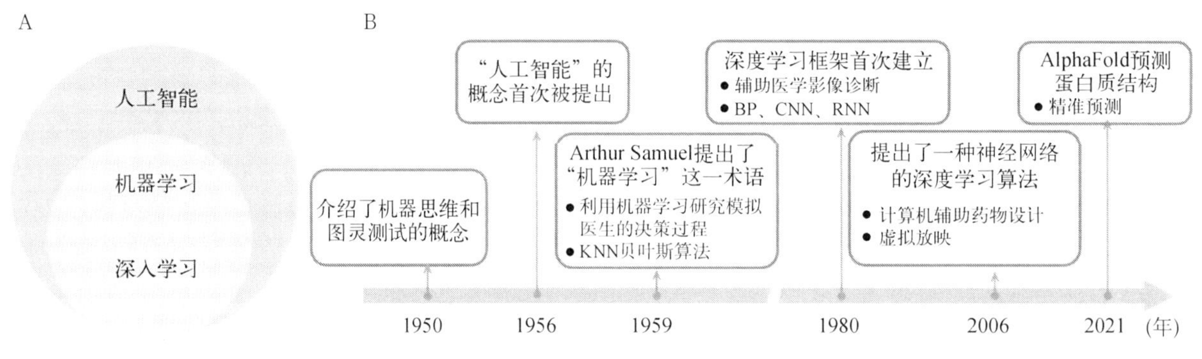

图 9－22 人工智能的发展历程

AI 通过了解智能的实质，对人的意识、思维的信息过程进行模拟，并生产出一种新的能以 AI 相似的方式做出智能反应，目前已广泛应用于机器人、语言识别、图像识别、自然语言处理、专家系统及药物发现等领域。AI 主要是通过已有的数据作为训练集样本，利用多种数学算法建立精确的数学模型，以实现数据的高度拟合。一旦获得新数据后，将相关数据代入前期已建立的数学模型，即可预测相关的结果（图 9－23）。

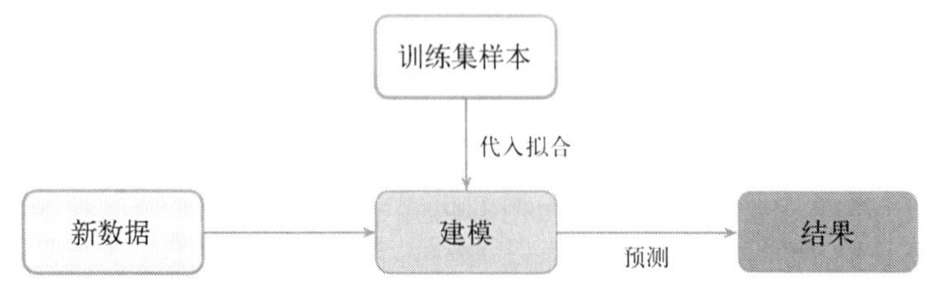

图 9－23 利用 AI 进行结果预测

近年来，AI 在药物发现方面已有较多的应用，如可利用分类回归方法，判定活性化合物及非活性化合物；通过文献数据的收集，建立已知活性化合物的结构与活性之间的定量构效关系（quantitative structure activity relationship，QSAR），并利用 QSAR 对新设计的化合物活性进行预测；利用类似的策略，可完成化合物的吸收、分布、代谢、排泄和毒性（absorption，distribution，metabolism，excretion and toxicity，ADMET）预测。目前，QSAR 研究的关键点在于发现新的机器学习算法，以确保相关数学模型的精确性；利用分子对接计算，实现大规模的虚拟筛选，完成先导化合物的发现（图 9－24）；利用类似策略，进行老药新用及药物重定位，药物作用机制及多向药理学预测和确证；还有其他应用，如生物标志物的发现。随着 AI 技术的应用，药物发现的速度及效率大大提高，节约了药物发现的成本（图 9－25）。

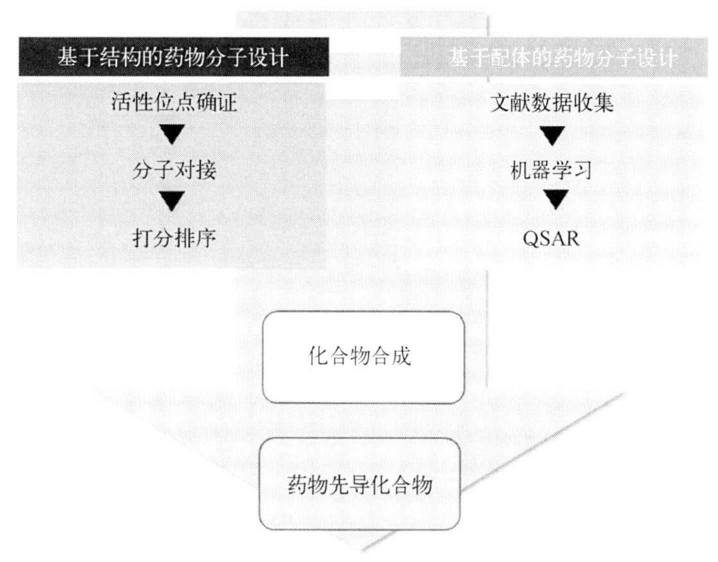

图 9－24　利用 AI 技术发现药物先导化合物

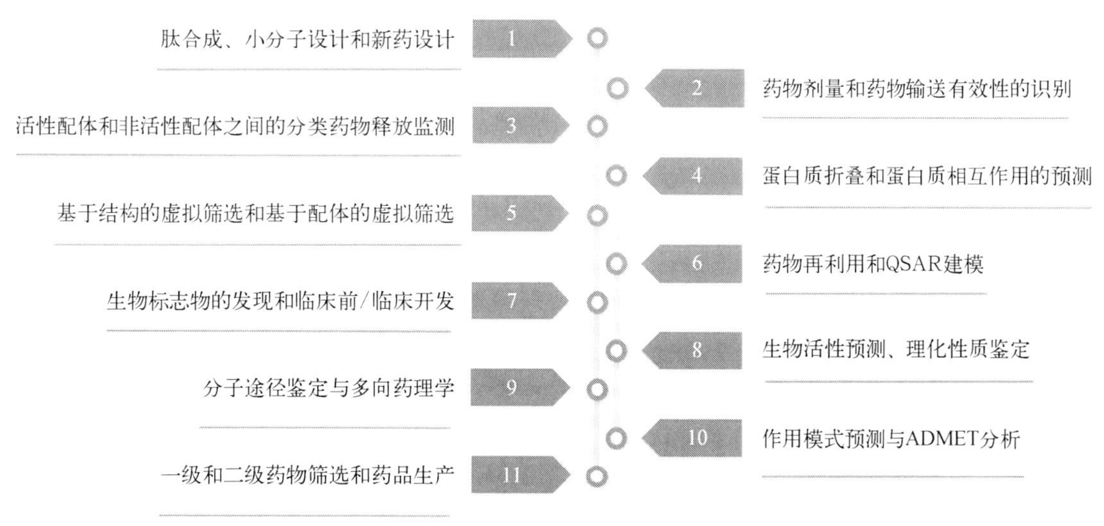

图 9－25　AI 在药物发现中的应用

机器学习方法分为以下几类：经验性归纳学习、分析学习、类比学习、遗传算法、联接学习、增强学习、支持向量机、人工神经网络等。在中药研究方面，运用 AI 技术可实现评价中药材质量、确证中药活性物质、中药药理机制研究、预测相关中药活性物质作用的靶蛋白、中药配方整体治疗与协同策略、协助中医临床诊断。

本节将主要介绍如何利用化学信息学、生物信息学及 AI 技术，以发现中药功效物质作用的靶蛋白，提高药物发现的效率。

（一）化学信息学技术

为了更好地探究中药功效物质作用的靶蛋白，首先应明确某一类中药中的功效物质，目前已有一些数据库对相关的功效物质进行了归纳总结，包括中药小分子数据库（TCMSP、TCM Database@ Taiwan、CNPD、CHCD、CHDD、BPCD、TCM－ID、TCM－PCD、CHMIS－C、DPNDB、CEMTDD、CVDHD、Chem－TCM、ChEMBL），以及其他小分子结构数据库（PubChem、ZINC、DrugBank、NIH Chemical Genomics Center Pharmaceutical Collection、World Drug Index）等。其中，相关的中药小分子数据库网址见表 9－1。

表 9－1　中药小分子数据库及其对应的网址

数　据　库	网　　址
TCMSP	https://tcmsp-e.com/
Dictionary of Natural Products	http://dnp.chemnetbase.com
Traditional Chinese Medicine	http://tcm.cmu.edu.tw
SuperNatural	http://bioinformatics.charite.de/supernatural/
ChEMBL	http://www.ebi.ac.uk/chembl/

疾病相关靶标数据库有 PDTD、PDB、TTD、BindingDB、KiBank、AffinDB、MMDB、TargetBank、sc-PDB、PDBbind、RELIBASE 等。其中，PDTD（蛋白质药物靶标数据库）具有已知 3D 结构的药物靶标，访问网址见表 9－2；PDB（蛋白质数据库）包含 7 万多个蛋白质结构信息；TTD（治疗靶标数据库）可通过表 9－2 所列网址进行访问。

表 9－2　疾病相关靶点数据库

数　据　库	网　　址
PDTD	http://www.dddc.ac.cn/pdtd/
PDB	http://www.rcsb.org/pdb/
TTD	http://bidd.nus.edu.sg/group/cjttd/TTD.asp

基于上述数据库，即可利用其中相关的信息，开展基于结构的靶标发现。一方面，可以利用相关中药功效物质与已知靶蛋白的小分子化合物开展结构相似性比对，获得相关的功效物质的作用靶蛋白；另一方面，也可以基于获得功效物质的药效团模型，开展药效团搜寻，获得相关的靶蛋白。同时，也可利用反向分子对接技术，基于“锁-钥原理”来获得相关分子作用的靶蛋白。

化合物通常是按照骨架进行分类，即某一类化合物会具有相同的骨架类型，通常认为某一类化合物具有一类特定的官能团，相关化合物会具有相似的理化性质、药理活性及作用靶标。因此，如果靶标未知的中药功效物质与某一靶点确证的小分子化合物其结构特征可以高度匹配，则说明该靶蛋白也是相关中药活性成分的靶标（图 9－26）。

1. 二维结构搜寻　早期的结构搜寻均是针对二维结构而言，它是三维结构搜寻的基础，具体是指在数据库中搜寻含有特定提问结构的化合物。其搜索原理主要是基于结构搜寻和图形同型性是化学等价的，即可通过一个图形与另一个图形匹配的办法，来决定其是否相同（图 9－27）。如果使用唯一的结

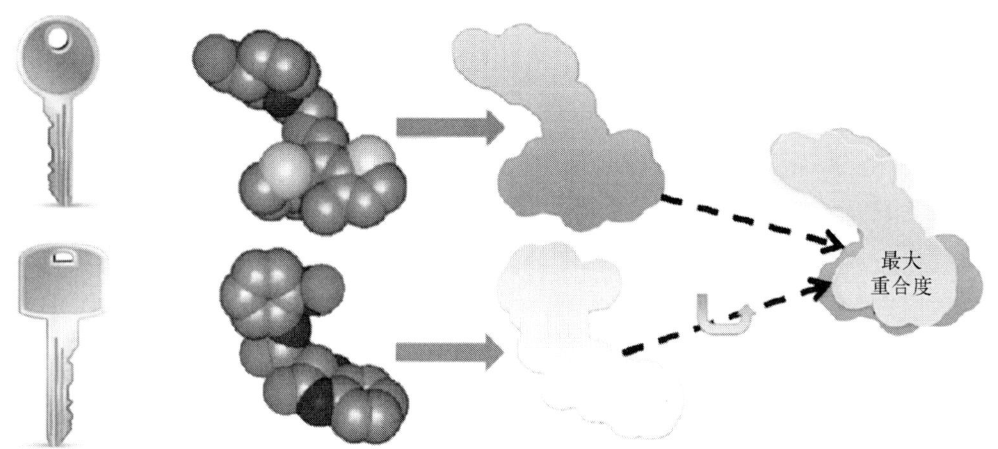

（彩图9－26）

图9－26　化学结构相似，则作用靶蛋白相似

构表达式，则通过逐个字符匹配的办法足以快速比较2个结构的同一性。但是对于同一个分子，由于其原子的编号不同，而且可以有许多不同的连接表，因此需把连接表规范化。最著名的规范化体系是由摩根（Morgan）提出的，该算法以一种简单的方法来表示化合物中原子的连接关系，现已发展成为美国化学文摘社（Chemical Abstracts Service，CAS）化学登录系统的基础。此外，迪奥特（Dyott）和卫普克（Wipke）还发展了一种与双键和四面体立体中心有关的立体化学信息编码方法。目前，比较流行的化学编码是简化分子线性输入规范（simplified molecular input line entry system，SMILES）码，如苯环结构可用 c1ccccc1 来表示。

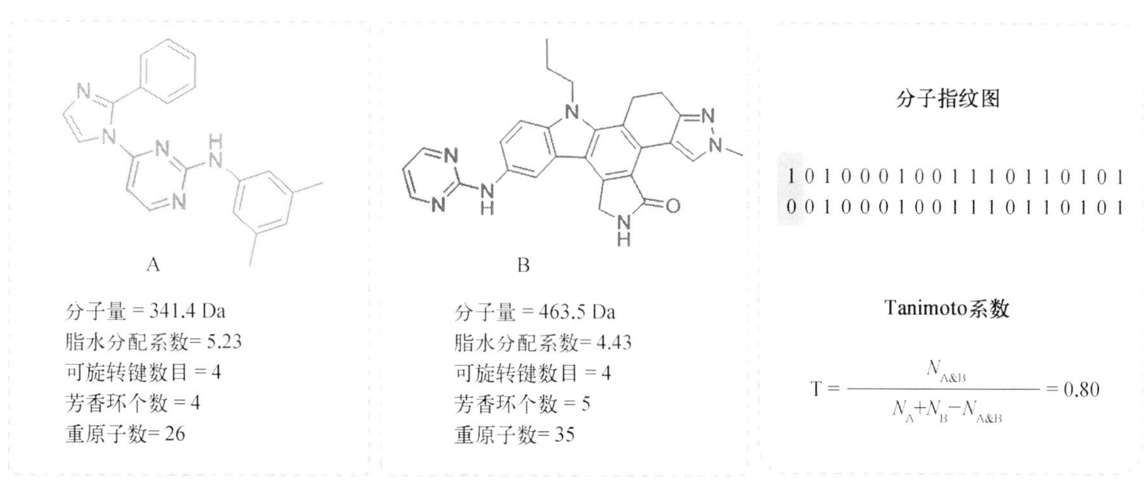

图9－27　二维结构相似性

2. 子结构搜寻　是指在中药数据库中搜寻含有特定提问结构的所有分子，而不考虑提问结构所处的环境。

子结构搜寻是图形理论中的子图形同型性的化学等价，是指测定提问结构图形是否被包括在另一个更大的图形之内。由于子结构搜寻是决定提问结构与数据库中每个分子之间子图形同型性的存在与否，因此，其计算时间相对较长，一般包括2个搜寻步骤：第一步是筛选搜寻，即检查数据库中每一个结构是否有提问子结构。主要是对子结构特征的筛选，典型的结构特征是从连接表产生的以原子、键或环为中心的碎片子结构，这种筛选对于分子是否含有提问子结构是必要的，但非充分的。第二步是逐个原子验证，即对筛选搜寻中满足提问结构要求的每一个分子，再同提问结构进行逐个原子的比较，以确定所需要的子结构是否存在。

目前,常用的二维子结构搜寻系统是 ISIS/Base 系统,每秒钟可处理几十个结构。

3. 相似性搜寻　是指使用结构相似性的定量定义,在数据库中搜寻与输入提问结构最相似的分子。在搜寻时,按相似性递减的顺序进行评分,从数据库中找出相似性大于某一设定值的所有分子。相似性测量一般在目标结构与数据库中每一个化合物的共同碎片间进行。

4. 三维结构搜寻　一般来说,化合物与靶蛋白的结合取决于配体和受体之间的化学和几何互补性。即靶蛋白活性部位含有氢键供体,则配体应包含对应的氢键受体;如果受体活性部位含有正电性的结合位点,则配体应含有对应的负电基团,以形成静电相互作用,同时,配体的相关化学特征必须与受体的对应特征空间位置相互补(图 9 - 28)。因此,通过三维结构搜寻,有望找到与受体活性部位在形状和性质上互补的配体,该搜寻方法具有更高的准确性,不仅可以发现新的药物先导结构,而且可以通过结构特征匹配,以获得化合物作用的靶蛋白。

(彩图 9 - 28)

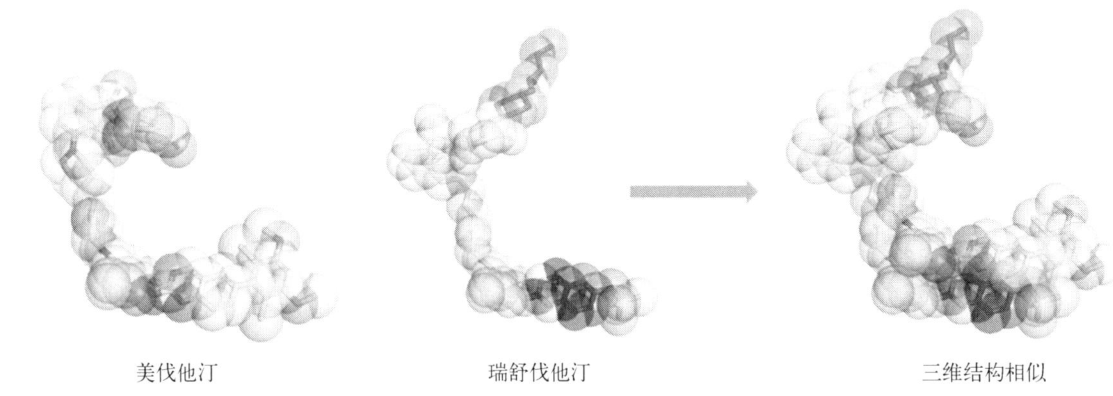

图 9 - 28　三维结构相似性

完成三维结构搜寻,需具备以下几种基本条件: 化合物数据库、结构搜寻软件、合理的搜寻标准。搜寻标准包括下述几种类型:

(1) 几何搜寻: 根据分子的几何特征进行的三维结构搜寻称为几何搜寻。此类搜寻主要考虑分子内各几何特征之间的关系,如从配体三维结构计算获得的点、线、面之间的关系。大部分的药效基团设想都是基于此类几何关系。

搜寻提问结构可来自一个配体的三维性质,也可来自一组活性或非活性配体的三维药效基团模型,还可来自蛋白质或核酸靶标的三维结构。一个活性化合物的分子模拟可提出几个可能的生物活性构象,为了判断哪一个构象是正确的,可使用三维搜寻对每个构象设计几个模拟物。没有限制的分子的结构-活性关系,可提出哪一个基团必须在模拟物中。几个活性或非活性化合物的药效基团图示或 3D - QSAR 分析,可提出活性配体不能占有的空间区域(受体必需体积)。在几何搜寻中,这些禁止区域用从配体结构计算而得的虚拟原子标出。从配体-大分子复合物的实验三维结构可建立起几何需要,或者从复合物结构中移去配体,以计算合适的势能相互作用位置,然后搜寻或设计符合这些标准的配体分子。

大多数几何搜寻系统只对简单的提问结构起作用。首先进行数据库结构预筛选,去掉 95% ~ 99% 的不能满足三维限制条件的化合物,可使搜寻速度加快,筛选通常基于距离或二面角进行,由于对每一个结构都需计算所有的距离或二面角,筛选须耗费大量的时间。筛选之后,对初筛合格的分子,再用几何限制条件来逐条检验是否具有所需要的特征,这样即可搜寻到所需要的分子。

(2) 立体搜寻: 大部分的配体结合位点具有有限的大小和一定的形状,即可从大分子靶标的三维结构直接知道其形状，或者从一组重叠的活性分子形状反推受体结合部位的结构。立体搜寻就是根据受体结合位点的三维结构（或反推的受体结合部位的三维结构），从数据库中发现形状和理化性质与受体结合部位相匹配的小分子，即后文所提及的分子对接。立体搜寻根据结构的可变性又分为刚性搜寻和柔性搜寻，前者仅利用数据库中的设定构象，后者会考虑配体与受体结合时的构象变化。目前，大部分的立体搜寻均采用柔性搜寻。

（3）柔性构象搜寻：所谓“分子柔性”，是指分子的结构不仅取决于分子的原子间内在力，而且取决于分子及其周围的外在力。由于生物大分子大多都具有一定的柔性，可产生不同的构象，因此，三维结构数据库搜寻应考虑分子的生物活性构象，即配体与受体结合时的构象。但是，储存在数据库中的分子三维结构产生时，并没有考虑到可能影响配体构象的受体结构与受体的结合过程，而是认为每个化合物只储存一个低能构象。如果假设已知某一化合物的准确结合构象，则在搜寻过程中重点考察这一特定构象，而并非低能构象。如果采用一个反映活性化合物结合构象的搜寻提问结构，来搜寻含有同样化合物的低能构象数据库，则会难以“命中”已知活性化合物或其他也能采纳所需构象的化合物。只有当低能构象接近于结合构象时，命中率才会提高。综合考虑搜寻速度和精确度，柔性构象搜寻既考虑了化合物的几何构象匹配，又考虑了化合物的柔性构象，基于柔性构象的搜寻已广泛应用于化合物的三维结构搜寻，并成为目前三维结构搜寻中受到广泛研究的内容。

（4）相似性搜寻：即从数据库中搜寻出与输入的提问结构最相似的分子，是基于二维相似性搜寻的基础上发展而来的。在相似性搜寻中，用户试图确定与指定化合物相似的分子，其结果可获得一系列与提问结构相似性递减排列的结构，此过程比常规的三维结构搜寻限制要少，因为分子并不需要与药效基团相匹配，仅需要相似即可。通过三维结构相似性搜寻，可获得三维结构相似的系列化合物，最终确证化合物作用的靶蛋白。

5. 基于化学信息学技术发现靶标的典型案例　云木香的药效物质发现与新型 NLRP3 抑制剂的研究：胡立宏课题组近年来一直在研究木香，利用结构相似性的策略，也发现了云木香中活性成分的作用靶标。云木香 *Saussurea lappa* C. B Cl arke，别名木香，为菊科（Asteraceae）多年生草本植物，原产地为印度东北部。云木香色泽棕黄，根条均匀，不枯心，味浓，油性足，以出产自云南省的丽江和迪庆地区质量最佳，故有云木香之称。云木香始载于《神农本草经》，被列为上品，其性温，味辛、苦，归脾、胃、大肠、胆、三焦经，具有健脾消食和行气止痛的功效。木香或含木香的复方（香连丸、木香顺气丸、六味木香胶囊、木香丸等）在临床上常用于治疗溃疡性结肠炎、胃炎、风湿性及类风湿性关节炎等炎症性疾病和自身免疫病。

云木香的化学成分较为多样，含倍半萜、蒽醌、黄酮、酚酸等类型成分。其中，倍半萜类成分木香烃内酯（costunolide，COS）和去氢木香烃内酯（dehydrocostus lactone，DCL）为云木香的量丰成分（含量均大于 2%）和药材质量控制成分。药理研究报道，云木香的乙醇部位能缓解角叉菜胶或弗式佐剂引起的大鼠足肿胀和炎症细胞的积累，抑制 LPS 诱导的巨噬细胞活化，减少 IL－8 和 TNF－α 等细胞因子的产生，还能增强白细胞的吞噬功能，抑制淋巴细胞增殖。

丙酮酸激酶（pyruvate kinase，PK）在糖酵解中起着至关重要的作用，因为它催化磷酸烯醇丙酮酸不可逆地转化为丙酮酸，而丙酮酸反过来又可用于为三羧酸循环提供能量或转化为乳酸盐。在哺乳动物中，PK 有 4 种不同的亚型，PKM2 主要作为一种单体/二聚体出现在具有合成代谢功能的细胞中，包括增殖细胞和癌细胞，并受复杂的变构调控，控制其酶活性。单体/二聚体 PKM2 的酶活性低于四聚体，其表达对细胞增殖、激活和分化（包括 Th17 细胞分化）至关重要。相反，PKM2 四聚体具有较高的 PK 活性，有利于能量产生，在正常细胞中含量丰富，可抑制 Th17 细胞的分化，促进 Treg 细胞的分化。有研究表明，PKM2 的小分子激活剂 TEPP－46 诱导 PKM2 四聚体阻断了 PKM2 的核易位，限制了 Th17 细胞的发育。同时，PKM2 可调节 STAT5 与 TGF－β 结合，诱导 Treg 形成并维持免疫耐受，因此，PKM2 在结肠炎的发生中起着关键作用。

通过分子相似性搜索，找到与 COS 结构类似的小白菊内酯（parthenolide，PTL），PTL 作用的靶蛋白即为 PKM2，PTL 对 PKM2 的激动活性（the half maximal activator concentration，AC_{50}）为 159.1 nmol/L，PTL 结构中的 α,β－不饱和内酯环与 PKM2 中的 Cys423 形成共价结合。由于 COS 与 PTL 的结构相似性较高，因而认为 COS 的作用靶标也为 PKM2，通过表面等离子体共振和细胞热稳定性方法确定 COS 可以与 PKM2 蛋白直接结合，并且通过蛋白 MS 分析，确认 COS 与 PKM2 中的 Cys424 形成共价结合。COS 对 PKM2 的 AC_{50} 为 1.513 μmol/L，给予 COS（25 mg/kg、50 mg/kg）显著降低小鼠脾系数，抑制结肠组织 MPO 活力，并且显著改善结肠组织病理损伤。因此，COS 也被认为通过作用于 PKM2，而对溃疡性结肠炎具有较好的治疗效果（图 9－29）。

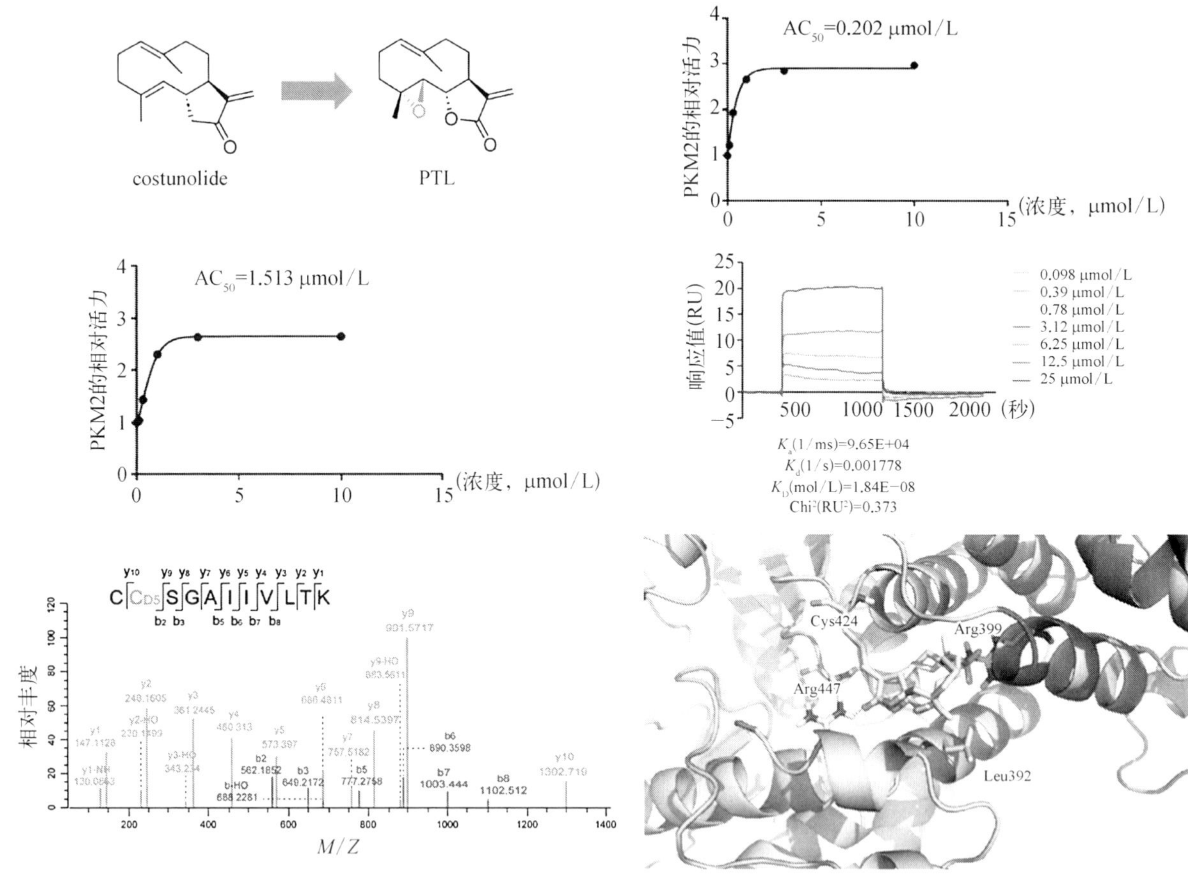

（彩图 9－29）

图 9－29　利用结构相似搜寻证明 PKM2 为 COS 的作用靶蛋白

炎症小体是固有免疫细胞，如巨噬细胞、单核细胞和树突状细胞内，能够识别 PAMP 和（或）DAMP 的蛋白复合体。不同类型的炎症小体，如 NLRP1、NLRP3、NLRP6 和黑色素瘤缺乏因子 2（absent in melanoma 2，AIM2）等均可介导炎症反应，促进细胞炎性因子的释放，把信号传递给免疫系统，它们是炎症的启动者，是天然免疫与获得性免疫的桥梁。与其他类型的炎症小体识别特异的 DAMP 或 PAMP 不同，NLRP3 炎症小体能够广泛识别不同来源的 DAMP 和 PAMP，因此，NLRP3 炎症小体的研究得到了不同领域的关注，也是目前研究最为深入的炎症小体，并被证实参与多种慢性炎症性疾病的发生发展。

NLRP3 炎症小体由受体蛋白 NLRP3、调节蛋白 ASC 和效应蛋白 pro-caspase－1 这 3 部分构成。NLRP3 炎症小体活化分为 2 步。第一步：TLR4 受体识别 PAMP、DAMP 或外源性应激分子等第一信号，通过激活 NF－κB 通路，上调 NLRP3、pro-IL－1β 和 pro-IL－18 的蛋白表达；第二步：受体蛋白 NLRP3 识别 PAMP、DAMP 或细胞内应激分子等第二信号，通过结合衔接蛋白 ASC，激活 pro-caspase－1，然后裂解活化 pro-IL－1β 和 pro-IL－18，以促进 IL－1β 和 IL－18 的成熟和分泌。IL－1β 会进一步通过自分泌和旁分泌途径激活 NF－κB 信号通路，促进 IL－1β、TNF－α、IL－6、IL－8 等细胞因子的分泌，引发炎症级联瀑布反应，而导致慢性炎症的发生发展。NLRP3 炎症小体的过度活化与多种疾病的发生发展密切相关，包括免疫性疾病、自身免疫病、恶性肿瘤、皮肤疾病、心血管疾病、肝脏相关疾病、肾脏系统相关疾病等。因此，可以通过抑制 NLRP3 炎症小体的活化来预防和(或)治疗上述疾病。

Abderrazak A 课题组研究发现，从哈萨克斯坦的植物苦艾(蒿)提取出来的愈创木烷类蓓半萜内酯阿格拉宾，具有极强的 NLRP3 炎症小体活化抑制活性(EC_{50}= 10 nmol/L)，阿格拉宾可减轻 NLRP3 炎症小体相关的炎症，保护胰岛 β 细胞，预防 2 型糖尿病。因此，NLRP3 也被认为是阿格拉宾作用的靶标。

通过结构相似性搜索分析，发现 DCL 的结构与阿格拉宾非常接近，因此认为 NLRP3 也可能是 DCL 作用的靶蛋白。胡立宏课题组采用小鼠骨髓来源巨噬细胞(bone marrow-derived macrophage, BMDM)炎症小体活化模型，研究云木香抗溃疡性结肠炎的药效物质基础，发现 DCL 具有极强的抑制 NLRP3 炎症小体活化的活性，其 IC_{50} 为 19.57 nmol/L(阳性对照药 MCC950 的 IC_{50} 为 10.00 nmol/L)。通过表面等离子体共振和细胞热稳定性方法，确定 DCL 可以与 NLRP3 蛋白直接结合。这些结果提示 DCL 可能通过直接与 NLRP3 蛋白结合，抑制 NLRP3/pro-caspase/ASC 复合物形成，从而抑制 NLRP3 炎症小体活化。给予 DCL(2.5 μg/kg、5.0 μg/kg、10.0 μg/kg)呈剂量依赖性地下调疾病活动指数(disease activity index, DAI)评分，抑制结肠长度缩短，缓解结肠组织病理损伤，该实验结果也证明 DCL 比 COS 对溃疡性结肠炎具有更优的治疗效果(图 9－30)。

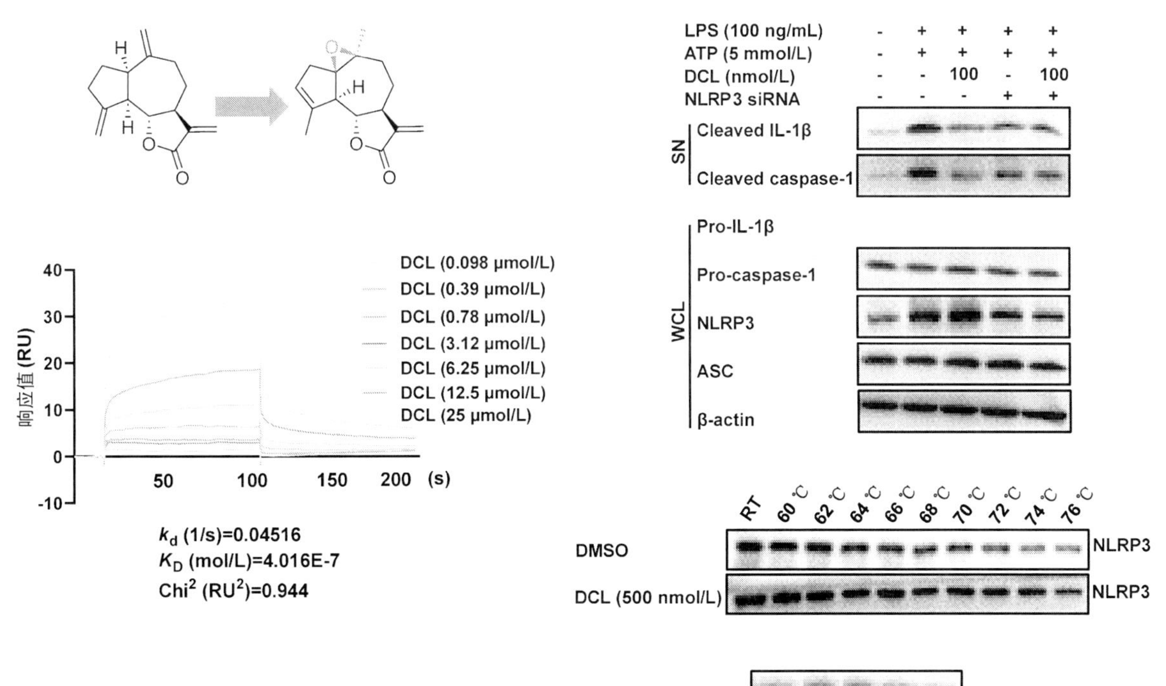

(彩图 9－30)

图 9－30　利用结构相似搜寻证明 NLRP3 为 DCL 的作用靶蛋白

DMSO 为二甲基亚砜(dimethyl sulfoxide)；SN 为上清液；WCL 为全细胞裂解物；RT：室温

(二) 药效团匹配

通过研究化合物与靶蛋白的相互作用，发现改变化合物的某些基团或原子，对化合物与靶标分子的结

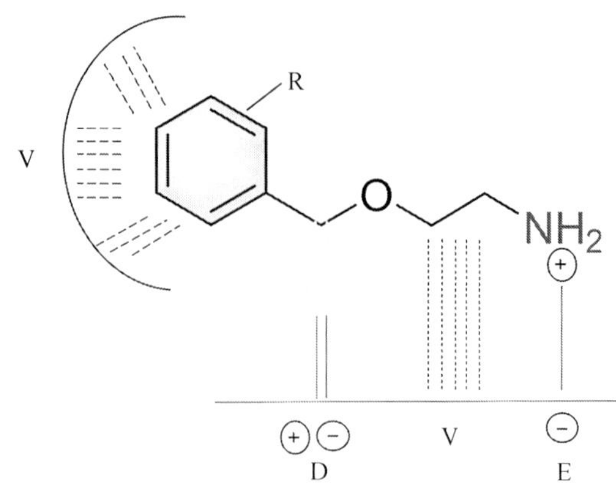

图 9-31 受体-配体相互作用的药效团原理
E：静电引力；D：偶极相互作用；V：分子间引力

合能力或其生物活性会产生很大的影响，但有些基团的改变则对化合物与受体的结合能力或其生物活性影响不大。对于同一种受体，一系列化合物所共有的原子或基团，这些原子或基团对分子与受体的结合起到重要作用，则称这些原子或基团为药效基团元素；药效基团元素的集合即称为药效基团(pharmacophore)。药效基团及药效基团元素在空间的分布(距离限制)即构成三维药效基团。

1. *正向药效团搜索* 通常配体与受体的结合取决于两者之间的化学和几何互补性。如果受体活性部位含有氢键供体，则配体应含有氢键受体；如果受体活性部位有显著正电区，则配体应含有互补的负电区，而且配体的这些化学特征必须与受体的对应特征空间位置相对应。通过药效团匹配搜寻，有望找到与受体活性部位在形状和性质上互补的配体(图 9-31)。该操作不仅能发现与已知活性化合物类似的配体，还能获得一些新型结构的配体。

2. *反向药效团搜索* 如果已知中药活性成分结构，通过定义相关药效团特征，对靶蛋白数据库进行反向搜寻，如药效团特征匹配成功，则认为相关靶蛋白即为中药活性成分的靶蛋白(图 9-32)。

(彩图 9-32)

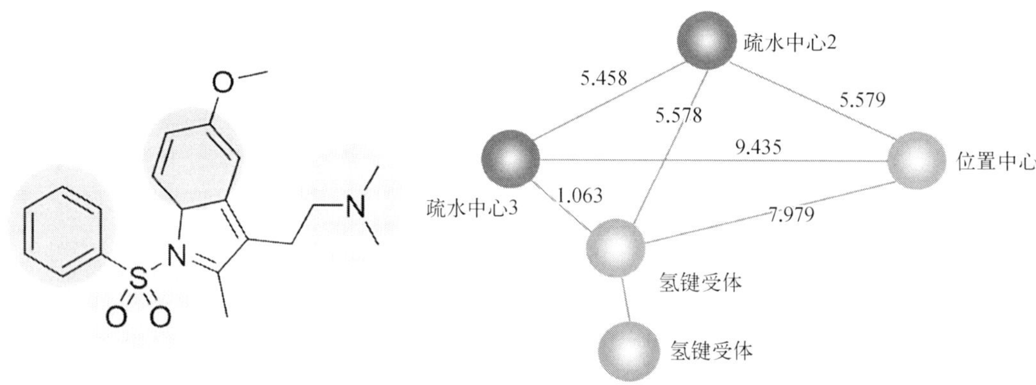

图 9-32 药效结构特征及空间距离约束

可使用反向药效团匹配软件 PharmMapper 以完成相关的计算工作。PharmMapper 是中国科学院上海药物研究所蒋华良院士课题组继 TarFisDock 之后，开发的另一款免费网络服务器，其主要是基于 TargetBank、DrugBank、BindingDB、PDTD 4 大数据库进行靶标的搜索，可以在 https://lilab-ecust.cn/pharmmapper.html 上免费进行计算。但 PharmMapper 也存在一定的局限性，如药效团数据库仅包括具有共结晶配体的 PDB 结构的药物靶标。

3. *基于反向找靶技术发现靶标的典型案例* 通过反向找靶技术研究雷公藤甲素的毒副作用靶标：雷公藤 *Tripterygium Wilfordii* Hook F. 具有祛风除湿、通络止痛、消肿止痛、解毒杀虫等作用，已被开发为多种中成药(如雷公藤多苷片、雷公藤片、雷公藤双层片和雷公藤总萜片)，因其出色的疗效而引起学术界的广泛重视。然而，雷公藤的不良作用也不容忽视。大量临床研究发现，服用雷公藤制剂一段时间后，部分患者会出现恶心、呕吐、腹痛、腹泻等消化道症状；女性患者会伴有月经周期紊乱、经期延长、闭经、不孕；男性患者有精子数量显著减少、活动力下降、畸形率增加等相关不良反应。此外，长期或过量服用雷公藤制剂还可诱发明显的肝、肾毒性。上述不良反应在很大程度上限制了雷公藤的临床应用和深度开发，相关药理及毒理机制的研究急需深入开展。然而，雷公藤中含有多种化合物，其药物靶标及作用环节十分复杂。

北京中医药大学李健课题组依托 DrugBank 数据库，利用反向药效团找靶技术，对雷公藤中活性成分的靶标信息（相似蛋白或直接作用的基因）做了系统整理和归纳，构建了 PPI 网络及化合物“脱靶效应网络”。通过对生物信息网络的拓扑结构及相互作用关系进行深度解析，获得了雷公藤化合物“群、组”所对应的靶标间的相互关系，以及化合物与靶标间的直接作用模式。研究结果显示，除已知的抗类风湿等药理作用外，雷公藤还具有潜在的抗肿瘤、抗氧化等活性。研究发现，雷公藤直接作用于过氧化氢酶（catalase，CAT）和 RNA 绑定蛋白基因 *fus*（图 9－33），CAT 是人体内一种关键的抗氧化应激酶，可以转变 ROS 上的过氧化氢为水或氧气，从而降低过氧化氢的毒性作用。*fus* 基因编码了不均一核糖核蛋白复合体的一个多功能蛋白组件，该蛋白属于 RNA 结合蛋白家族，参与多种细胞调控过程，包括调节细胞基因表达、维持基因组完整性、mRNA/miRNA 加工等。

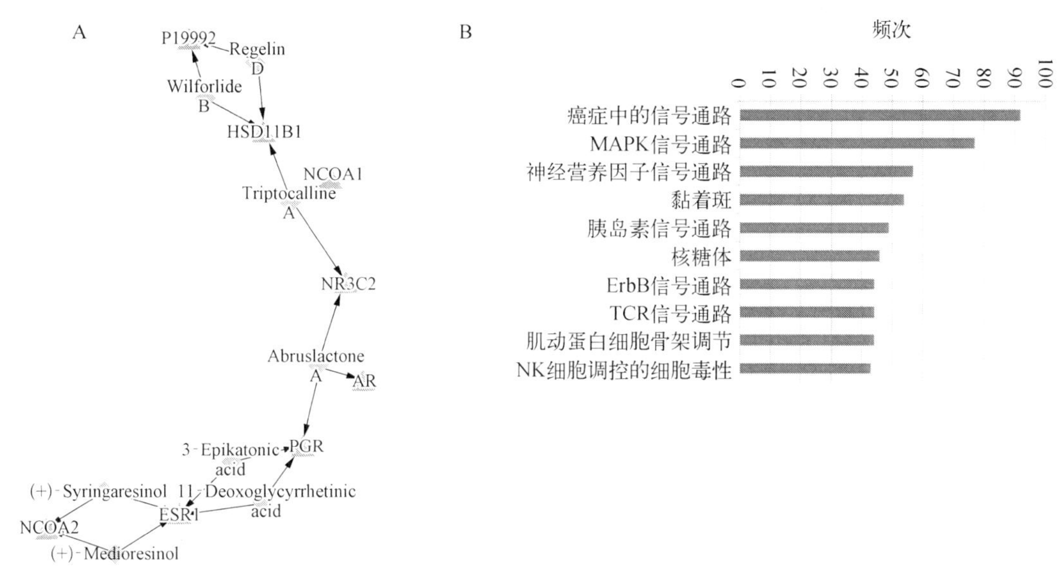

图 9－33　利用反向找靶技术研究雷公藤甲素的毒副作用靶标

注：A：雷公藤甲素作用的亚网络；B：雷公藤甲素脱靶分子功能富集

（三）分子对接

细胞的生长、增殖、分化及运动等生理表现，来自各种生物大分子，如核酸、蛋白质、酶、离子通道、脂质等（受体）与其他分子（配体）发生相互作用及由此引发的级联反应。受体与配体的相互作用、酶和底物的结合并产生化学反应、抗原与抗体的特异性结合均是以分子间的相互作用为基础，主导这些分子间相互作用的本质是分子识别。分子识别是由 2 个分子的多个特定的原子或基团在性质和空间上的契合，具有高度特异性，这种特异性在本质上是双方的互补性。药物与受体的分子识别和相互作用是物理化学过程，大多都发生非共价键作用，形成共价键的较少，药物与受体发生的共价键结合往往是不可逆的作用。

分子对接是用来预测及评价化合物与其作用靶蛋白的分子识别方式，通过受体的特征及受体和药物分子之间的相互作用方式进行药物分子设计的计算方法。该方法主要研究分子间的相分子间（如配体和受体）相互作用，并预测其结合模式与亲和力。近年来，分子对接方法已成为预测受体-配体相互识别的主要理论计算方法。

分子对接的本质是 2 个或多个分子之间相互识别的过程，该过程涉及分子之间的空间匹配和能量匹配。该方法的最初思想起源于费希尔（Fisher E.）的“锁和钥匙模型”，配体进入受体的方式类似于锁和钥匙,此时,视受体和配体均为刚性结构,即在配体和受体进行分子对接的过程中,空间构象不发生变化。当然,实际过程中药物分子与靶酶分子间的识别要比锁和钥匙复杂得多。首先,在分子对接过程中,受体和配体是柔性的,即在结合过程中靶酶和底物的分子构象是变化的。其次,分子对接中受体和配体间不仅要满足空间形状的匹配,还要满足能量的匹配,即结合自由能的变化(ΔG_{bind})决定了它们之间能否最终匹配。最后,受体与配体的相互识别过程中,两者之间还存在着氢键作用、静电作用、疏水作用和范德华作用等一系列相互作用(图 9－34)。

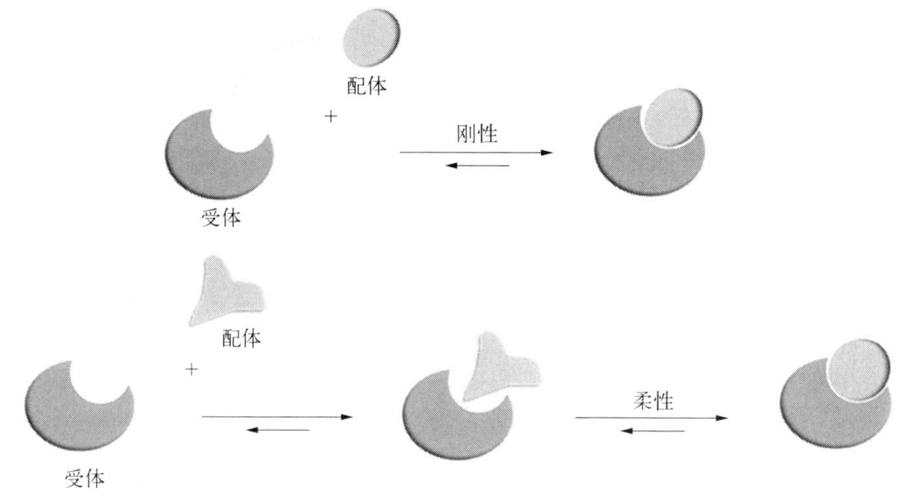

(彩图 9－34)

图 9－34　"锁-钥"原理相互作用

空间匹配和能量匹配是分子对接过程中需要解决的两大问题。空间匹配是分子间发生相互作用的基础,进行分子对接计算时,首先在受体的表面凹槽产生一系列假定的结合位点,将配体分子放入该位点,如果两者之间满足分子的空间匹配原则,则可以结合。能量匹配是分子间保持稳定结合的基础,当配体分子进入结合位点时,通过一定的程序来计算它们之间的结合模式和结合能,并对结果进行打分,通过打分函数以评判配体-受体的结合程度。

由于"锁-钥"原理的局限性,1958 年,科什兰(D. E. Koshland)提出了"诱导契合"学说,其核心内容为蛋白质的活性位点通过与配体的相互作用而发生变化,即蛋白质与底物契合并发生结构变化,该原理说明在分子对接的过程中,配体和受体均被视为柔性结构。事实证明,将配体和受体视为柔性结构所得到的对接结果相对而言更为准确。

1. 正向分子对接　当受体的三维结构通过 X 射线或同源模建方法解析出来后,且受体-配体的作用位点(即活性口袋)确定后,则可实现单个化合物或多个化合物(小分子化合物库,数据多达上亿)的分子对接计算,以完成基于结构的药物分子设计。通过该理论计算可降低实际筛选化合物数目,提高先导化合物的发现效率。由于在该计算中,化合物靶蛋白为相对固定,即"锁"是唯一的,则寻找适合开启靶蛋白的"钥匙"就是该任务的关键,因此也称为正向分子对接技术。

2. 反向分子对接　该技术是基于分子对接技术,是其逆向思考,是以小分子或化合物作为探针,在具有三维结构的靶标数据库内进行对接,通过空间匹配和计算小分子与靶标之间的能量,对小分子化合物的作用靶标进行筛选,从而预测药物作用的潜在靶标。反向分子对接技术也是基于"锁和钥匙模型",在靶蛋白结合位点插入小分子药物配体,并根据结合的紧密程度对靶蛋白进行排名,即通过小分子配体这把"钥匙"来寻找与之结合的靶蛋白"锁"。同时,反向分子对接以药物小分子或化合物作为探针,在已知的靶标数据库内搜索可能与之结合的生物靶点大分子,通过空间和能量匹配相互识别形成复合物，鉴定药物潜在的作用机制、副作用或配体的分子靶标。该方法对于预测中药潜在的作用机制及作用靶标非常关键。

3. *反向分子对接软件*　是实现反向分子对接的重要环节，随着计算机技术的发展，已有多款软件应用于反向分子对接。

INVDOCK 作为首款反向分子对接软件，可自动鉴别小分子蛋白质和核苷酸靶标。该软件主要用来预测药物的潜在毒性和副作用，提供药物的可能治疗靶标，以及检测在中草药和配方中一组分子的协同作用。但其操作过程相对烦琐，因此现在少有应用。

TarFisDock 是在 INVDOCK 的基础之上开发出的一款相对简单快捷的软件，是中国科学院上海药物研究所蒋华良课题组开发的药物靶标预测的免费公共平台。通过搜索数据库 PDTD，在数小时内就可以找到小分子作用靶标，可在 http://www. dddc. ac. cn/tarfisdock/搜索。然而，TarFisDock 仍然有一定的局限性，如蛋白质条目不足以覆盖疾病相关基因组的所有蛋白质信息、反向分子对接的评分功能不够准确。

ReverseScreen3D 是由英国丽兹大学 Jackson RM 课题组研发的，其可以在 http://www. modelling. leeds 上免费获得。其主要局限性是人类基因组及其他与疾病有关基因组的结构覆盖率差。

idTarget 是一款在线免费服务器，可用于识别化学小分子的生物分子靶标，具有强大的评分功能，可以在 http://idtarget. rcas. sinica. edu. tw 上免费获得。此软件已经成功应用于蛋白激酶抑制剂和他汀类药物靶标的预测。

AutoDock 是由斯克利普斯研究所（Scripps Research）的 Olson 实验室开发与维护，运用拉马克遗传算法来计算配体与受体之间最佳的结合状态；AutoDock 软件由 AutoGrid 和 AutoDock 2 个程序组成，还具备分子可视化辅助对接软件 AutoDock Tools（ADT）程序，在 http://autodock. scripps. edu/上直接下载即可安装。

4. *反向分子对接技术在中药潜在靶标预测方面的应用*

（1）在中药治疗心血管疾病靶标预测方面的应用：中药在心血管疾病的治疗用药方面，发挥着不可忽视的作用，但是作用靶标尚不明确，利用反向分子对接技术以预测相关药物潜在靶标已有较多研究。研究人员运用 INVDOCK 软件，建立表皮生长因子到丹酚酸 B 信号相关蛋白的信号网络，阐明了丹酚酸 B 治疗心血管疾病方面的机制，表皮生长因子可作为丹酚酸 B 的直接作用靶标。

此外，有研究为了探讨丹酚酸 B 对阿霉素诱导心肌细胞毒性的保护作用及其可能的作用靶标蛋白，运用 PharmMapper 进行反向分子对接，以预测相关作用靶标，用 AutoDock 做正向分子对接以验证反向分子对接结果，得出结论丹酚酸 B 对阿霉素诱导的心肌细胞有一定的保护作用，作用靶标可能是调控丝裂原活化蛋白激酶磷酸酶 12 和 DNA 拓扑异构酶 2。Zhao 等人在对中药黄芪提取物中黄芪甲苷的研究中，采用 INVDOCK 软件，从 DrugBank 中下载与心血管疾病相关的药物及相应的靶标，构建药物靶标网络，在 39 个预测目标中验证了 3 个相关性极高的靶标，即钙调神经磷酸酶、血管紧张素转换酶和 JNK，为进一步证实黄芪甲苷治疗心血管疾病的机制提供了依据。

（2）在中药抗肿瘤靶标预测方面的应用：在中药抗肿瘤靶标预测方面，反向分子对接技术同样发挥了重要作用，有研究人员运用 AutoDock 和 Tarfisdock 2 种对接软件，预测茶叶抗肿瘤的潜在靶标，其中茶叶中功能组分主要包括表儿茶素没食子酸酯（epicatechin gallate，ECG）、表没食子儿茶素（epigallocatechin，EGC）、表儿茶素（epicatechin，EC）、表没食子儿茶素没食子酸酯（epigallocatechin gallate，EGCG），最终从 PDTD 蛋白数据库中筛选出了几种具有抗肿瘤作用的靶蛋白作为其潜在的作用靶标。通过实验证实了 EGCG 潜在抗肿瘤的受体有谷胱甘肽还原酶、过氧化氢酶和真核翻译延伸因子 1α（eukaryotic translation elongation factor 1α，eEF1α）等，还包括常规的抗肿瘤靶标，如角鲨烯氧化物环化酶、白三烯 A4 水解酶等。

陈少军等人使用 PharmMapper 和 idTarget 服务器作为工具，并用 PyRx0. 8 中的分子对接程序 AutoDock Vina 检查计算结果，得出丹参素的潜在抗癌靶标可能是 HRas。Jeong Chul-Ho 等人在 PDTD 数据库中搜索与肿瘤相关的靶标，运用 TarFisDock 软件对姜的天然成分姜黄素进行反向分子对接，发现白三烯 A4 水解酶是姜黄素抗肿瘤的靶标。陈少军等人以丹参醇 A 为研究对象，以 PharmMapper 为反向分子对接工具，发现了丹参醇 A 与靶蛋白醛糖还原酶的打分靠前，用正向分子对接验证发现丹参醇 A 与醛糖还原酶有相互作用，阐明了丹参醇 A 的抗肿瘤靶标可能是醛糖还原酶。

（3）在中药治疗其他疾病靶标预测方面的应用：陈少军等人运用 PharmMapper 对丹参酮Ⅱ A 进行反向分子对接，运用 AutoDock Vina 在 PyRx 0. 8 中进行验证，得出视黄酸受体 α 可能是丹参酮Ⅱ A 对急性早幼粒细胞白血病的潜在靶标。刘秀峰等人采用 AutoDock 进行反向分子对接，利用 AutoGrid 程序产生网格地图，研究对象为雷公藤内酯醇及其 3 种相似物的三维立体结构，利用软件 Discovery Studio 绘制并优化，对于相互作用的可视化及蛋白和配体间的分子结构与氢键，采用软件 Discovery Studio 完成；将 3 个化合物对接到多个核受体类蛋白的活性位点上，确定雌激素受体 α 为其作用靶标，并且通过体外重组和其他实验进行了验证。Hsieh Sheng-Kuo 等人运用 Discovery Studio 对生长激素促分泌素受体（growth hormone secretagogue receptor，GHSR）进行同源建模，选择总能量最低的 GHSR 结构进一步对接生长激素释放激素 6（growth hormone releasing hormone，GHRP－6）和银杏叶素；GHRP－6 的三维立体结构从 PubChem 数据库下载，银杏叶素的三维立体结构在 Chem3D 程序上创建，银杏叶素和 GHRP－6 与 GHSR 的对接过程在 Discovery Studio 中的 LipDock 组件上完成；分子建模和对接显示，*Ginkgoghrelin* 及 GHRP－6 可以适应并充分与生长素释放肽受体的结合口袋相互作用。结果表明，*Ginkgoghrelin* 可能通过活化生长素释放肽受体，从而影响银杏的抗衰老作用，并且具有很大的潜力被开发为生长素释放肽的非肽类似物。

（4）在阐明中药效应成分与炎症相关靶标的作用机制方面的应用：研究人员以炎症通路上 30 个验证蛋白为研究对象，从 Pubchem 上下载大黄酸的结构信息，通过 AutoDock 软件使大黄酸与炎症通路上的蛋白进行对接，得到 3 个与大黄酸具有高亲和性的靶蛋白，即 p38MAPK、PI3K7、JAK2，然后通过比较对接自由能，得出了大黄酸发挥抗炎作用的机制是通过抑制 p38MAPK、PI3K7、JAK2 靶蛋白，从而阻碍炎症信号传递，影响下游蛋白的表达，发挥抗炎作用。还有研究人员用 ChemBioOffice 软件中的 ChemBioDraw 和 Sybyl－X1. 1，对车前草 34 个化合物的二维结构和炎症通路上的蛋白进行分子对接，并且经过实验证明其具有明确的抗炎作用，对接结果显示排名前 7 位的化合物依次为桃叶珊瑚苷、车前草苷 B、阿魏酸、6－羟基木犀草素、芹菜素、京尼平甙酸、梓醇，进一步阐明了车前草化合物的抗炎机制。徐佑东等人以黄连碱为研究对象，运用对接软件 AutoDock，对 TLR4/NF－κB、p38MAPK、JAK2/STAT3 等通路上的蛋白进行反向筛选，最终筛选出了 4 种与黄连碱具有高亲和力的靶标蛋白，即 PI3Kδ、PI3Kγ、kappa B 抑制因子激酶（inhibitor of kappa B kinase，IKK）、PI3Kα，阐明了黄连碱可以通过抑制这 4 个靶蛋白，进而阻碍炎症信号传递，发挥抗炎作用。

目前，随着计算机技术的发展，对接程序的不断优化及数据库的不断完善，加快了药物研究的进展，节约了药物研发的投资成本。现阶段对中药的现代化研究已经进入了一个新时期，运用现代科学技术与传统中医药理论相结合，以阐明中药的作用机制及药理作用，是中药研究突破的思路。反向分子对接为中药研究提供了一个新思路，在中药研究领域的优势逐渐显现出来。

（四）生物信息学技术

生物信息学的研究方法以数据库为核心，包括建立数据库，检索、处理生物数据等。目前，基因识别分析、基因表达谱分析、序列研究、蛋白质比较等是生物信息学研究的重点。其中，基因表达谱分析在生物医学领域被广泛应用,有利于揭示疾病发生发展的分子机制。为了完成生物信息分析,必须具备相关的基因数据库及相应的生物信息分析软件。

1. 基因数据库　基因表达综合数据库(gene expression omnibus, GEO)是一个国际公共存储库,可以储存高通量的基因表达数据集。GEO 于 2000 年创建,它是一种包含基因表达的全球性数据库,同时也接受其他数据程序的高通量基因芯片数据,包括检查基因组甲基化、染色质结构及基因组-蛋白质相互作用的数据。GEO 支持社区衍生的报告标准,该标准指定提供几个关键的研究要素,包括原始数据、处理后的数据和描述性元数据。该数据库不仅可以访问数以万计的研究数据,而且还提供各种基于网络的工具和策略,使用户能够查找与他们特定兴趣相关的数据,此外,还具有可视化和分析数据的功能。GEO 数据库开发了 GEO2R 在线分析平台,能够使用户快速便捷地分析 GEO 数据,是一款交互式在线工具,通过 GEO2R 可以对肿瘤基因芯片进行差异基因筛选,以便使用者进行后期的各项研究。

基因本体(gene ontdogy, GO)数据库可以为功能基因组学提供全面的注释信息,是一种基于社区的生物信息资源,它使用本体来表示生物知识,以及提供基因功能产物的注释信息。GO 通过使用本体分类,创建支持证据的注释来描述相关的基因信息,如蛋白质、基因和 RNA 等的生物学作用。在生物信息学研究中,常会对基因的富集通路进行以下的功能注释,GO 功能注释包括生物过程(biological process, BP)、分子功能(molecular function, MF)和细胞成分(cellular component, CC)3 个内容。

KEGG 是京都基因和基因组数据库,可用来分析基因功能,将基因信息和生物功能相联系。基因组信息存储在基因数据库中,基因数据库是完整测序基因组和带有部分功能注释信息的基因组的集合。高级功能信息存储在 PATHWAY 数据库中,其中包括基因的细胞生物过程图,如细胞膜转运、细胞代谢、细胞周期和信号传导。PATHWAY 数据库包括直系同源物基因集,以获取有关保守子通路(通路基序)的信息,它们通常由染色体耦合基因编码,在预测基因功能中有着很重要的作用,通过 KEGG 数据库分析得到差异基因富集的生物通路,可以为疾病的研究提供功能注释,方便研究人员进行后续的分析工作。

肿瘤基因组图谱是由美国国家癌症研究所和人类基因研究所资助的项目,目的是对癌症的基因组改变进行分类,创建癌症基因组图谱。该数据库的开发人员已经通过大规模的基因测序和多维分析对 30 多种癌症大样本队列进行了分析,得到了癌症的基因图谱信息。

2. 生物信息分析软件　R 语言与起源于贝尔实验室的 S 语言类似,是以统计分析数据和绘图为目标的数据软件。R 语言有着许多优异的特性,它是一个免费的软件,任何一名教师和学生都可以使用。同时,它还是一个十分全面的数据统计分析平台,涵盖了几乎所有的数据分析方法,任何类型的数据都可以用它来完成分析。R 语言还拥有强大的制图功能,如果想对一个数据集进行可视化分析,那么,R 语言将会提供全面顶级的分析功能。

DAVID 生物信息学资源中的所有工具,旨在为从基因组研究衍生的大量基因提供功能解释。在研究中常用到的 DAVID 生物信息学资源,包括基因功能注释工具、基因生物学通路功能注释及基因的名称。DAVID 知识库几乎包含了所有主要的生物学数据资源,这些资源由 DAVID Gene Concept 集中管理,可聚集来自各种公共生物信息学数据库的数千万种不同的基因/蛋白质标识符和注释术语,研究人员获得了更多的能力来解释与大型基因清单有关的生物学机制。

基因组之间的关联通常可以利用编码的蛋白质的之间功能联系来推断,具有相同的基因功能往往可能是相似的物种,位于研究基因的近邻,它们往往会参与基因的相互融合过程。STRING 数据库是分析和探索蛋白质相互作用的分析平台,由于蛋白质相互作用网络中交互作用的复杂性,需要一种能够评估和预测交互网络中各个蛋白重要性的标准。因此,STRING 数据库拥有一个准确的评价体系,这个评价体系基于不同类型的关联,相对于一个公共的参考基准,分析得到每个蛋白质含量的置信度区间,以预测其重要性。PPI 提供了一个功能连接的高水准视图,可以更加方便地进行网络模块化和关键节点的分析,对后期的研究起着很重要的作用。

Cytoscape 是用于可视化探索蛋白质、基因或其他分子之间生物学网络的软件。它为研究者提供了一个可视化的数据分析平台,使得复杂的生物学网络可以通过该软件得到全面的分析,为研究者提供生物学网络所代表的相关功能信息,方便后续的研究工作。Cytoscape 提供了可视化和模块化的重要功能,它里面的众多子应用平台为研究者分析生物学网络提供了多样的分析手段,使其可以更好地理解生物学网络的功能。Cytoscape 的另一大优势在于,它可以根据研究的内容提供不同的分析方法,直接在软件中搜索相应的子应用,就可以下载到 Cytoscape 中,方便快捷,提高了研究工作的效率。

3. 基于生物信息学技术发现靶标的典型案例

通过 GEO 数据库探索肝癌的发病机制: 我国是肝癌发病大国,占全球肝癌发病人数和死亡病例的一半。肝癌主要由慢性乙型肝炎病毒或丙型肝炎病毒感染,肝硬化或酒精性肝病引起,其中肝细胞癌是最常见的恶性肿瘤之一,每年世界范围内新病例的增加速度呈上升趋势。肝细胞癌起病隐匿,进展速度快,发病机制复杂,因此,筛选肝癌的易感性生物靶标对于肝癌的预防和早期诊断都具有重要意义。

从 GEO 数据库中检索出肝细胞癌基因芯片数据集 GSE14520,共选取 225 例肝细胞癌组织标本和 220 例癌旁正常组织标本进行后续研究;利用 GEO2R 在线分析平台对基因芯片数据进行标准化处理,并筛选肝细胞癌差异表达基因;利用 DAVID 在线分析工具,对筛选出的前 250 位肝细胞癌差异表达基因进行 GO 功能富集分析和 KEGG 通路富集分析;应用 STRING 在线分析平台构建差异表达基因的蛋白-蛋白交互作用网络,并利用 Cytoscape3. 6. 1 软件对蛋白质交互作用网络进行可视化分析,使用 Cytoscape 软件中的 MCODE 应用程序对蛋白质-蛋白质交互作用网络进行疾病模块化分析,利用 DAVID 在线分析平台对疾病模块中的差异基因进行生物通路富集分析,得到各个模块所代表的生物学功能;使用 CytoHubba 对蛋白质相互作用网络进行核心基因筛选,并根据连通度的大小进行排序,筛选出核心基因;通过前期的生物信息学分析和文献数据库检索,对得到的肝细胞癌易感基因与疾病发生发展之间的关系进行 Meta 分析,综合分析既往研究,达到生物信息学研究补充和验证的目的,以期更全面地得到易感基因与肝细胞癌发生发展之间关系的分析结果。

最终发现,肝细胞癌的发生发展可能与细胞周期和有丝分裂的异常进程相关,其中 *CDK1*、*RFC4*、*CDC20* 和 *CCNB1* 等基因可能在肝细胞癌的进展中起着较重要的作用,可作为肝细胞癌后续研究潜在的易感生物靶标。*PTTG1* 基因高表达可能是肝细胞癌发生发展的危险因素。

（五）网络药理学技术

与传统药理学的最大区别在于,网络药理学是从系统生物学(systems biology)和生物网络平衡的角度来阐释疾病的发生发展过程,从改善或恢复生物网络平衡的整体观角度来认识药物与机体的相互作用,并指导新药发现。网络药理学紧紧围绕系统生物学、生物网络的构建和分析,以及连接性、冗余性和多效性等,来进行药物有效性、毒性、代谢特性的揭示,是建立在高通量组学数据分析、计算机虚拟计算及网络数据库检索基础上的生物信息网络构建,以及网络拓扑结构分析策略和技术基础上的科学思想和研究策略,代表了现代生物医药研究的全新理念和模式,使以“一个药物,一个靶标,一种疾病(one drug, one target, one disease)”为主导的传统新药研发理念产生了革命性转变,对认识药物及发现药物的理念、策略和方法具有深刻影响。网络药理学的产生,构建了“疾病-靶标-化合物”的体系,对于中药活性成分的靶标发现研究意义重大。

关于网络药理学目前的研究思路,一是根据公共数据和公开发表的已有数据,建立特定疾病及其防治药物靶标预测网络模型,预测所研究药物的作用靶标,进而构建所研究药物-靶标-疾病网络,解析所研究药物的网络药理学机制,并通过相应的实验进行机制的验证。二是利用组学技术及高内涵高通量技术，观察药物对模型（细胞和动物）的作用或模型对药物的作用，针对所产生的大量数据，采用生物信息学的手段分析和构建药物-靶标-疾病网络，进而解析在研药物的网络药理学机制。网络药理学的研究方法一般涵盖下述几种。

1. *网络构建及可视化方法*　构建疾病网络、疾病-疾病网络、疾病-药物网络、药物-药物网络、药物-靶标网络、靶标-疾病网络、药物-靶标-疾病网络等，用于药物的快速重新定位、药物靶标或作用途径的确证，以及药物新的临床适应证预测等。

目前，常用的网络构建及可视化工具主要有 3 类：① 使用直接编程语言或工具，如 Java、C、Perl 等；② 使用半编程性质的脚本性软件，如 Matlab、R project 等；③ 使用专门用于构建网络的工具，如 Cytoscape、GUESS、Pajek、Osprey、MultiNet、UCINET、NetworkX 等。

2. *网络分析方法*　通过网络拓扑结构及网络平衡或鲁棒性分析，可以客观、准确地找出具有特定生物功能的关键节点、亚结构，明确药物干预的主要靶标、次要靶标和协同靶标，理解网络达到平衡状态涉及的亚网络间关系，为预测干预药物提供理论计算的参考。网络分析通常包括网络拓扑学信息计算（如 Cytoscape 中的 Network Analysis）、随机网络生成和比较（如 Cluster）、网络分层和聚类（如 AllegroMCODE）。

3. *预测网络模型方法*　通过整合网络搜索算法、数据标准化算法和生物活性预测算法及相关软件等，建立网络预测模型，能够迅速且较稳定地筛选出具有较强的结构相关性及功能相关性的靶标、靶标组合或子网，以进行网络药理学的研究。

常见的有最小二乘（least square）法、偏最小二乘（partial least square）法、布尔网络（Boolean network）模型、线性模型（linear modeling）、加权矩阵模型（weighted matrix model）、贝叶斯网络（Bayesian network）模型、径向基函数网络（radial basis function network，RBF Network）、随机森林（random forest）算法、随机游走（random walk）算法、PRINCE 算法及微分方程等。

4. *网络药理学实验方法*　通常有组学（基因组学、蛋白质组学、代谢组学、相互作用组学等）技术、生物芯片（核酸、蛋白质和细胞芯片等）技术、高通量酵母双杂交技术、高通量/高内涵基因过表达技术、基于 siRNA 和 miRNA 文库的高通量反义核酸/RNAi 技术、报告基因检测技术、转基因和基因敲除技术、高通量/高内涵细胞表型筛选技术。可通过基因过表达、信号转导通路筛选、多通路协同筛选、细胞表型变化筛选等，以完成基因敲减、抗体封闭及药物调节等。

5. *基于网络药理学技术发现靶标的典型案例*　利用网络药理学技术发现五味子素的作用靶蛋白：五味子甲素是从中药五味子中提取出来的，具有镇定神经、提高睡眠质量、护肝、扩张血管、抗衰老等功效。研究发现，对乙酰氨基酚因其镇痛和退热作用而被广泛使用，但过度使用对乙酰氨基酚也会造成急性肝功能衰竭，目前对乙酰氨基酚肝毒性的确切机制尚不完全清楚，其中氧化应激、线粒体功能障碍、炎症反应和自噬均被认为与对乙酰氨基酚诱导的肝损伤有关。大量的研究表明，五味子对肝损伤具有良好的治疗效果，而五味子甲素作为五味子的量丰成分，也被认为是五味子治疗肝损伤的功效物质。以往的研究认为，五味子甲素保护肝脏主要是通过抑制氨化、清除自由基、抑制细胞色素 P450 的活性等（图 9-35）。

首先，运用 Swiss 靶蛋白数据库及 Comparative Toxicogenomics 数据库，预测获得了五味子甲素可能的 112 个潜在基因靶标。同时，通过 GeneCard 数据库，获得了 401 个关于对乙酰氨基酚肝损伤可能的靶蛋白，二者取交集获得了 23 个关键靶标，最终构建了相关的 PPI 网络，其中包括氧化应激，如 COX2、表皮生长因子受体（epidermal growth factor receptor，EGFR）、血红素氧合酶 1（heme oxygenase-1，HO-1）、SOD2、前列腺素内过氧化物合酶 1（prostaglandin-endoperoxide synthase，PTGS1）等；炎症相关包括 COX2、EGFR、PTGS1、HO-1、花生四烯酸 5-脂氧合酶（arachidonate 5-lipoxygenase，ALOX5）、SOD2

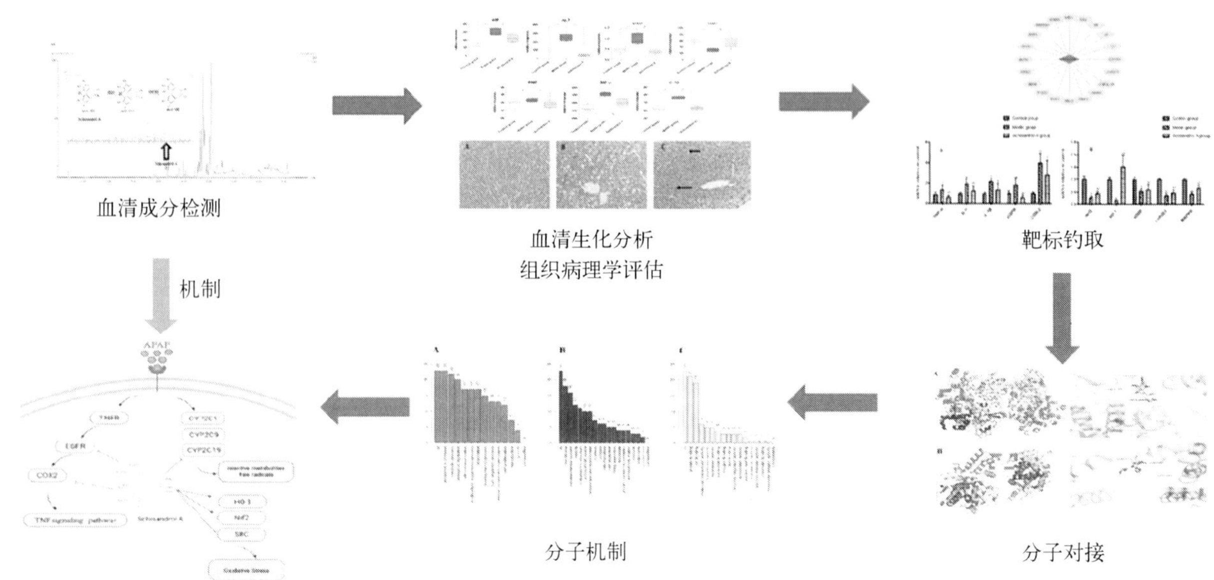

（彩图9－35）

图9－35　五味子甲素的网络药理学研究

等；以及TNF信号通路COX2、MAPK8、MAPK14、MMP3、MMP9等。其中，COX2被认为是主要的作用靶蛋白。为了证明对乙酰氨基酚作用的靶蛋白，还进行了分子对接研究，发现五味子甲素可通过与COX2中的ARG－29、ARG－46、GLN－529形成氢键相互作用，以及通过与CYP2E1中的ASP－343、ARG－337和SER－279形成氢键相互作用。最终，结合网络药理学、分子对接方法，揭示了五味子甲素主要通过调节TNF信号通路，抑制氧化应激和炎症，以及抑制CYP450酶的活性，进而治疗对乙酰氨基酚造成的肝损伤。

六、作用靶标验证

前述内容已经介绍了目前主流的靶标发现方法，使用这些方法预测一系列的候选靶标后，还需要对其真实性进行验证。对靶标的验证可以从两个方向出发，一是对结合的验证，二是对功能的验证。

（一）荧光标记的相互作用检测方法

1. 荧光共振能量转移(fluorescence resonance energy transfer, FRET)　是描述两个发色团之间能量转移的一种机制，供体生色团最初处于电子激发态，可通过非辐射偶极－偶极耦合将能量转移至受体生色团。这种能量转移的效率与供体和受体之间距离的六次方成反比，这使得FRET对距离的微小变化极为敏感。因此，FRET效率的测量可用于确定2个荧光团是否在一定距离之内。这种测量可被用作生物学和化学领域的研究工具，以分析分子之间或分子内部的相互作用。FRET常被用于检测蛋白质－蛋白质相互作用、蛋白质－配体相互作用、配体依赖性蛋白质－蛋白质相互作用、蛋白质构象变化等，其可灵活应用于高通量筛选方法的开发，且其灵敏度高(图9－36)。

FRET发生的效率受到3个关键因素的影响：① 供体与受体之间的距离(通常在1～10 nm范围内)；② 供体发射光谱与受体吸收光谱的重叠情况；③ 供体发射偶极矩和受体吸收偶极矩的相对取向。对于应用成熟的FRET供体和受体而言，距离是主要因素。例如，将表达萤光素酶NanoLuc(Nluc)－受体融合蛋白的细胞与荧光基团标记的配体(激动剂或拮抗剂)孵育，再加入Nluc的底物furimazine，Nluc催化底物产生的465 nm荧光被与其相互作用配体上的荧光基团吸收(蛋白质与其配体发生相互作用时的分子间距离小于10 nm)，进而受到激发产生650 nm荧光(图9－37)。

2. 荧光偏振(fluorescence polarization, FP)　是一种物理现象，佩林(Perrin)于1926年首次发现该

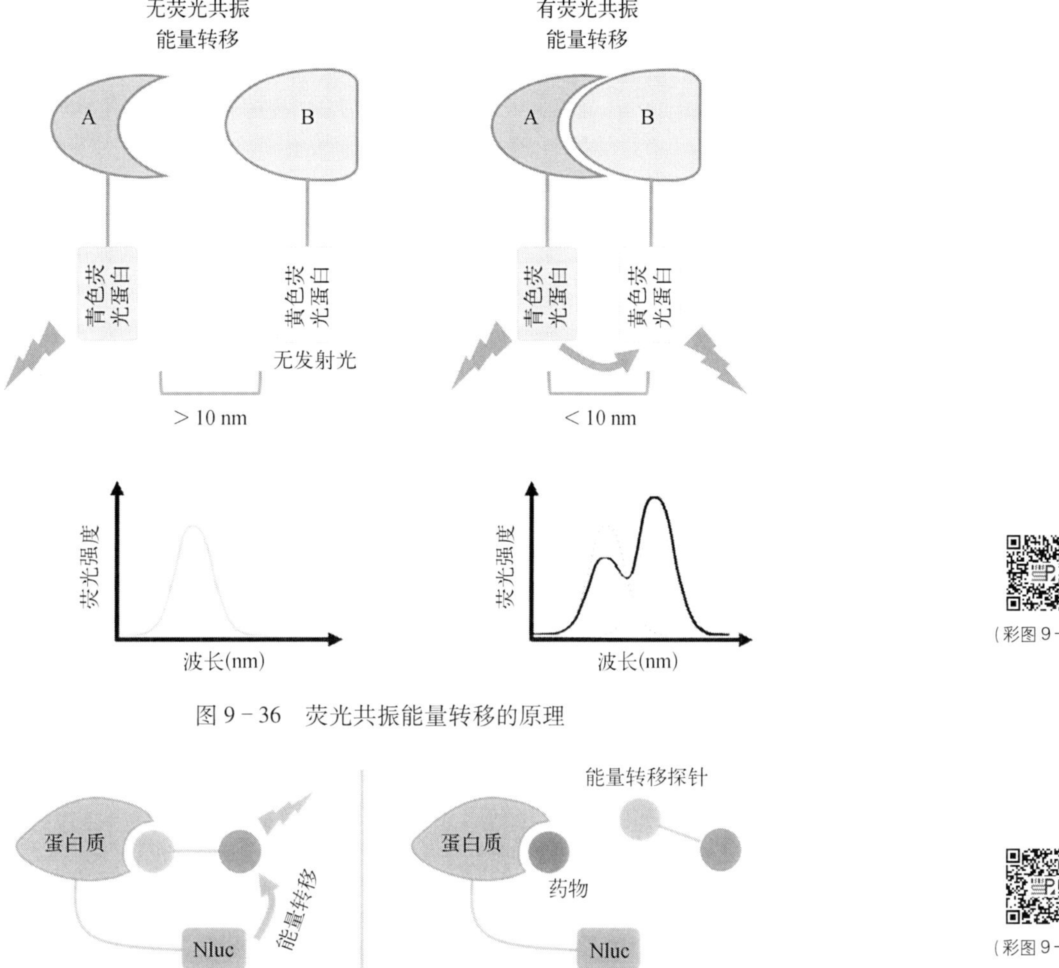

图 9－36　荧光共振能量转移的原理

(彩图 9－36)

图 9－37　FRET 检测药物与蛋白质相互作用

(彩图 9－37)

现象，并描述了 FP 的理论，他观察到溶液中的荧光分子在受到偏振光激发时，如果分子保持静止，该分子将发出固定偏振平面的发射光（发射光仍保持偏振性）；如果分子旋转或翻转，那么发射光的偏振平面改变。分子的偏振化程度和分子旋转速度成反比，同时也受溶液黏度、绝对温度、分子体积和气体常数的影响。分子旋转速度主要取决于分子体积和分子重量，小分子在溶液中能够快速翻转，而大分子在溶液中的翻转速度相比于小分子大大降低。

当用荧光标记的小分子化合物被垂直的偏振光激发时，分子旋转或翻转速度变快，发射光相对于激发光平面将去偏振化（消偏振）。当小分子化合物与靶蛋白结合，旋转变慢，则被激发时的发射光偏振程度较高。因此，可以通过检测 FP 来判断小分子与蛋白质的结合情况。该方法还能用于检测蛋白质－蛋白质相互作用、核酸－蛋白质相互作用，检测在溶液中进行且适用于低浓度样品，具有样品用量少、高通量的优点。

3. 单分子荧光（single molecule fluorescence，SMF）检测　经典的生物研究技术侧重于分子和细胞集群的研究，即研究含有大量相同形态或功能的分子或细胞的活动。但是，这种方法会忽略集群中的单个分子或子群的特异性。单分子荧光检测技术能够帮助科学家们在不破坏生命体正常生理状态的情况下，清晰地观察单个分子的活动。荧光标记待检测分子可以指示分子的位置和发光强弱，实时跟踪记录；同时，荧光具有偏振特性，利用这种特性可以检测分子的动力学变化及分子之间的相互作用。

（二）非荧光标记的相互作用检测方法

1. *表面等离子体共振*（surface plasmon resonance，SPR） 是一种物理光现象，光在玻璃界面处发生全反射时所产生的消逝波可以引发金属表面的自由电子产生表面等离子体，在入射角或波长为某一适当值时，表面等离子体与消逝波的频率和波数相等，二者将发生共振。图9－38展示了SPR芯片的工作原理，靶分子（如靶蛋白）被预先键合在生物传感器表面，另一种能与靶分子产生相互作用的分析物的溶液流经生物传感器表面，光源穿过棱镜时入射光被吸收，使反射光能量急剧下降，在反射光谱上出现共振峰（即反射强度最低值），此时的入射角为共振角（SPR角）。

SPR对附着在金属膜表面的介质折射率非常敏感，当生物分子结合到表面并改变表面层的质量时，SPR角将改变。SPR角的这种变化可以作为共振信号（与质量变化成比例），随时间变化的曲线实时进行非侵入式监测。将捕获剂（如抗体、酶、肽和DNA）固定在表面上。可以通过改变入射角，并记录各种生物分子之间的生物结合反应过程中的反射光强度，来确定SPR角的变化，即最小反射率。可用于实时研究无标记生物分子之间的相互作用（图9－38）。

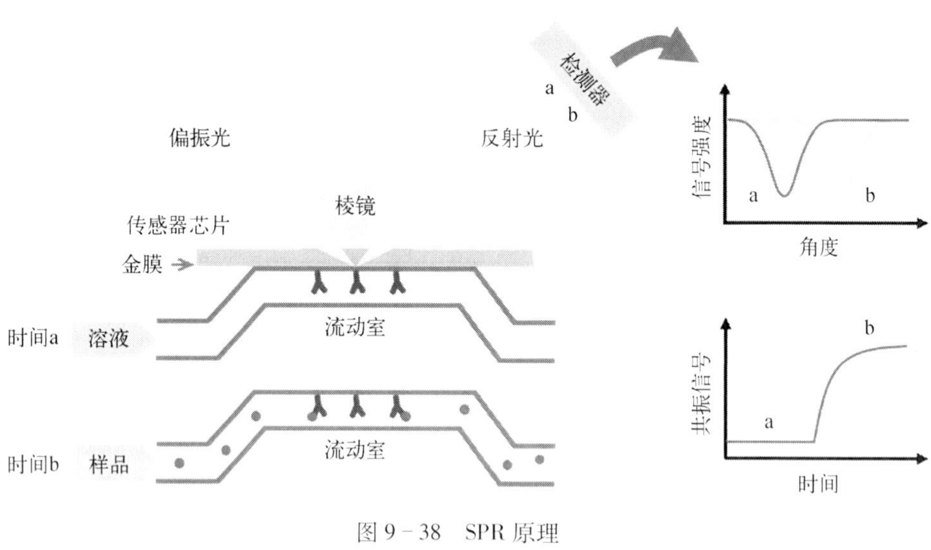

（彩图9－38）

图9－38 SPR原理

2. *等温滴定量热*（isothermal titration calorimetry，ITC） 是一种确定溶液中相互作用的热力学参数的物理技术，常用于研究小分子（如药用化合物）与大分子（蛋白质、DNA等）的结合。该方法的理论基础是，两种物质相互作用时释放或吸收的热量与结合量成正比。在ITC测定中，将一种反应物置于温控样品池中，通过一个热电偶回路与参比池相偶联，对参比池施加恒定功率（<1 mW）。将特定的滴定剂（配体溶液）定量滴加到样品池中，当样品与滴定剂发生反应时，吸收或释放热量，这将引导反馈电路，改变样品池加热器的功率。这些变化可被计算机记录分析。

3. *微量热泳动*（microscale thermophoresis，MST） 样品在红外激光照射下可产生一个微观的温度梯度场，共价结合荧光染料的蛋白、荧光融合蛋白或自发荧光蛋白在温度梯度场中定向运动，这种运动可被仪器快速、精确地定量。MST在薄毛细管中的游离溶液中进行，无固定缓冲液。实验时，红外激光会引起微观温度梯度，荧光分子产生热泳运动。毛细管中的荧光可以通过光学二极管来成像，通过检测加热中心的荧光强度，并以标准化荧光强度和时间作图，可得热泳动曲线。蛋白与目标分子结合后，泳动速度会受到影响，通过观测计算可分析分子之间的相互作用。

4. *核磁共振*（nuclear magnetic resonance，NMR） 是将NMR现象应用于测定分子结构的谱学技术，可用于在溶液或非晶态中测定生物分子的三维结构，其具有自旋的核拥有磁矩，在外围磁场的作用下，可共振吸收某一特定频率的射频辐射。蛋白质与其他分子相互作用后，其三维结构发生改变，这种改变可以利用 NMR 检测进行分析。

5. X 射线小角散射(small angle X-ray scattering, SAXS)　区别于 X 射线广角散射(wide-angle X-ray scattering, WAXS,2θ 为 5°~165°),是指当 X 射线透过试样时,在靠近原光束 0.1°~10°的小角度范围内发生的散射现象。SAXS 通常使用波长为 0.07 ~0.2 nm 的硬 X 射线,能够提供 1~100 nm 之间尺寸的结构信息。SAXS 的散射强度受粒子尺寸、形状等的影响,通过检测散射特性的改变可以判断蛋白质是否与其他分子发生相互作用。

6. 圆二(circular dichroism, CD)色谱　是一种测定蛋白质二级结构的方法,可快速分析稀溶液中蛋白质的构象。蛋白质的肽键在紫外 185~240 nm 处有光吸收,因此,它在这一波长范围内有 CD(左旋和右旋圆偏振光的差分吸收)。几种不同的蛋白质立体结构所表现的椭圆值波长的变化曲线——CD 色谱是不同的。α-螺旋的谱是双负峰形的,β-折叠是单负峰形的,无规卷曲在波长很短的地方出单峰。蛋白质的 CD 色谱是它们所含各种立体结构组分的 CD 色谱的代数加和曲线。因此,用这一波长范围的 CD 色谱可研究蛋白质中各种二级结构的含量,也可以检测蛋白质与化合物结合后二级结构的变化。但该方法的灵敏度低、通量低。

7. 氢氘交换质谱(hydrogen deuterium exchange mass spectrometry, HDX - MS)　是一种研究蛋白质空间构象的 MS 技术。其原理是将蛋白浸入重水溶液中,蛋白质中的氢原子将与重水的氘原子发生交换,而且蛋白质表面与重水密切接触的氢比位于蛋白质内部的或参与氢键形成的氢的交换速率快,通过 MS 检测可以确定蛋白质不同序列片段的氢氘交换速率,从而得出蛋白质空间结构信息。蛋白质与其他分子发生相互作用后,因空间构象的改变而使得一部分肽段中氢的交换速率发生改变,通过对这些变化的分析可以获得相互作用信息。

8. 瞬态诱导分子电子光谱(transient induced molecular electronic spectroscopy, TIMES)　利用独特的微流控平台设计和集成的感应电极,以无标记和无固定化的方式运行,通过表面极化产生的信号检测不受干扰(如表面固定、荧光标记和结晶)的蛋白质-配体相互作用。TIMES 信号显示了反应产物接近连接至低噪声电放大器的电极表面的电响应,读数与分子和电极表面的相互作用有关,而反应本身在整体空间中进行。该方法的灵敏度和准确性高,可用于研究多种分子之间反应产生的信号。

许多知名药物,如沙利度胺、二甲双胍等,围绕它们进行的靶标发现工作无一不使人们对于药物的作用机制认识更加透彻,在临床上也得到了更精准的应用。本章探讨了中药活性成分的靶标预测和相互作用验证方法,并采用具体案例加以阐释,但我们必须认识到,通过靶标发现来全面剖析中药功效仍有大量的不确定因素和实际困难。

亲和探针技术是发现小分子化合物作用靶标的主流方法,甚至可以说其产生就是为了寻找靶标。虽然探针技术在该领域的应用中十分有效,但获得及运用特异性小分子探针仍有一定的难度。首先,要从众多化合物中筛选高生物活性的化合物;其次,要对筛选出的化合物进行构效关系研究,明确药效基团;基于结构改造耐区域并进行结构修饰,以合成化合物探针;接着,要进行生物学实验,验证探针活性与作用机制是否与原化合物基本一致。这个过程受到多方面原则和条件的限制。

大部分化合物,特别是中药成分的表型活性很有可能是作用于多个靶标的结果。应用诸如亲和探针等单一的靶标发现方法,提取其中全部信息几乎是不可能的。这项工程不仅需要多组学技术的协同攻关,更依赖于分子细胞生物学、药理学、化学、信息科学和计算机科学等多学科领域的交叉与融合。为了解决这一问题,诞生了从组学角度全方面考虑化合物作用靶标发现的方法。但要从庞大的基因组数据中挖掘药物靶标的线索,继而准确预测药物靶标,需要综合跨学科的知识、实验技术及数据处理分析能力。同时,具体靶标在不同细胞、组织、器官的表达量有一定区别,具体化合物的靶标或作用机制在不同病理过程可能也有差别,使得靶标发现成为生物医药领域最复杂的工作之一。

潜在靶标的确证工作需要一系列复杂的验证,尤其是排除无效靶标是药物发现过程中十分重要的步骤。如前述二甲双胍作用靶标的发现过程中,先后排除了100多个假阳性结果。此外,靶标与疾病表型模型之间可能并不是充分必要的关系,目前取得共识的是,作为靶标的蛋白质必须在病变细胞或组织中表达,并且在细胞培养体系中通过调节此靶标展示与化合物同样的效果,最终这些效应必须在疾病动物模型中再现。

是否具有商业开发机会,也是影响中药活性成分靶标发现的潜在重要因素,如前述例子中的以芬戈莫德为代表的S1PR调节剂、以HMG-CoA抑制剂为代表的降血脂药物。

综合考虑以上所有因素的靶标发现工作是非常具有挑战性的,即使在确定靶标工作完成之后,大多数的情况可能只是发现了一个具有明确作用机制的小分子化合物,并不能产生应用价值。此时,需要开始考虑对应靶标是否具有创新性和知识产权优势、对应疾病是否具备商业价值、所发现化合物与同类分子是否具有竞争优势等因素,只有具有以上明显优势的靶标分子才值得继续探索。相信各种靶标发现方法的进步,会使得中药成分及其在体内的作用机制这一曾经不可辨识的“黑盒”不断清晰,让我们能更全面地认识中药功效,并且促使大量类似于他汀类、芬戈莫德的重磅药物成功上市。

思 考 题

(1) 如何依据实际情况,选择相应的靶标预测方法?

(2) 靶标预测时如何减少假阳性的产生?

(3) 如何验证预测靶标是否是真实的靶点?

主要参考文献

曹奕欣, 2019. 基于水通道蛋白研究番泻叶导泻的分子机制[D]. 西安: 西北大学.

陈见纺,杨敏奕,胡春平,2020. 浅谈多功效中药药效发挥方向的控制因素[J]. 中国民族民间医药,29(22): 40－42.

陈星玲,宿树兰,刘睿,等, 2021. 胆汁类动物药中胆汁酸化学成分和药理作用研究进展[J]. 中国中药杂志,46(19): 4898.

戴晨曦,阿尔斯拉・玉苏甫,孙慧,等, 2021. 熊胆粉通过调节 Keap1/Nrf2/ARE 信号通路产生对急性酒精性肝损伤小鼠的肝保护作用[J]. 世界科学技术-中医药现代化,23(11): 4081－4089.

方冰倩,王亚楠,刘琰,等, 2022. 雷公藤多苷片抗人急性单核细胞白血病的物质基础研究[J]. 南京中医药大学学报,38: 748－760.

高明亮,蓝锦珊,单鸣秋,等,2020. 中药炭药研究进展与研究策略思考[J]. 南京中医药大学学报,36(5): 696－703.

龚普阳,戚进,余伯阳,2017. 基于中药传统功效的现代药效物质基础研究是原创性研究的源泉[J]. 世界科学技术-中医药现代化,19(9): 1413－1418.

国家药典委员会, 2020. 中华人民共和国药典(一部)[S]. 北京: 中国医药科技出版社,316－318, 1088.

侯小涛,郝二伟,杜正彩,等,2019. 基于反向功效差异性特点的中药质量标志物研究思路——以三七为例[J]. 药学学报, 54(2): 211－221.

胡小勤,曾雪霞,付蓉,等,2021. 黄芩、苍术对脾胃湿热证大鼠燥湿作用的性效关系[J]. 中国实验方剂学杂志,27(13): 35－42.

胡雪雨,王彦志,朱跃通,等, 2022. 生姜止呕作用有效部位及其化学成分研究[J]. 中国新药杂志,31(9): 893－900.

霍梦琪,彭莎,任越,等,2020. 基于系统中药学的中药功效标志物发现与应用[J]. 中国中药杂志,45(14): 3245－3250.

江维克,周涛,黄璐琦,2019. 新资源的发现及功效研究[M]. 上海: 上海科学技术出版社.

蒋建东, 2018. 小檗碱[M]. 北京: 科学出版社,137－145.

金羊平,吴皓,郁红礼,等, 2016. 姜辣素拮抗掌叶半夏毒针晶刺激性毒性的机制研究[J]. 中国中药杂志,41(6): 1087－1092.

赖佳琪,杨丽虹,刘少南,等, 2022. 青黛古今临床应用的对比分析[J]. 广州中医药大学学报,39 (5): 1191－1196.

李明会,阮玲玉,赵文龙,等, 2018. 基于代谢组学/药动学整合策略的多组分中药药效物质基础研究[J]. 世界科学技术-中医药现代化,20(8): 1471－1475.

李萍,齐炼文,闻晓东,等,2007. 中药效应物质基础和质量控制研究的思路与方法[J]. 中国天然药物, (1) 1－9.

李芸霞,彭成,2018. "功效成分组"在中药毒/效物质基础研究中的应用[J]. 中药与临床,9(1): 53－58,65.

梁艳妮,程雯,吴柯楠,等, 2021. 基于高通量测序技术研究靛玉红对溃疡性结肠炎小鼠肠道菌群的影响[J]. 中草药, 52 (13): 3896－3904.

马乐乐,许润春,张定堃,等, 2021. 古今青黛饮片形式的变化: 靛花与粗靛质量的系统对比研究[J]. 中国中药杂志,46 (13): 3188－3197.

茅玮炜,温家馨,周昕,等, 2023. 复方青黛膏治疗斑块型银屑病的临床观察[J]. 中医外治杂志,32 (1): 9－11.

乔宏志,狄留庆,平其能,等, 2021. 结构中药学: 中药药效物质基础研究的新领域[J]. 中国中药杂志,46(10): 2443－2448.

乔雪,果德安,叶敏,2014. 中药体内代谢研究的思路与方法[J]. 世界科学技术-中医药现代化,16(3): 532－537.

秦雪梅,李爱平,刘月涛,等,2017. 多效中药定向药效成分研究策略[J]. 中草药,48(5): 847－852.

任越,霍梦琪,马婧,等, 2020. 基于系统中药学的丹参组分功效研究[J]. 中国中药杂志,45(14): 3251－3258.

孙昱,徐敢,马双成,2021. 中药质量整体评价研究思路探讨[J]. 药学学报,56(7): 1748－1756.

孙紫薇,张越,孔慧,等,2020. 炭类中药临床应用的历史沿革[J]. 北京中医药大学学报,43(9): 729－734.

谭鹏,张海珠,李洋,等, 2018. 基于活血生物效价检测大黄中 10 个蒽醌类成分抗血小板聚集作用初步研究[J]. 中草药,

49(4)：859－865.

田翰林,2015.“取象思维”在解释与认识中药效用中的常见模式[J].江西中医药,46(9)：13－14.

田雪梅,张君,荣华,等,2020.植物微小RNA跨界调控机制及其应用研究进展[J].药学学报,55(6)：1137－1146.

王伽伯,肖小河,2021.中药的间接调控作用与间接作用型中药的创新发展[J].中国中药杂志,46(21)：5443－5449.

王喜军,2015.中药药效物质基础研究的系统方法学——中医方证代谢组学[J].中国中药杂志,40(1)：13－17.

武世豪,杜金行,努尔比亚·阿布拉,等,2017.牛蒡药理作用研究进展[J].中华中医药杂志,32(7)：3093－3095.

熊清平,张强华,石莹莹,2011.基于代谢组学的中药药效物质基础研究思路与方法[J].现代中药研究与实践,25(6)：97－99.

徐亚明,宣利江,王逸平,等,2000.丹参多酚酸盐的制备方法和用途[P].上海：CN98111076.2.

闫广利,孙晖,邱丽萍,等,2020.熊胆粉产业化关键技术研究[J].中医药学报,48(1)：1－6.

杨昕,刘志民,杨宏杰,2020.盐酸小檗碱片联合二甲双胍治疗初发2型糖尿病的临床研究[J].上海中医药杂志,54(3)：59－62.

姚波,马艳春,刘雅芳,等,2020.论牛蒡子之润降通.中医药临床杂志[J].32(6)：1029－1032.

张红霞,2023.蒸制对大黄主成分含量及其体外活性影响的研究[D].西安：西北大学.

张珂,王德群,2012.中药覆盆子功效演变及原因探讨[J].中华医史杂志,42(2)：72－74.

张启龙,巩丽丽,李贵生,等,2017.半夏生物碱对豚鼠离体回肠5－HT3受体与NK1受体的影响[J].山东中医药大学学报,41(5)：466－468.

张铁军,许浚,申秀萍,等,2016.基于中药质量标志物(Q-Marker)的元胡止痛滴丸的“性-效-物”三元关系和作用机制研究[J].中草药,47(13)：2199－2211.

张廷模,2013.中药功效学[M].北京：人民卫生出版社.

赵琳儒,李杰,张雅筠,等,2022.基于体内过程的中药药效物质基础研究方法进展[J].中国医药科学,12(23)：39－42.

赵佩珍,2022.双醋瑞因治疗老年人类风湿性关节炎的效果及作用机制[J].黑龙江医学,46(13)：1547－1549.

赵玉升,李立杰,李伟洋,等,2021.基于纳米材料角度研究石榴皮炭止泻作用物质基础[J].中草药,52(5)：1335－1342.

中国医师协会胸痛专业委员会,中国医师协会中西医结合医师分会,中国中西医结合学会重症医学专业委员会,2022.丹参酮ⅡA磺酸钠注射液在心肺血管疾病中的临床应用专家建议[J].中华心血管病杂志(网络版),5(1)：1－9.

钟友宝,黄佳琦,黄莉,等,2023.补脾益肠丸干预Notch信号重塑Th17/Treg细胞平衡治疗溃疡性结肠炎的作用机制[J].中华中医药杂志,38(7)：3072－3079.

朱春胜,姜卓希,李佳静,等,2020.中药血清谱效学研究现状概述[J].中草药,51(13)：3569－3574.

祝世讷,2008.药证对应——中药的药性、药效规律[J].山东中医药大学学报,32(2)：91－93.

Bourdeau-Julien I, Castonguay-Paradis S, Rochefort G, et al, 2023. The diet rapidly and differentially affects the gut microbiota and host lipid mediators in a healthy population[J]. Microbiome, 11(1): 26.

Cai J Y, Wu J S, Fang S, et al, 2022. Cultured bear bile powder ameliorates acute liver injury in cholestatic mice via inhibition of hepatic inflammation and apoptosis[J]. J Ethnopharmacol, 284: 114829.

Cao M, Yan H J, Han X, et al, 2019. Ginseng-derived nanoparticles alter macrophage polarization to inhibit melanoma growth [J]. Journal for immunotherapy of cancer, 7(1): 326.

Cao Z, Wang X, Pang Y, et al, 2019. Biointerfacial self-assembly generates lipid membrane coated bacteria for enhanced oral delivery and treatment[J]. Nature communications, 10(1): 5783.

Chen G Q, Benthani F A, Wu J, et al, 2020. Artemisinin compounds sensitize cancer cells to ferroptosis by regulating iron homeostasis[J]. Cell Death Differ, 27(1): 242－254.

Chen X L, Liu G L, Yuan Y Y, et al, 2019. NEK7 interacts with NLRP3 to modulate the pyroptosis in inflammatory bowel disease via NF-κB signaling[J]. Cell death & disease, 10(12): 906.

Chen Y Y, Li R S, Wang Z L, et al, 2020. Dehydrocostus lactone inhibits NLRP3 inflammasome activation by blocking ASC oligomerization and prevents LPS-mediated inflammation in vivo[J]. Cellular immunology, 349: 104046.

Coe F L, Worcester E M, Evan A P, 2016. Idiopathic hypercalciuria and formation of calcium renal stones[J]. Nature reviews. Nephrology, 12(9): 519－533.

Fang Y, Zhang J, Zhu S, et al, 2021. Berberine ameliorates ovariectomy-induced anxiety-like behaviors by enrichment in equol generating gut microbiota[J]. Pharmacological research, 165: 105439.

Gao W, Guo Y, Wang C, et al, 2016. Indirubin ameliorates dextran sulfate sodium-induced ulcerative colitis in mice through the inhibition of inflammation and the induction of Foxp3-expressing regulatory T cells [J]. Acta histochemica, 118 (6): 606－614.

Han X, Wei Q, Lv Y, et al, 2022. Ginseng-derived nanoparticles potentiate immune checkpoint antibody efficacy by reprogramming the cold tumor microenvironment[J]. Molecular therapy, 30(1): 327-340.

He H B, Jiang H, Chen Y, et al, 2018. Oridonin is a covalent NLRP3 inhibitor with strong anti-inflammasome activity[J]. Nature communications, 9(1): 2550.

Hu J, Luo J, Zhang M L, et al, 2021. Protective effects of radix sophorae flavescentis carbonisata-based carbon dots against ethanol-induced acute gastric ulcer in rats: anti-inflammatory and antioxidant activities [J]. International journal of nanomedicine, 16: 2461-2475.

Hu L L, Tang J L, Zhou S W, 2015. Quantification of rhynchophylline in rabbit plasma by UPLC-MS/MS and its application in a pharmacokinetic study[J]. Journal of Chinese Pharmaceutical Sciences, 24(6): 393-399.

Ito T, Ando H, Suzuki T, et al, 2010. Identification of a primary target of thalidomide teratogenicity[J]. Science, 327(5971): 1345-1350.

Kalxdorf M, Günthner I, Becher I, et al, 2021. Cell surface thermal proteome profiling tracks perturbations and drug targets on the plasma membrane[J]. Nature methods, 18(1): 84-91.

Kang D, Liu Y, Song Y, et al, 2022. Triptolide shows high sensitivity and low toxicity against acute myeloid leukemia cell lines through inhibiting WSTF-RNAPII complex [J]. Front Oncol, 12: 811850.

Keenan A B, Wojciechowicz M L, Wang Z, et al, 2019. Connectivity mapping: methods and applications[J]. Annual Review of Biomedical Data Science, 2: 69-92.

Kim S, Chen J, Cheng T, et al, 2021. Pubchem in 2021: new data content and improved web interfaces[J]. Nucleic acids research, 49(D1): D1388-D1395.

Krishna S, Augustin Y, Wang J, et al, 2021. Repurposing antimalarials to tackle the COVID-19 pandemic [J]. Trends Parasitol, 37(1): 8-11.

Lee HI, Lee J, Hwang D H, et al, 2019. Dehydrocostus lactone suppresses osteoclast differentiation by regulating NFATc1 and inhibits osteoclast activation through modulating migration and lysosome function[J]. Federation of American Societies for Experimental Biology Journal, 33(8): 9685-9694.

Lei Z N, Wu Z X, Dong S, et al, 2020. Chloroquine and hydroxychloroquine in the treatment of malaria and repurposing in treating COVID-19[J]. Pharmacology & Therapeutics, 216: 107672.

Li J, Li X, Ren Y S, et al, 2017. Elucidation of arctigenin pharmacokinetics and tissue distribution after intravenous, oral, hypodermic and sublingual administration in rats and beagle dogs: integration of *in vitro* and *in vivo* findings[J]. Frontiers in pharmacology, 14(8): 376.

Li M, Chen T, He J J, et al, 2019. Plant mir167e-5p inhibits enterocyte proliferation by targeting β-catenin[J]. Cells, 8(11): 1385.

Liu D, Tian Q, Liu K, et al, 2023. Ginsenoside Rg3 ameliorates DSS-induced colitis by inhibiting NLRP3 inflammasome activation and regulating microbial homeostasis[J]. Journal of agricultural and food chemistry, 71(7): 3472-3483.

Liu H, Liu Z, Gong X, et al, 2023. Ko Kuei Chen: a pioneer of modern pharmacological research in China[J]. Protein & cell, 14(5): 315-317.

Lv Y, Li M Y, Weng L, et al, 2023. Ginseng-derived nanoparticles reprogram macrophages to regulate arginase-1 release for ameliorating T cell exhaustion in tumor microenvironment[J]. Journal of experimental & clinical cancer research, 42(1): 322.

Ma T, Tian X, Zhang B, et al, 2022. Low-dose metformin targets the lysosomal AMPK pathway through PEN2[J]. Nature, 603 (7899): 159-165.

Matsuno Y, Torisu T, Umeno J, et al, 2022. One-year clinical efficacy and safety of indigo naturalis for active ulcerative colitis: a real-world prospective study [J]. Intestinal research, 20 (2): 260-268.

McCarville J L, Chen G Y, Cuevas V D, et al, 2020. Microbiota metabolites in health and disease[J]. Annual review of immunology, 38: 147-170.

Moreno-Fernandez, Maria E, et al, 2021. PKM2-dependent metabolic skewing of hepatic Th17 cells regulates pathogenesis of non-alcoholic fatty liver disease[J]. Cell metabolism, 33(6): 1187-1204.

Naganuma M, Sugimoto S, Mitsuyama K, et al, 2018. Efficacy of indigo naturalis in a multicenter randomized controlled trial of patients with ulcerative colitis [J]. Gastroenterology, 154 (4): 935-947.

Nian S H, Li H J, Liu E H, et al, 2017. Comparison of alpha-glucosidase inhibitory effect and bioactive constituents of Anemarrhenae Rhizoma and Fibrous Roots[J]. J Pharm Biomed Anal, 145: 195-202.

Noel P, Von Hoff D D, Saluja A K, et al, 2019. Triptolide and its derivatives as cancer therapies[J]. Trends Pharmacol Sci, 40(5): 327-341.

Petkovic S, Müller S, 2015. RNA circularization strategies *in vivo* and *in vitro*[J]. Nucleic acids research, 43(4): 2454-2465.

Pham T T, Lamb T J, Deroost K, et al, 2021. Hemozoin in malarial complications: more questions than answers[J]. Trends Parasitol, 37(3): 226-239.

Piazza I, Beaton N, Bruderer R, et al, 2020. A machine learning-based chemoproteomic approach to identify drug targets and binding sites in complex proteomes[J]. Nature communications, 11(1): 4200.

Posadino A M, Giordo R, Pintus G, et al, 2023. Medicinal and mechanistic overview of artemisinin in the treatment of human diseases[J]. Biomed Pharmacother, 163: 114866.

Quan L H, Zhang C, Dong M, et al, 2020. Myristoleic acid produced by enterococci reduces obesity through brown adipose tissue activation[J]. Gut, 69(7): 1239-1247.

Ranson N, Veldhuis M, Mitchell B, et al, 2018. NLRP3-dependent and -independent processing of interleukin (IL)-1β in active ulcerative colitis[J]. International journal of molecular sciences, 20(1): 57.

Subramanian A, Narayan R, Corsello S M, et al, 2017. A next generation connectivity map: L1000 platform and the first 1,000,000 profiles[J]. Cell, 171(6): 1437-1452.

Tian X T, Xu Z, Hu P, et al, 2020. Determination of the antidiabetic chemical basis of Phellodendri Chinensis Cortex by integrating hepatic disposition *in vivo* and hepatic gluconeogenese inhibition *in vitro*[J]. J Ethnopharmacol, 263: 113215.

Tiwari M K, Chaudhary S, 2020. Artemisinin-derived antimalarial endoperoxides from bench-side to bed-side: chronological advancements and future challenges[J]. Med Res Rev, 40(4): 1220-1275.

Tolonen A C, Beauchemin N, Bayne C, et al, 2022. Synthetic glycans control gut microbiome structure and mitigate colitis in mice[J]. Nature communications, 13(1): 1244.

Uchiyama K, Takami S, Suzuki H, et al, 2020. Efficacy and safety of short-term therapy with indigo naturalis for ulcerative colitis: an investigator-initiated multicenter double-blind clinical trial [J]. Public Library of Science ONE, 15 (11): e0241337.

Vennin C, Cattaneo C M, Bosch L, et al, 2023. Taxanes trigger cancer cell killing *in vivo* by inducing non-canonical T cell cytotoxicity[J]. Cancer Cell, 41(6): 1170-1185. e12.

Walker E J, Bettinger J Q, Welle K A, et al, 2019. Global analysis of methionine oxidation provides a census of folding stabilities for the human proteome[J]. Proceedings of the National Academy of Sciences of the United States of America, 116(13): 6081-6090.

Wang B M, Zhuang X Y, Deng Z B, et al, 2014. Targeted drug delivery to intestinal macrophages by bioactive nanovesicles released from grapefruit[J]. Molecular Therapy, 22(3): 522-534.

Wang H R, Mu J K, Chen Y X, et al, 2024. Hybrid ginseng-derived extracellular vesicles-like particles with autologous tumor cell membrane for personalized vaccination to inhibit tumor recurrence and metastasis[J]. Advanced science (Weinheim, Baden-Wurttemberg, Germany) , 11(17): 2308235.

Wang K, Fang S, Liu Q, et al, 2019. TGF-β1/p65/MAT2A pathway regulates liver fibrogenesis via intracellular SAM[J]. EBioMedicine, 42: 458-469.

Wang X T, Yu Y Q, Pei L X, et al, 2023. Comparison of the pharmacokinetics of timosaponin AⅢ, timosaponin BⅢ, and mangiferin extracted from crude and salt-processed Anemarrhenae Rhizoma by UPLC-MS/MS [J]. Royal Society of Chemistry Advances, 13(18): 11911-11928.

Wang X, Zhang A, Wang P, et al, 2013. Metabolomics coupled with proteomics advancing drug discovery toward more agile development of targeted combination therapies[J]. Molecular & cellular proteomics, 12(5): 1226-1238.

Wang Y, Tong Q, Ma S R, et al, 2021. Oral berberine improves brain dopa/dopamine levels to ameliorate Parkinson's disease by regulating gut microbiota[J]. Signal Transduction and Targeted Therapy, 6(1): 77.

Wei M Y, Shi S, Liang C, et al, 2019. The microbiota and microbiome in pancreatic cancer: more influential than expected [J]. Molecular cancer, 18(1): 97.

Wishart D S, Feunang Y D, Guo A C, et al, 2018. Drugbank 5.0: a major update to the drugbank database for 2018[J]. Nucleic acids research, 46(D1): D1074-D1082.

Wu A, Chen Y, Wang H, et al, 2021. Genetically-engineered "all-in-one" vaccine platform for cancer immunotherapy[J]. Acta Pharm Sin B, 11(11): 3622-3635.

Xiao C, Zhao L Y, Gao N, et al, 2019. Nonasaccharide inhibits intrinsic factor Xase complex by binding to factor IXa and disrupting factor IXa-factor VIIIa interactions[J]. Thromb Haemostasis, 119(5): 705 – 715.

Xie Y, Zhou X, Pei H, et al, 2018. Metabolism, pharmacokinetics, and hepatic disposition of xanthones and saponins on Zhimu treatments for exploratively interpreting the discrepancy between the herbal safety and timosaponin A3-induced hepatotoxicity [J]. Acta Pharmacol Sin, 39(12): 1923 – 1934.

Xie Z, Jiang H, Liu W, et al, 2020. The triterpenoid sapogenin (2α-OH-protopanoxadiol) ameliorates metabolic syndrome via the intestinal FXR/GLP-1 axis through gut microbiota remodelling[J]. Cell death & disease, 11(9): 770.

Xiong Y, Cui X C, Zhou Y J, et al, 2021. Dehydrocostus lactone inhibits BLM-induced pulmonary fibrosis and inflammation in mice via the JNK and p38 MAPK-mediated NF-κB signaling pathways [J]. International immunopharmacology, 98: 107780.

Xu Z, Ikuta T, Kawakami K, et al, 2020. Structural basis of sphingosine-1-phosphate receptor 1 activation and biased agonism [J]. Nature chemical biology, 18(3): 281 – 288.

Yang Q Y, Ma L L, Zhang C, et al, 2021. Exploring the mechanism of indigo naturalis in the treatment of ulcerative colitis based on TLR4/MyD88/NF-κB signaling pathway and gut microbiota [J]. Frontiers in pharmacology, 12: 674416.

Zhang L, Li S M, Cong M H, et al, 2023. Lemon-derived extracellular vesicle-like nanoparticles block the progression of kidney stones by antagonizing endoplasmic reticulum stress in renal tubular cells[J]. Nano letters, 23(4): 1555 – 1563.

Zhaxi M, Chen L, Li X, et al, 2010. Three major metabolites of mulberroside A in rat intestinal contents and feces[J]. Planta medica. Mar, 76(4): 362 – 364.

Zhong G, Lou W, Shen Q, et al, 2020. Identification of key genes as potential biomarkers for triple-negative breast cancer using integrating genomics analysis[J]. Molecular medicine reports, 21(5): 557 – 566.

Zhou L K, Zhou Z, Jiang X M, et al, 2020. Absorbed plant MIR2911 in honeysuckle decoction inhibits SARS-CoV-2 replication and accelerates the negative conversion of infected patients[J]. Cell Discovery, 6(1): 54.

Zhu H, Wang G R, Bai Y Y, et al, 2022. Natural bear bile powder suppresses neuroinflammation in lipopolysaccharide-treated mice via regulating TGR5/AKT/NF-κB signaling pathway[J]. J Ethnopharmacol, 289: 115063.

Zhu J, Wang J, Wang X, et al, 2021. Prediction of drug efficacy from transcriptional profiles with deep learning[J]. Nature biotechnology, 39(11): 1444 – 1452.

Zuo D, Chen Y, Cai J P, et al, 2023. A hnRNPA2B1 agonist effectively inhibits HBV and SARS-CoV-2 omicron in vivo[J]. Protein & cell, 14(1): 37 – 50.